U0293822

足底疗法治百病

ZUDI LIAOFA ZHI BAIBING

（第5版）

程爵棠　程功文　编　著

河南科学技术出版社

·郑州·

内容提要

本书在第4版的基础上修订而成，分上、中、下三篇。上篇为概论，概述了足底疗法的基本知识，包括足底疗法的历史、作用原理、治疗范围、足反射区位置与主治、按摩操作手法、足部药疗及注意事项等；中篇为治疗篇，详述了内科、妇科、儿科、伤外科、皮肤科、眼科、耳鼻咽喉科等180余种常见病、770余首按摩及药疗配方的治疗经验；下篇为保健篇，主要介绍足底各部位保健按摩法及足底保健操。本书是作者长期临床实践和四代家传、师授经验的总结，并参考了大量古今文献，内容丰富，方法简明，实用性强，可供基层医务人员、足疗从业人员及家庭自疗者阅读参考。

图书在版编目（CIP）数据

足底疗法治百病/程爵棠，程功文编著. —5版. —郑州：河南科学技术出版社，2017.1（2019.5重印）

ISBN 978-7-5349-8394-8

Ⅰ.①足…　Ⅱ.①程…②程…　Ⅲ.①常见病—足—按摩疗法（中医）　Ⅳ.①R244.1

中国版本图书馆CIP数据核字（2016）第267957号

出版发行： 河南科学技术出版社
北京名医世纪文化传媒有限公司
地址：北京市丰台区丰台北路18号院3号楼511室　邮编：100073
电话：010-53556511　010-53556508
策划编辑： 杨磊石
文字编辑： 黄维佳
责任校对： 龚利霞
封面设计： 龙　岩
版式设计： 崔刚工作室
责任印制： 陈震财
印　　刷： 新乡市豫北印务有限公司
经　　销： 全国新华书店、医学书店、网店
开　　本： 850 mm×1168 mm　1/32　**印张：** 12　**字数：** 303千字
版　　次： 2017年1月第5版　2019年5月第5次印刷
定　　价： 33.00元

第5版前言

本书自2003年出版以来，已经3次修订再版，由于其内容实用、操作简便、疗效确切而受到读者的厚爱，已多次印刷，发行30 000余册。同时也接到一些读者来信或电话，既给予了鼓励、赞扬，也提出了一些很好的修订建议。为此，我们在保留原版特色的基础上，根据读者的建议，再次进行了修订。此次修订，一是精简文字、压缩篇幅及删减了少数疗效欠佳、操作复杂、药材短缺的配方16首；二是增补了作者近年来一些新配方和临证经验体会；三是修正了第4版中的错漏，在编排方面亦做了改进。修订后，使本书内容更加精练、实用，更加贴近读者、贴近临床。

在本书修订过程中，承蒙程美红、文力、张大英、程平、程文、程铭、刘一平、刘华、程华、新苗等协助校对与筛选，谨表谢意。对于本书存在的疏漏之处，敬希同仁和读者批评赐正。

程爵棠

2016年8月

第1版前言

足底疗法，为民间疗法之精华，是中医学的重要组成部分。由于它具有操作简便，易学易懂，人人会做，适用范围广，不花钱或少花钱，安全可靠，疗效显著等特点，并符合“简、便、廉、验”的原则，在防病治病、保健强身中发挥越来越大的重要作用。故长期在民间广泛流传与使用，深受广大群众欢迎。

足底疗法，即足部按摩，起源于中国远古时期的足疗法，通过不断地医疗实践、总结与提高，逐渐升华为成熟的足反射区健康法。中国古代足疗法自唐代流传到国外，又与国外的足部治疗法进行了有机的融合与贯通，促进了足疗法的进一步发展。尔后又与生物全息论进行了有机的融合。20世纪80年代以来通过各种渠道回流到我国各地，受到了应有的重视。笔者在足反射区健康法(按摩)基础上，通过多年研究，并结合家传经验，与足部药疗进行了第3次有机结合，终于形成了一种新的按摩与药疗相辅相成的足底疗法，从而扩大了治疗范围，提高了治疗效果。为了使足底疗法发扬光大，推广应用，特根据40余年来临床实践，并广泛收集古今有关文献资料，结合四代家传和师授经验，几经易稿，始编著成《足底疗法治百病》一书。

全书分上、中、下三篇。上篇为概论篇，简要介绍了足底疗法的历史、作用原理、治疗范围、足反射区位置与主治、按摩操作手法、足部药疗、优点与注意事项等。中篇为治疗篇，重点介绍了内科、妇科、儿科、伤外科、皮肤科、眼科和耳鼻咽喉科等160多种常见病的650多个按摩与药疗配方的治疗经验。下篇为保健篇，主要介绍全身和各部位足底保健按摩法等。

本书在编写中，承蒙程华、程美红、文力、程铭、新苗等协助做了大量的资料收集整理工作，谨表谢意。书中若存在不足之处，恳请同仁高贤和广大读者不吝教言，批评赐正。

程爵棠

2002年8月

写于中国瓷都——景德镇

目　录

上篇　概　论

中篇 疾病的足底按摩与药物疗法

下篇　足底保健按摩法

上篇　概　论

足底疗法，古称“足心疗法”，简称“足疗法”，是民间疗法中的精华之一，也是按摩疗法的重要组成部分。该疗法有两种用途：一是治病，即称为“足反射区疗法”；二是保健，故又称“足健法”。这种疗法，具“一身而两任焉”。正是这样一种融查病、治病、保健、防病于一体的方法，说明脚在人体中的重要性。该疗法亦有两种方法，一是以足底为主体的足部按摩法；二是药用足底贴敷与泡脚。该疗法是通过对足部反射区进行按摩、贴敷、浸洗等法而对全身各系统疾病起到治疗、康复及养生保健作用的一种民间疗法，属中医学外治法范畴。

足底疗法，源于古代“足舞”与“五禽戏”，至近代又称为“足反射区域疗法”。20 世纪 90 年代后逐步形成一种盛行的“足部反射区健康法”。由于该疗法有着深远的历史渊源和明显的防病治病及保健强身作用，故为历代医家所重视。它具有操作简便、适应证广、安全可靠、疗效显著，且无任何不良反应，既可治病，又可保健，因此深受群众欢迎。

中医治病，主要是采用内治法与外治法两大类。内治法虽为临床各科普遍运用，但有其不足之处，例如有药价日趋昂贵、药品不良反应在所难免、煎药费时费力、药苦难咽等缺陷，往往使治疗难以持久，而延误病情。足底疗法采用按摩和贴敷、泡脚相结合的治疗方法，均属外治法范畴。

该疗法符合“简、便、廉、验”原则，以及回归自然、无不良反应，无污染等自然疗法的优势，尤其适用内病外治，对广大慢性病患者尤为适用。由于其自身特点，愈来愈显示出重要的应用价值与研究价值。该疗法因此受到社会与医界普遍重视，并一直广泛流传于民间，应用于民间，为人民卫生事业发挥着重要作用。

一、足底疗法的历史与展望

足底疗法的历史悠久，源远流长。该疗法同属民间疗法，与其他民间疗法一样，它来源于民间、运用于民间，是我国劳动人民长期在同疾病的搏斗中发现、发展，并逐步完善的、简便有效的防病治病的经验总结。早在古代，自从有了人类，就开始了足疗知识的积累。远在4000年前的唐尧时代，就提倡用赤足舞蹈的方法治疗疾病。《吕氏春秋·古乐》上记载有："昔陶唐氏之始，阴多滞伏而湛积，水道壅塞，不行其原，民气郁阏而滞著，筋骨瑟缩不达，故作舞以宣导之。"《路史》前记第九卷也有一段相似的记载："阴康氏时，水渎不流，江不行其原，阴凝而易闷，人既郁于内，腠理滞著而重腿，得所以利其关节者，乃制之舞，教人引舞以利导之，是谓大舞。"由此说明，远在氏族社会时期，人们已开始运用"足舞"来治疗疾病了，这便是足疗之起源。此虽无足疗之名，确有足疗之实。

在战国时期，足疗已颇流行，并有很好的疗效。东汉名医华佗十分重视足部，他研创的"五禽戏"的主要功效在于"除疾兼利蹄足"和"逐客邪于关节"。华佗秘籍《足心道》中即以之定名。可惜，年代久远，早已失传。同期成书的最早中医经典著作——《黄帝内经》，提出了比较完善的中医经络学说。书中介绍了大量的足疗穴位(经穴)，为足疗奠定了科学理论依据。后世又在此基础上陆续发现了足部有很多经外奇穴，并逐一被应用于足疗临床实践，收效甚著。不过，在临床中则多侧重于针灸疗法。

其后，中医古籍之中一直不乏有关足疗的记载。概之有三方面内容，即：①足部按摩治病。如晋代葛洪的《肘后备急方》中记载有按摩足心的方法，隋唐《摩诃止观》中亦有关于摩足治病的记载。

《保龄要旨·祛病八法》中则强调足部按摩的重要性,并记述了足部按摩的具体方法:"平坐,以手握足趾,以一手擦足心赤肉,不计数目,以热为度……此名涌泉穴,能除湿气、固真气"。②足疗养生法。如《摩诃止观》中记载有"意守足"的养生法:"常止心于足埏,能治一切病"。唐宋以后的《圣济总录·神仙导引》中有"以手扳脚梢,闭气取太冲之气"的方法。宋代文学家苏东坡在擦涌泉穴时提出:"其效不甚觉,但积累至百余日,功用不可量……若信而行之,必有大益。"③泡脚法。如《琐碎录·杂说》指出:"足是人之底,一夜一次洗"。书中提倡濯足养生法,认为春季濯足可升阳固脱,夏日濯足暑湿可祛,秋天濯足可使肺润肠濡,冬季濯足令丹田温灼。

不仅如此,我国古代还出现了许多有关足疗的专著,例如《观趾法》《足心道》等,但因年代久远,目前这些书籍均已失传。

由此说明,在我国古代,足疗作为一种集养生保健与防病治病于一体的有效方法,已经得到了相当程度的发展。

随着社会进步与发展,人类文化交流日益频繁,中国古代足心疗法陆续流传到世界各地。在唐代流传至日本后,在日本发展成为今日的"足心道"及指压疗法;元代通过马可·波罗传入欧洲;至清代末期,已流传到欧美等国家,并被称为"反射疗法"或"区域疗法"。据有关文献记载,古埃及也有通过按摩足部治疗疾病的方法。而这种方法又从埃及流传到希腊和其他阿拉伯国家,并经古罗马帝国流传到欧洲。此外,印度和美洲也有采用足部按摩治疗疾病的记载。中国古代足疗法流传到国外,与国外的足部疗法进行了有机的融合与贯通,从而使足疗法得到进一步发展与完善。由此说明足疗法起源于中国,流传到国外。

近代,随着生物全息论的发现、生物全息疗法的发明,以及反射疗法的研究推广与普及,并与足疗的相结合,从而促进了足疗的普及与发展。国外最早研究足部按摩的是美国医生威廉·菲兹杰拉德(1872—1942),他以现代医学方法研究整理了足部按摩的成果(《区域疗法》),并于1913年发表了论文。文中列举了大量的资料，证明这一疗法源于中国的医学技术有着极为宏大的内涵和诊治价值，从而将其发展成为一门现代医学。菲氏的著作在西方医学界引起了较大的反响。其后，如英国、德国等国家学者也相继发表了许多有关足反射区域的论著，分别从解剖学、神经生理学的角度，用现代医学的研究方法对足部反射区进行研究，并结合足部反射区治疗的临床经验，逐步形成了比较完整的双足反射区图。1935 年瑞士籍护士菲特尔，由于长期在中国传教区工作，学习掌握了足部按摩疗法，回国后，编写了《未来的健康》一书，其主要内容是足部按摩，她并多次办培训班进行介绍和推广。1975 年，德·玛鲁卡多通过自己的临床实践和理论研究，编著了《足反射疗法》，在德国出版后，深受欢迎。在我国台湾传教的瑞士籍神父吴若石，由于患有风湿性关节炎多年，久治不愈，于是试用足部按摩疗法治好了困扰他多年的风湿性关节炎。此后他又用此法为他人治疗疾病，也取得了良好的效果。1980 年以后，他决心大力推广这种简便廉验的治疗方法，以真诚博爱、脚踏实地的精神与我国台湾的医学专家共同举办了足部按摩学习班，培养了一批足疗医生，并以此为师资骨干，不断地进行推广普及，深受台湾广大患者的热烈欢迎。1982 年陈茂雄、陈茂松兄弟在台北成立了“国际若石健康研究会”，并相继在瑞士、德国、奥地利、英国、日本、美国、新加坡、马来西亚、韩国和我国香港等数十个国家和地区建立了分会组织。1990 年 7 月在日本东京举行了“若石健康学术研讨会世界大会”。本次大会确定了足疗在医学领域应有的地位，对足疗事业的发展起到了很大的推动作用。

足反射区健康法（又名若石健康法），通过各种渠道从我国台湾地区流传到大陆。这种起源于中国的一种足疗法，在神州大地受到了应有的重视。1990 年 4 月在北京举办了全国首次足部反射区健康法研究会。会后成立了中国足部反射区健康法研究筹备会，并在北京举办了多次培训班与经验交流会。同年 12 月，卫生部正式批复同意成立中国足部反射区健康法研究会。批复中指出："足部反射区健康法是一种简便易行、效果显著，无副作用的防病治病自我保健方法，尤其是对中老年人的自我保健更有其现实作用。"此后有关报刊对传统的足部按摩疗法也时有报道。作为炎黄子孙，在我国政府的大力支持下，以足反射区健康法的普及为先导，共同努力，反复实践，不断总结，大力推广与普及。笔者深信中国的足疗事业必将进入一个崭新的发展阶段。

二、足底疗法的作用原理

人体中，足部一直未受到人们的重视，被人冷落。但人的健康，必须要从足做起。足部是生病之源，又是治病保健之位。因此人们要正视它，重视它，保护它，使坏事变成好事。足部，处于人体的最低层，却支撑全身的重量，负担着人的站立与行走的任务。双足距离"心脏"较远，与大脑（首脑机关）处于人体的两个终端，相隔最远。故这里（足）的血液循环最为不良，养分差、肤温低，所以使积存的致病毒素不能及时排出体外，而成生病之源。所以古人又有"寒从脚下起""人老脚先衰"之说。由此可见足是人体早衰和发生病变的一个隐患。正因为如此，古人早就懂得要天天用热水泡足，用手按摩自己的足心，把这看成是保健养生的诀窍。其实道理很简单，如果双足的血液循环良好，从心脏到处于边远部位的运输线保持畅通，也就带动了全身血液循环畅通，人就不会生病。

多年来，人们总是不懈地探索足部的"秘密"。随着生物全息论的发现，证明全身脏腑器官在双足有相对应的反射区。若对足部反射区施行按摩，可以调节脏腑器官的功能而起到治疗与保健的作用。虽临床实践证明这是肯定的，但对其作用原理，至今仍没有人能做出令人信服、并彻底解释清楚的回答。

足底疗法的作用原理，至今众说纷纭，学说很多。但目前比较一致的观点有以下几种。

(一)经络传递学说

该疗法与针灸、按摩、气功等疗法治病一样。是以经络学说为理论依据的。经络“内连脏腑,外络肢节”,是运行全身气血、沟通上下内外的通道,把人体连接成能进行正常生命活动的一个有机的统一整体。

足部远离心、脑,但通过经络的联系,与内在的脏腑器官组织保持着密切的联系而构成一体。足部是经络循行最关键的区域之一。经络中有10条经脉由足部起始或终结,十二经脉中有6条经脉,即从头走足的足三阳经与从足走腹的足三阴经;奇经八脉中的阳维脉、阳跷脉终止于足部,而阴维脉、阴跷脉则起于足部,总计有76个穴位分布在双足上。通过经络的传递,全身的信息都能聚集于足部,双足成为全身各组织器官的缩影。

现将《家庭常见病症足部按摩疗法》有关经络在足部腧穴(经穴)与足部反射区的位置、功能与得气感应等有关情况再分述如下。

1. *两者所处位置大多相同*　足部经络,与足部反射区的意义酷似、仿佛如出一辙。如足阳明胃经图(图1)所示,解溪穴在闪腰点反射区,冲阳穴在横膈膜反射区,内庭与陷谷穴在胸反射区,厉兑穴在眼反射区。

如足太阴脾经图(图2)所示,隐白穴在鼻反射区,大都穴在甲状旁腺反射区,太白与公孙穴在胸椎反射区,商丘穴在髋关节反射区。

如足太阳膀胱经图(图3)所示,昆仑穴在下腹部反射区,仆参穴在生殖腺反射区,申脉穴在髋关节反射区,金门穴在膝反射区上方,京骨穴在肘反射区,束骨与通谷穴在肩反射区。

如足少阴肾经图(图4)所示,涌泉穴在肾反射区,然谷穴在腰椎反射区,太溪穴在直肠及肛门反射区附近,大钟与水泉穴在前列腺或子宫反射区,照海穴在髋关节反射区。

如足少阳胆经图(图5)所示,丘墟穴在上身淋巴结反射区,侠

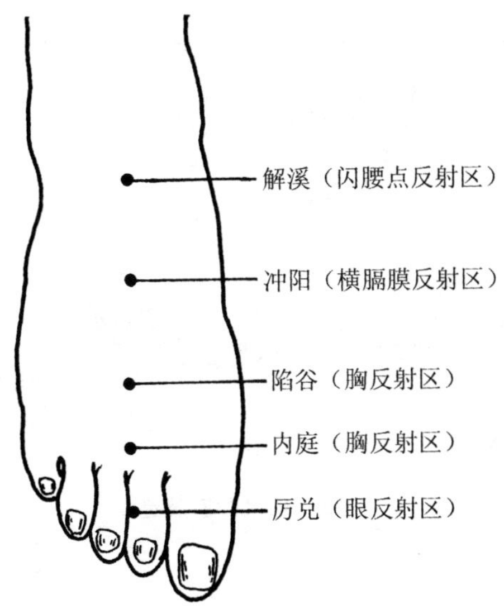

图 1　足阳明胃经

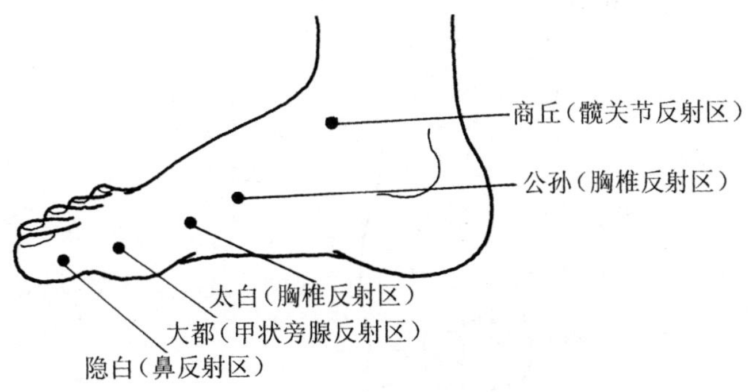

图 2　足太阴脾经

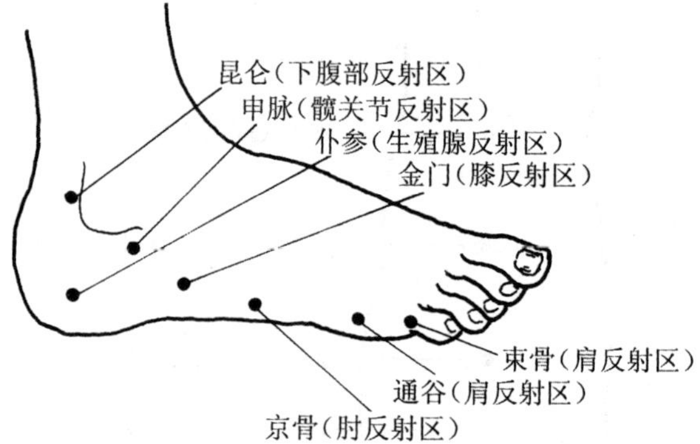

图 3　足太阳膀胱经

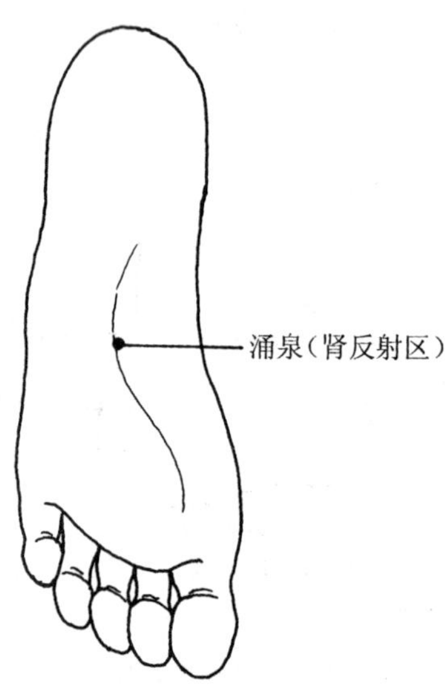

图 4　足少阴肾经

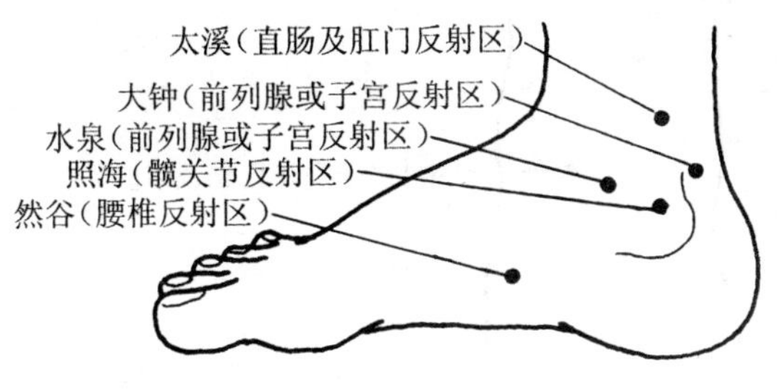

图 4(续)　足少阴肾经

溪与地五会穴在内耳迷路反射区。

如足厥阴肝经图（图 6）所示，大敦穴在上颌反射区，行间穴在喉与气管及食管反射区，太冲穴在胸部淋巴结反射区，中封穴在下身淋巴结反射区。

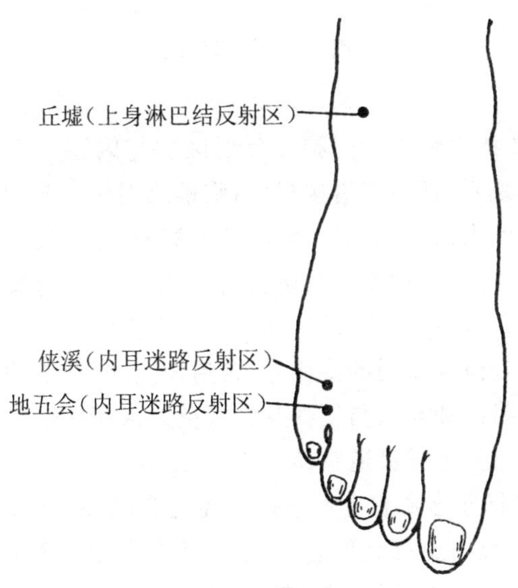

图 5　足少阳胆经

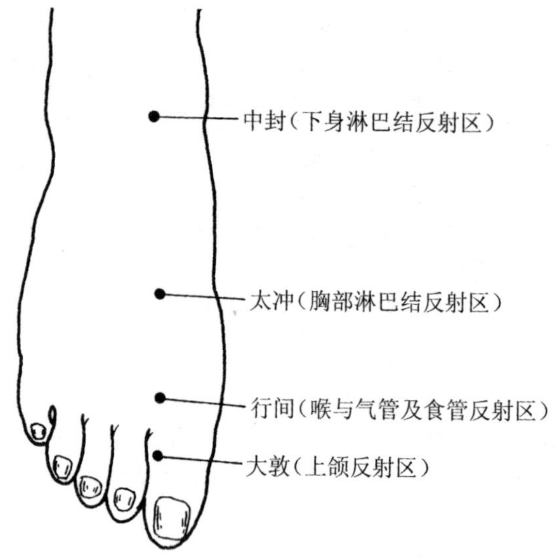

图 6　足厥阴肝经

2. 两者功能相似　闪腰点反射区和与闪腰点反射区所处位置相同的解溪穴，都能速治腰扭伤；胸椎反射区和与胸椎反射区所处位置相同的太白穴，都能缓解骨关节酸痛；膝反射区和与膝反射区偏上方的金门穴，均治下肢痿弱；肾反射区和与肾反射区所处位置相同的涌泉穴，皆可治失眠、头痛；内耳迷路反射区和与内耳迷路反射区所处位置相同的侠溪穴，善治偏头痛、耳聋、耳鸣；喉与气管及食管反射区和与喉与气管及食管反射区所处位置相同的行间穴，可主治口歪、上呼吸道感染。

3. 两者得气感应相类似　针灸经穴有酸、麻、胀、重的得气感应，刺激足部反射也有类似感觉，但因为病位、病情、病因不同，除了酸、麻、胀、重之外，还有凉、热、温、痒与痛感，并且更偏重有细微区别的各种痛感。例如皮肤病的酥痒痛感，肩周炎的麻胀酸痛感，神经麻痹的麻木沉重痛感，高血压的气上冲痛感等。

经络,既是运行气血的通路,又是足部按摩的科学理论基础之一。当体内脏腑发生病变时,可通过经络将其信息传递到体表,人们可通过观察、触摸、按压体表反射区,来诊断疾病。同时刺激体表的反射区,能协调阴阳、促进气血运行,调整有关器官的功能,从而达到防治疾病与保健的目的。

按 经络学说是足部反射区的基础理论之一。通过经络,足部与全身体表、脏腑器官组织连成一体,经络成为唯一纽带和通道。当经络脏腑器官发生病变时,通过经络传递到足部体表及其相关的反射区,同时刺激足部反射区,包括按摩刺激、温热刺激、药物刺激,这些刺激集成一体的良性刺激,又可通过经络传递到全身每个病变反应区,说明疾病的反应经由病变处→经络→足部反射区;刺激足部则由足部反射区→经络→病变反应区。传递靠经络。

又奇经八脉与足部相连,经外奇穴在足部分布了许多奇穴。足部反射区和与反射区内所处奇穴的位置亦多相一致。足部上的经外奇穴(图 7),具有调节脏腑、筋骨、气血之功能,参与经络的传递作用,故亦可治疗许多疾病,且常获捷效。

(二)生物全息学说

生物全息学是我国著名生物学家张颖清教授创立的,是研究全息胚生命现象的科学,是生物学的一个重要分支,是构成足部反射区的重要科学理论依据。

生物全息学说认为,每一个机体都是由若干全息胚组成的。任何一个全息胚都是机体的一个独立的功能和结构单位;或者说机体的一个相对完整而独立的部位,就是一个全息胚。它来源于父母,由一个受精卵发育而来,通过细胞的发育与分裂,每一个细胞又都包含了与受精卵细胞相同的全部生物信息,按照遗传密码,发育成由许多组织与器官组成的有机整体的一个全息胚。

双足并拢在一起时,人体脏器在足部的对应区,即足的反射区排列,就像从后上方向下看到的一个屈腿盘坐并向前俯投影的人影(图 8)。

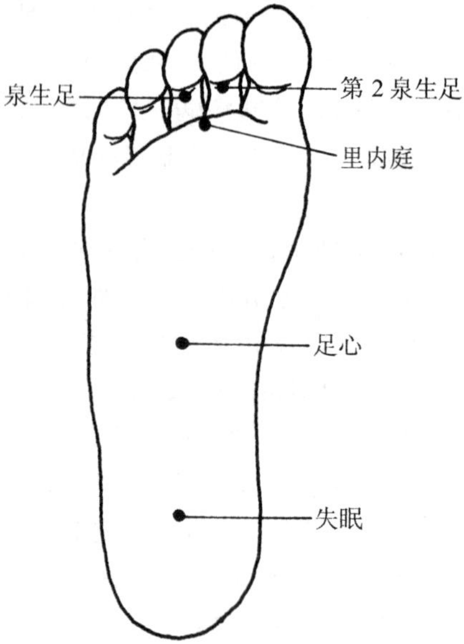

泉生足
第2泉生足
里内庭
足心
失眠

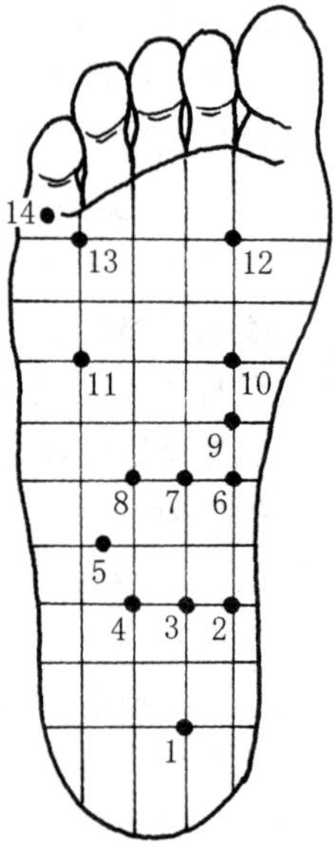

14
13
12
11
10
9
8 7 6
5
4 3 2
1

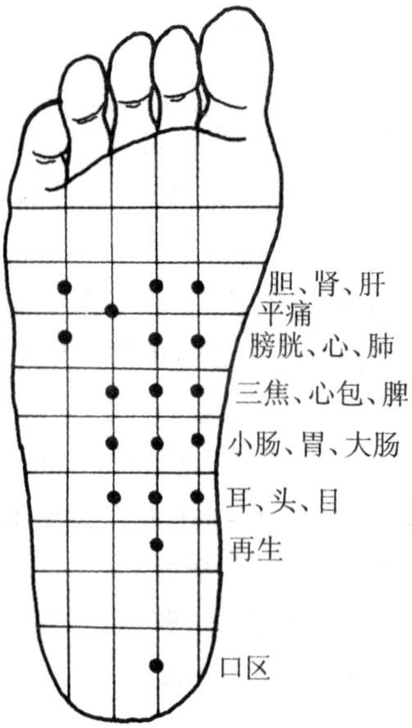

胆、肾、肝
平痛
膀胱、心、肺
三焦、心包、脾
小肠、胃、大肠
耳、头、目
再生
口区

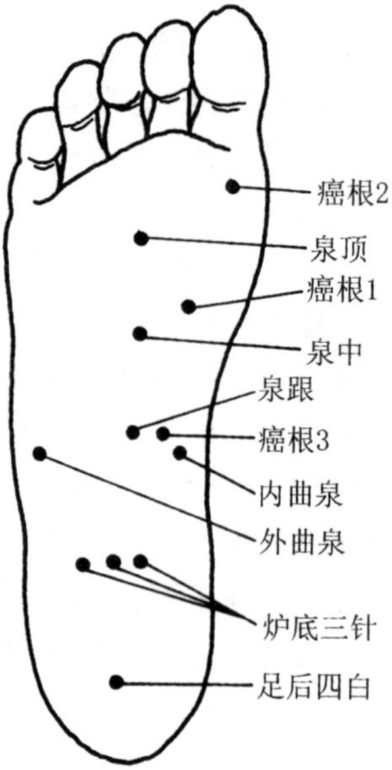

癌根2
泉顶
癌根1
泉中
泉跟
癌根3
内曲泉
外曲泉
炉底三针
足后四白

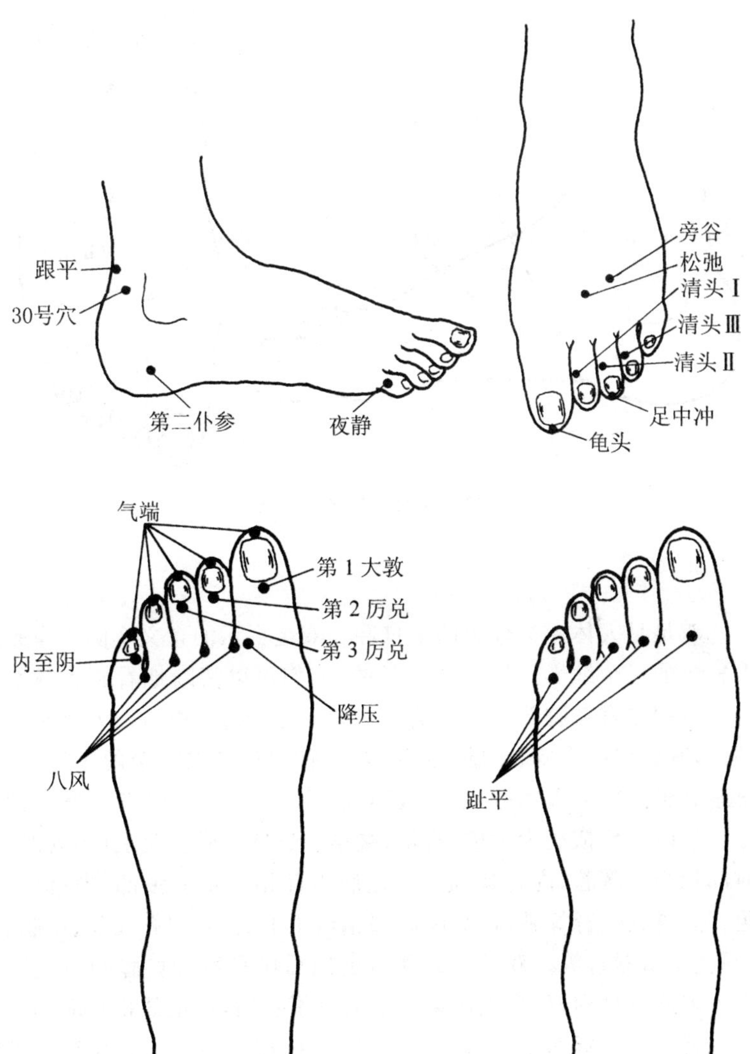
跟平
30号穴
第二仆参
夜静
旁谷
松弛
清头Ⅰ
清头Ⅲ
清头Ⅱ
足中冲
龟头
气端
第1大敦
第2厉兑
第3厉兑
内至阴
降压
八风
趾平

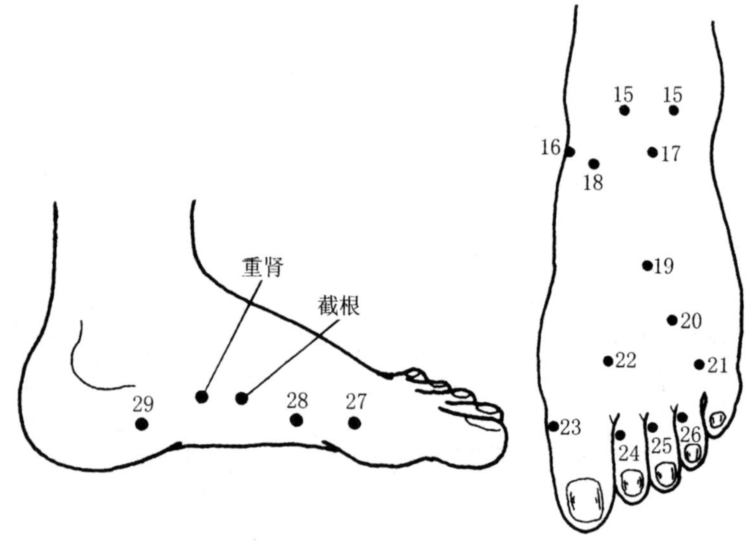

图7 足部经外奇穴分布

双足是人体一个理想的全息胚。双足揭示的含义实际上也是人整体的一个缩影。从图8所示的，人们可以清晰地看到人体全身各脏腑器官在脚部的全部信息。如双足的踇趾相当于人体头颅部位，其中包括大脑、小脑、脑垂体；五官则分布在其余的足趾上；踇趾根部相当于人体颈项部；双侧足弓并在一起，相当于脊椎部分。从前向后依次为颈椎、胸椎、腰椎、骶骨、尾骨。足底(不含趾)前部相当于胸腔，内有肺、心脏；足底中部相当于上腹部，内有肝、胆、脾、胃、胰、肾等脏器；足底后部相当于下腹部，内有大肠、小肠、膀胱、生殖器官等。双足的外侧自前向后则是肩、肘、膝的对应区等。因此不难理解，当人体某一脏器有了疾病，在足部相对应的反射区就会有酸感的压痛点。也就是说，在脚上某一反射区有了异常反应，如压痛感，或气泡、颗粒、条索结节，或小硬块，也可提示对应的脏腑器官有了疾病。例如在子宫反射区触摸到硬块或结节，

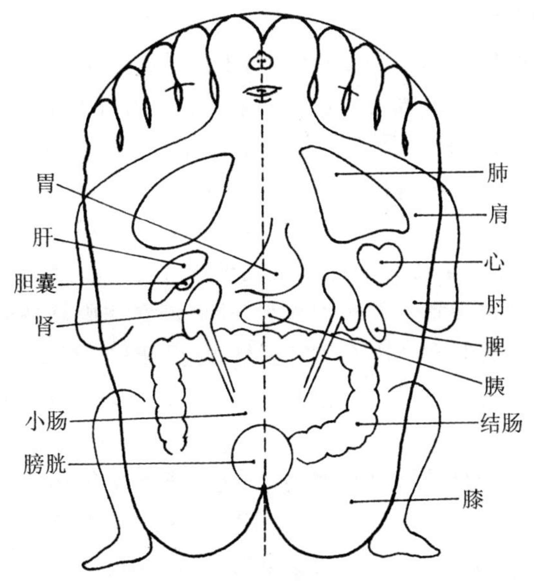

图 8　足的人体全息示意

提示子宫很可能有占位性病变;在足部大踇趾发现青紫色或暗红色,提示大脑血液循环不良可以作定位诊断。因此说,足是一个全息胚,包含有人体各器官,或各部位的定位图谱,即足反射区分布图。因此在足部对应区上刺激——按摩、贴敷与中药泡脚所形成的良性刺激,加之药效作用,可以调节和改善相关脏腑器官系统功能活动,收到治愈疾病、增强体质、提高智力、健美抗衰的功效。

(三)血液循环学说

血液很重要。人体离开了血液就会失去生命,而人体中某一脏器组织与部位,若失去血液濡养则丧失活力。所以人体中不仅要具有旺盛充足的血液,而且要保持血液的良性循环,各组织器官才有活力,人才能有良好的、协调一致的生理功能活动。因为人体通过血液循环,将氧气和营养物质运输到全身各组织器官,并且把可组织的代谢产物,如二氧化碳等废料排出体外。并周而复始地进行血液循环。

一般而言，足部毛细血管较多，正常时每个人的足趾都应当是红润的，其血管丰富程度仅次于口唇。血液中的红细胞的颜色通过丰富的毛细血管而反映出来。由于毛细血管多，使流向足部的血液多，故较能反映身体的温度。

血液循环中心脏是动力。血液通过心脏的搏动与压迫，从而流向身体的各个部位。但是，双足是距离心脏最远的部位，代谢功能欠佳，即使血液本身的压力很大，让血液在体内循环到脚，也是比较困难的，尤其在体内有病时更是如此。因此，距离心脏越远的组织、越会出现供应不足的症状。长此以往，不仅影响血液的正常回流，而且还会影响其他器官组织的功能。同时因足部供血不良，足底存在循环的代谢废物，如钙盐、乳酸微晶体等物质沉积下来，特别是当人体器官功能不正常或患病时，由于病理反射的影响，使足部末梢循环更为不良，废物更易沉积。这时，如欲增加“搏动”，“促进”血液回流，在人体器官中要完成“第二次启动”非脚莫属。通过对足部的按摩与药物刺激，可增加血液的回流速度，使血液循环畅通，相关脏器的功能得到改善，疾病得以痊愈。同时通过血液循环，将这些废料带回肾脏，经排泄器官排出体外。因此在按摩结束后要饮用 300～500 毫升温开水。如果不喝水，就常会出现腰痛、肩痛症状。曾有过对比，按摩前后尿液中排出的代谢产物的量有不同，一般按摩后尿液中的有机物如尿素、肌酐、马尿酸、尿色素及钠离子、钙离子、硫酸盐、磷酸盐等数量均有变化。

由此说明，对足部进行按摩与用药，可增强血液流速，保持血液在体内循环畅通，这就是“第二次启动”的结果。同时还可及时排出沉积于足部的代谢废料，故具有治病与保健的双重作用。

(四)神经反射学说

根据巴甫洛夫学说，认为人体中的一切器官和组织是受中枢神经系统的主宰，才能发挥其功能，并保持其完整统一性。如果人体的一个器官出现某种病理变化，就会刺激该器官内感受器，并向中枢神经发送冲动,在中枢形成异常兴奋灶,其发出的冲动波再传送回已病变的器官并产生消极的效应活动,加重该器官的病理变化,形成了一种特殊的恶性循环,进而使机体状况不断恶化。或神经中枢功能受到损害或紊乱时,便会引起受其支配部分的病变,造成了身体的疾病。若在足部反射区施加良性刺激、将大量信息传输到神经中枢、中断了上述由于器官病理变化传入冲动所形成的恶性循环,使器官的病理变化逐渐获得痊愈。也就是说通过治疗作用于神经中枢,引起神经中枢系统的神经反射作用。其反射是机体内外各种因子和神经冲动,使感受器产生兴奋现象、沿着神经纤维的传导,直到中枢,经过中枢的联系,又沿着传导路线,直达所影响的器官。这样经过神经反射可达到治病的目的。因为通过足部按摩与用药的良性刺激所产生的神经冲动,在大脑皮质中形成新的兴奋灶,可以使末梢和中枢神经系统产生或兴奋或抑制的各种调节反应,进而影响体液,内分泌、免疫等系统也产生一系列的各种相应反应,最终使人体产生或局部或整体的良性调节效应,从而达到治疗疾病的目的。这就说明,在足部的良性刺激,通过神经反射作用,一可抑制病理性兴奋,中断因病理兴奋灶所产生的恶性循环,使功能逐渐得以恢复;二可启动机体内部的调节机制,激发机体各个器官组织的潜能,使整个免疫系统得到加强,充分发挥机体本身的防病治疗的自卫能力。

此外,中医治则中的"上病下取","左病取右,右病取左"的治病原则,也为足疗治病提供了中医理论依据。

三、足底疗法的适应证与禁忌证

该疗法的治疗范围广泛、适应证多,但也有它的禁忌证。该疗法与其他民间疗法一样,仍在发展中。这里所讲的,仅是根据文献资料和笔者本身的临床实践体会所及。实际上内容比本书所收集的还要多。现介绍如下。

(一)适应证

该疗法适应证多,治疗范围广泛,凡内科、儿科、妇科、伤外科、皮肤科、眼科与耳鼻咽喉科等各科内外诸多疾病均可治疗,而且见效快、疗效高。例如适用于内科的感冒、头痛、支气管炎、支气管哮喘、肺炎、神经衰弱、高血压、高脂血症、低血压、冠心病、风心病、心绞痛、胃脘痛、胃溃疡、中风、肝炎、肝硬化、急性胃炎(呕吐)、肾炎、肾盂肾炎、糖尿病、坐骨神经痛、肋间神经痛、风湿性关节炎、面瘫、肠炎、阳痿、遗精、甲状腺功能亢进等;妇科的月经不调、痛经、闭经、阴道炎、盆腔炎、子宫肌瘤、宫颈炎、子宫内膜异位症、更年期综合征、不孕症、子宫下垂等;儿科的上感、脑瘫、多动症、肺炎、惊风、麻疹、腹泻、小儿厌食症、小儿夜啼、百日咳、小儿麻痹后遗症、遗尿等;伤外科的颈椎病、腰椎间盘突出症、网球肘、软组织损伤、疖肿、乳腺炎、乳腺小叶增生、痔疮等;皮肤科的湿疹、带状疱疹、荨麻疹、银屑病、神经性皮炎、黄褐斑、痤疮、脱发、皮肤瘙痒症、冻疮、湿脚气等;眼科的结膜炎、白内障、青光眼、近视、远视、视疲劳、电光性眼炎等及耳鼻咽喉科的耳鸣、耳聋、中耳炎、扁桃体炎、鼻炎、鼻窦炎、咽炎、咽喉炎、内耳眩晕及牙科的牙痛、口腔炎等临床各科多种常见多发病和部分疑难病症,都有较好的疗效。

同时还可广泛用于保健强身、延年益寿。

(二)禁忌证

为了避免不必要的医疗事故发生,或延误患者的治疗,下列病症应当禁用或慎用该疗法。

(1)严重出血性疾病,例如呕血、吐血、便血、尿血、咯血、脑出血、崩漏等各脏器出血等。

(2)妇女妊娠期应禁用,月经过多应慎用。

(3)急性心肌梗死患者。

(4)严重的心、肝、肺、肾功能衰竭等。

(5)患者有活动性结核性疾病,如肺结核活动期等及梅毒、脑血管病的昏迷期,以及长时间服用激素和极度疲劳者。

(6)某些急诊疾病,如急性腹膜炎、宫外孕等;某些传染性疾病,如流脑、乙脑急性期等。

(7)一切危急重疾病等。

以上所列禁忌证并不是绝对禁用该法,在有的阶段,有的疾病仍可配用该疗法治疗。

四、足部反射区位置与主治

足部反射区大部分在足底部,但有的则分布在足背、足内外两侧和足趾等处。人体脏器在足部的反射区,基本是同侧相对应,即身体右侧的器官,其反射区在右足,身体左侧的器官,其反射区在左足。体内成双成对的脏器,如肾脏、肺脏、输尿管等,在双足均有其反射区。位于身体正中线的组织、器官、脏腑,其反射区在足的内侧,如大脑、小脑、鼻、胃等;而肝、脾、耳等反射区则位于足的外侧。这里还要特别指出的是,头部的一些器官、组织,在足部的反射区却是交叉分布的,如大脑、三叉神经、眼、耳等。

由此说明,人体的脏腑和各个器官,在足部都有各自对应的反射区,而且两者之间存在着一种神奇而又不可分割的内在联系。当某个器官或脏腑发生病变时,则相应的反射区会发生或轻或重的压痛现象。这种疼痛的感觉可说明该部气血运行障碍,如果对此反射区进行良性刺激(按摩),能够通过经络使该反射区相应器官的气血运行得到改善,从而达到治疗作用的目的。同时,足部反射区与所分布在足部的经穴、经外奇穴的位置不谋而合,多分布在相应的反射区域内,其主治范围亦多相似。

为了使大家了解和掌握足部反射区,现将其各个反射区、主治范围和操作手法等有关情况分述如下。

(一)足部反射区排列规律

当双足逐渐并拢,恰像一个屈腿盘坐的人体,体内各脏腑器官在足部都有相应的反射区(图 9)。足的内侧构成足弓,宛如一条

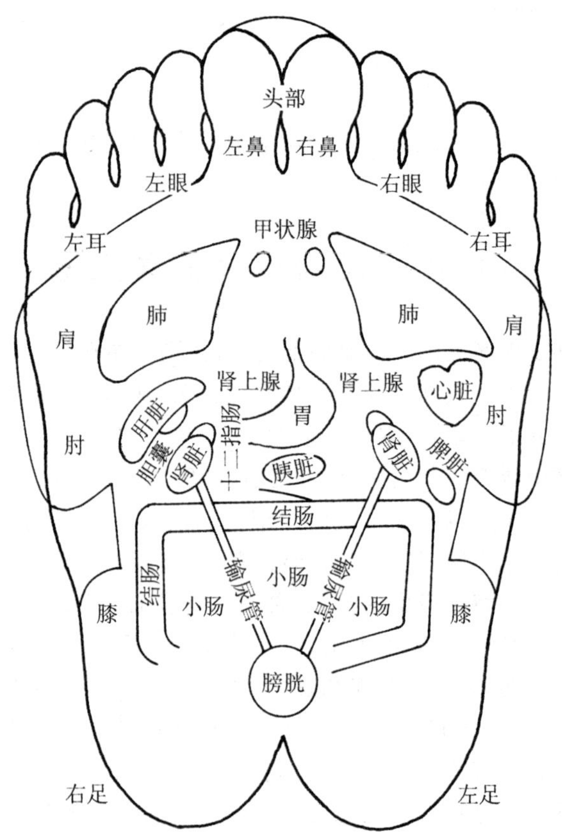

图 9　足部反射区排列规律

长长的脊椎，分别是颈椎、胸椎、腰椎、骶骨、尾骨内侧反射区（图10）。足的外侧，自上而下分别是肩、肘、膝反射区。足的踇趾腹面是大脑反射区。从鼻开始，至胸椎、腰椎骶骨反射区是人体中线。一般来说，左侧器官的反射区在左足、右侧器官的反射区在右足。但是头部器官的反射区在延髓，呈交叉走向，所以颈部以上器官的反射区，如左侧的眼耳鼻等器官反射区，却分别在右足。反之，如右侧的眼、耳、鼻等器官的反射区，却分别在左足。足底前中部是

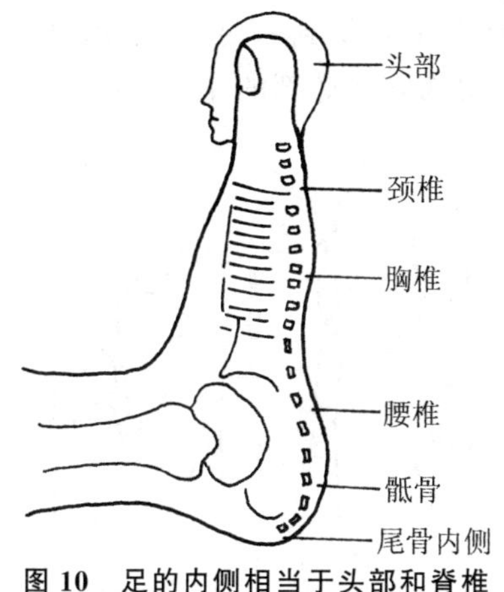

图 10　足的内侧相当于头部和脊椎

肺、心、脾、胃、肠、胰、肝、胆囊反射区，足跟部是生殖腺、前列腺、膀胱、尿道与阴道、肛门等的反射区，而足底中部是肾、肾上腺、输尿管、腹腔神经丛等的反射区。由此说明足部反射区的排列是有规律可循的，但也不是绝对的、唯一的，各派尚有争议。不过，以上足部反射区排列规律是以生物全息论为依据的，且得到了多数学者认同与肯定。一般认为比较通用的是 62 个反射区，即①肾上腺；②肾；③输尿管；④膀胱；⑤额窦；⑥脑垂体；⑦小脑及脑干；⑧三叉神经；⑨鼻；⑩大脑（头部）；⑪颈项；⑫颈椎；⑬甲状旁腺；⑭甲状腺；⑮眼；⑯耳；⑰斜方肌；⑱肺及支气管；⑲心；⑳脾；㉑胃；㉒胰；㉓十二指肠；㉔小肠；㉕横结肠；㉖降结肠；㉗乙状结肠及直肠；㉘肛门；㉙肝；㉚胆囊；㉛盲肠（及阑尾）；㉜回盲瓣；㉝升结肠；㉞腹腔神经丛；㉟生殖腺（睾丸或卵巢）；㊱胸椎；㊲腰椎；㊳骶骨；㊴尾骨内侧；㊵前列腺或子宫；㊶尿道及阴道；㊷髋关节；㊸直肠及肛门；㊹腹股沟；㊺坐骨神经；㊻尾骨外侧；㊼下腹部；㊽膝；㊾肘；㊿肩；51肩胛骨；52上颌；53下颌；54扁桃体；55喉与气管及食管；56胸部淋巴结；57内耳迷路；58胸；59膈（横膈膜）；60肋骨；61上身淋巴结；62下身淋巴结。

足反射区。从左足开始到右足，以足内侧、足外侧到足背共62个反射区，其中分布在足底部的左足底反射区（图11）和右足底

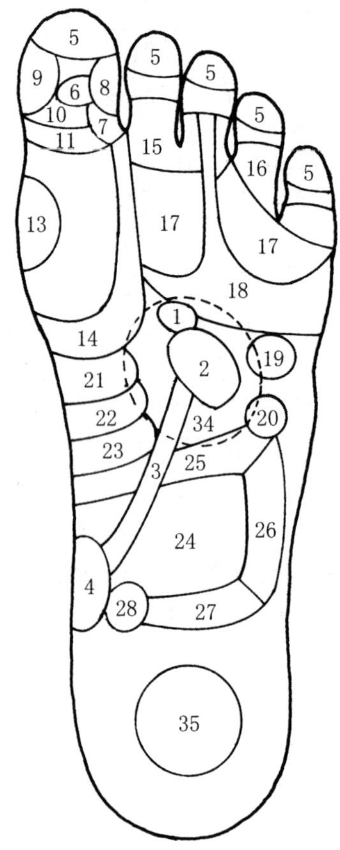

图11　左足部反射区

1. 肾上腺；2. 肾；3. 输尿管；4. 膀胱；5. 额窦；6. 脑垂体；7. 小脑及脑干；8. 三叉神经；9. 鼻；10. 大脑；11. 颈项；13. 甲状旁腺；14. 甲状腺；15. 眼；16. 耳；17. 斜方肌；18. 肺及支气管；19. 心；20. 脾；21. 胃；22. 胰；23. 十二指肠；24. 小肠；25. 横结肠；26. 降结肠；27. 乙状结肠及直肠；28. 肛门；34. 腹腔神经丛；35. 生殖腺（睾丸或卵巢）

反射区(图 12)、足内侧反射区(图 13),足外侧反射区(图 14)、足背反射区(图 15)。62 个反射区应反复学习与了解,正确掌握每个

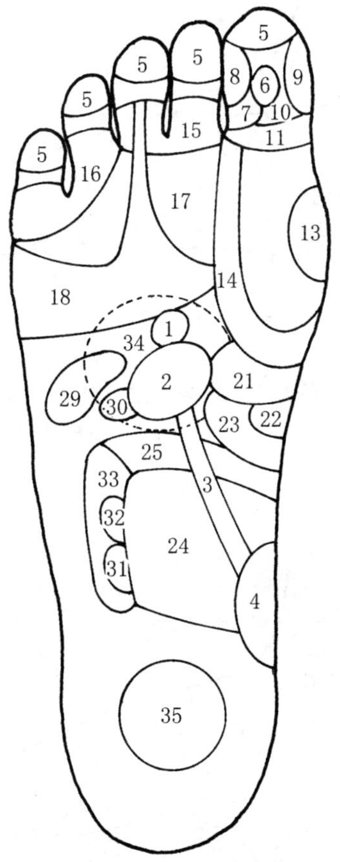

图 12　右足部反射区

1. 肾上腺;2. 肾;3. 输尿管;4. 膀胱;5. 额窦;6. 脑垂体;7. 小脑及脑干;8. 三叉神经;9. 鼻;10. 大脑;11. 颈项;13. 甲状旁腺;14. 甲状腺;15. 眼;16. 耳;17. 斜方肌;18. 肺及支气管;21. 胃;22. 胰;23. 十二指肠;24. 小肠;25. 横结肠;29. 肝;30. 胆囊;31. 盲肠(及阑尾);32. 回盲瓣;33. 升结肠;34. 腹腔神经丛;35. 生殖腺(睾丸或卵巢)

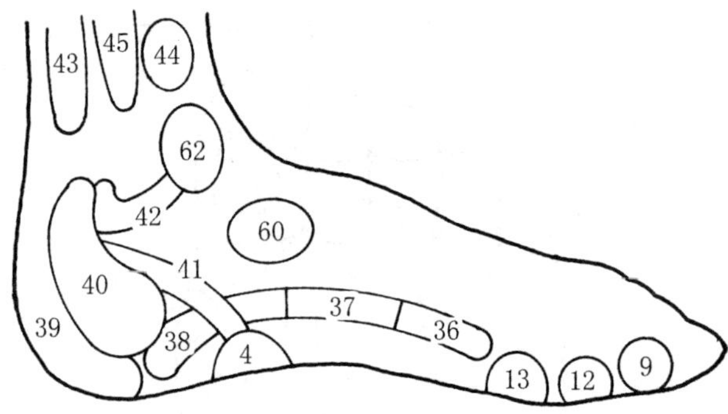

图 13　足内侧反射区

4. 膀胱；9. 鼻；12. 颈椎；13. 甲状旁腺；36. 胸椎；37. 腰椎；38. 骶骨；39. 尾骨内侧；40. 前列腺或子宫；41. 尿道及阴道；42. 髋关节；43. 直肠及肛门；44. 腹股沟；45. 坐骨神经；60. 肋骨；62. 下身淋巴结

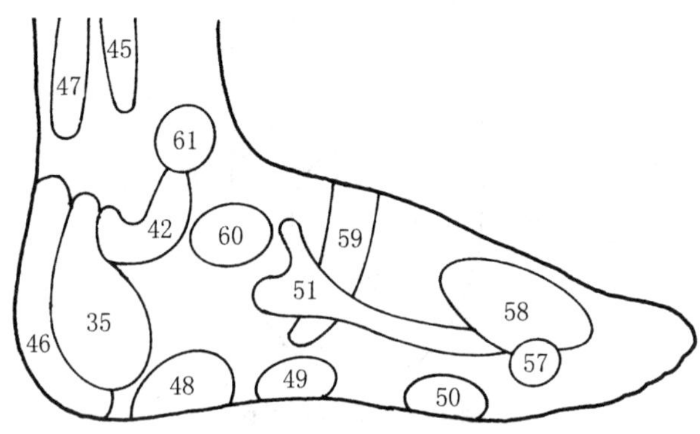

图 14　足外侧反射区

35. 生殖腺(睾丸或卵巢)；42. 髋关节；45. 坐骨神经；46. 尾骨外侧；47. 下腹部；48. 膝；49. 肘；50. 肩；51. 肩胛骨；57. 内耳迷路；58. 胸；59. 膈(横膈膜)；60. 肋骨；61. 上身淋巴结

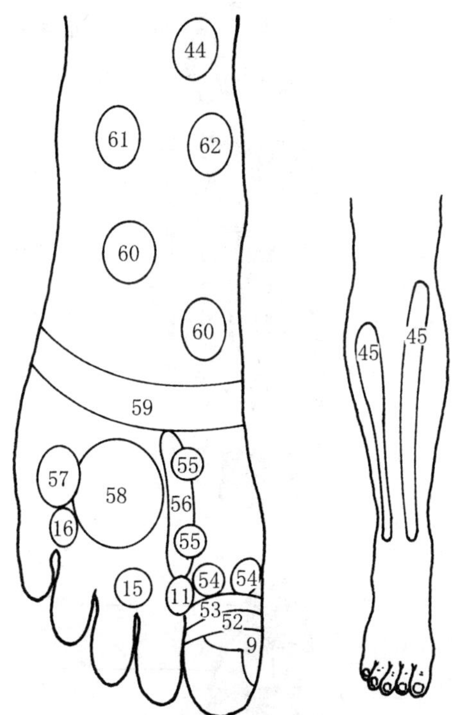

图 15 足背反射区

9. 鼻;11. 颈项;15. 眼;16. 耳;44. 腹股沟;45. 坐骨神经;52. 上颌;53. 下颌;54. 扁桃体;55. 喉与气管及食管;56. 胸部淋巴结;57. 内耳迷路;58. 胸;59. 膈(横膈膜);60. 肋骨;61. 上身淋巴结;62. 下身淋巴结

反射区的准确位置。所谓"烂熟于心"才能"得心应手",操作时自然会运用自如。

(二)足骨解剖图谱

为了正确掌握反射区的位置,有必要了解一下足部骨骼的分布情况。图 16 为足骨解剖图谱。

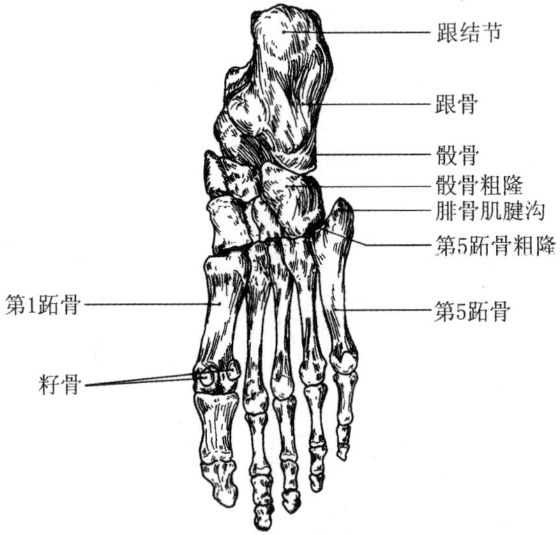

跟结节
跟骨
骰骨
骰骨粗隆
腓骨肌腱沟
第5跖骨粗隆
第1跖骨
第5跖骨
籽骨

跖面

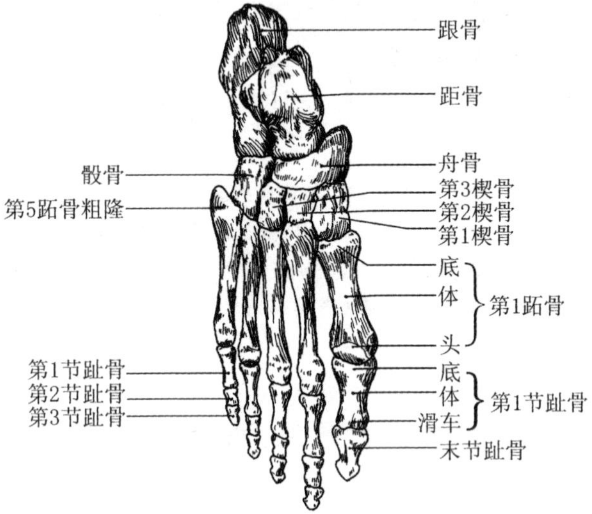

跟骨
距骨
舟骨
骰骨
第3楔骨
第5跖骨粗隆
第2楔骨
第1楔骨
底
体
头
第1跖骨
第1节趾骨
底
第2节趾骨
体
第1节趾骨
第3节趾骨
滑车
末节趾骨

背面

图 16　足骨解剖

(三)足部反射区的位置、主治与操作手法

肾上腺

与穴位关系:经穴中的涌泉穴位于该反射区附近处,经外奇穴中的肾、肝、癌根、泉中穴均位于该反射区内或附近处。

解剖与生理:肾上腺位于肾脏的上端,左右各一。肾上腺是人体重要的内分泌腺,能分泌多种激素。分泌出来的这些激素,对维持人体糖和蛋白质代谢的平衡,对维持水和盐代谢起着非同小可的作用。同时由于肾上腺能使血管收缩、血压上升、心跳加快,对人体又起到应急作用。

反射区位置:肾上腺反射区的位置在双脚掌面第1跖骨与第2趾骨之间,足底的掌面中央"人"字形交叉处的略偏外侧(离跖骨头近足心端一拇趾宽处)处(图17)。

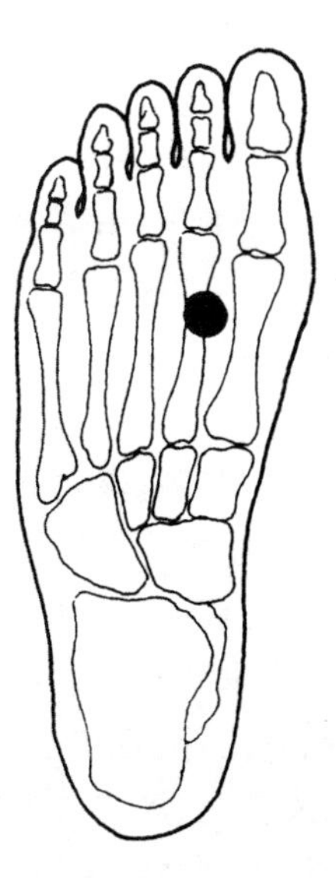

图17　肾上腺反射区

操作手法:先用轻手法,摸到反射区的敏感点,即往往在皮下扪及条索状物,然后加大力度,改用重手法,由足心向足趾,向深处揉按3～5分钟。轻手法用拇指端施力;重手法,用示指或拇指的指间关节顶点施力。力度轻重可视病情予以补或泻。

主治范围:该穴具有调节肾上腺和肾上腺皮质激素的功能,具有消炎、消肿、抗过敏、抗风湿、抗休克、调节血管、兴奋呼吸中枢等作用。常用于治疗心律不齐,昏厥(休克)、过敏、哮喘、风湿症、关节炎、肾上腺皮质功能不全、高血压、低血压、阳痿、早泄、遗精、腰膝酸软,下肢无力等。

肾

与穴位关系：经穴中的涌泉穴位于该反射区内，经外奇穴中的足心、肾、心、肺、泉中、9号、10号穴位于该反射区内或附近处。

解剖与生理：肾位于脊椎两侧，腹膜后方。具有生殖、泌尿功能和内分泌功能。

反射区位置：肾反射区位置在双足底掌面中央"人"字形交叉后方中央凹陷处（肾上腺反射区下约一横指处）（图18）。

操作手法：用示指第1指间关节顶点先深按下去，然后沿着输尿管至膀胱反射区推按10～15下。力度轻重可视病情予以补或泻。

主治范围：该穴具有壮阳、益精、强腰脊、补脑髓的强身健体作用。常用于治疗各种肾脏疾病、泌尿系统疾病，如急慢性肾炎（或水肿）、肾盂肾炎、肾功能不全、肾结石、游走肾、肾源性高血压、风湿症（痹症）、关节炎、泌尿系统感染、前列腺炎、前列腺肥大、阳痿、早泄、遗精、不育症、头痛及女性不孕症等。

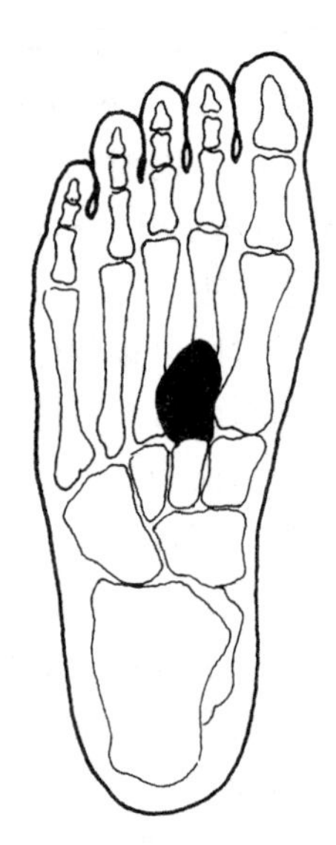
图18　肾反射区

输尿管

与穴位关系：经外奇穴中的心、心包、脾、胃、大肠、目、泉中、癌根3、内曲泉、9号、7号、6号、2号穴等位于该反射区内或附近处。

解剖与生理：输尿管位于人体下腹腔，左右各一，上连肾盂，下接膀胱，具有输送尿液作用。

反射区位置：输尿管反射区位置在双足底的掌面中央"人"字形交叉后方自肾反射区（中央凹陷处）至足掌内掌、足跟前端柔软部（膀胱反射区）之间呈一条弧形线区域（图19）。

操作手法：用示指第1指间关节顶点先深按下去，然后沿着输尿管至膀胱反射区推按 10～15 下。力度轻重可视病情而定。

主治范围：常用于治疗输尿管炎、输尿管结石、关节炎、肾炎、高血压、动脉硬化、排尿困难、风湿热、肾盂积水、泌尿系统感染及各种药物中毒、食物中毒、毒血症等。

膀胱

与穴位关系：经外奇穴中的目、大肠、内曲泉、2 号穴等位于该反射区内或附近处。

解剖与生理：膀胱位于人体下腹部，是暂时储存尿液的器官，具有气化作用。

反射区位置：膀胱反射区位置在双足底的掌面内侧、足跟前端的柔软部，即中连输尿管至舟状骨内下方，呈一弧形带状区（图 20）。

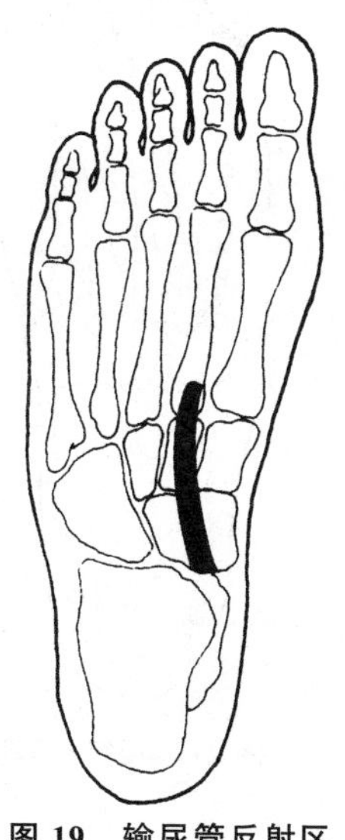

图 19 输尿管反射区

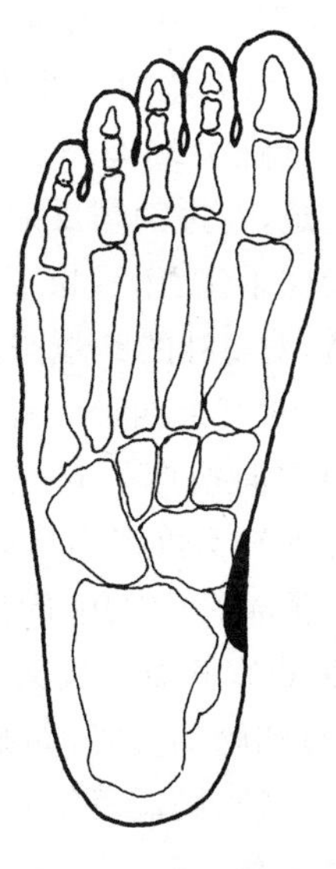

图 20 膀胱反射区

操作手法:用示指第1指间关节顶点从肾反射区沿输尿管反射区按推至膀胱反射区,先深按后抬起,1～3分钟。力度轻重可视病情而定。

主治范围:常用于治疗膀胱炎、膀胱结石、肾结石、输尿管结石、泌尿系统感染、尿潴留(癃闭)、遗尿、前列腺炎、前列腺肥大、尿道综合征、高血压病、动脉硬化及醉酒、食物中毒、药物中毒等。

额窦

与穴位关系:经外奇穴中的气端(十趾趾端)龟头、足中冲穴等位于本反射区内或附近处。

解剖与生理:额窦位于人体头部前额,是与鼻腔相通的含气腔隙,对发音起着共鸣作用。

反射区位置:额窦反射区位置在双足底(掌面)各个足趾的趾端(图21),双足踇趾靠尖端的1厘米范围,以及其他各个足趾尖端肉球。右边额窦反射区在左足,左边额窦反射区在右足。

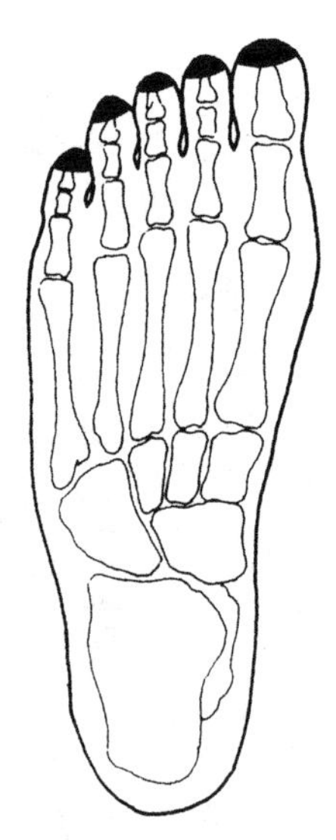
图21 额窦反射区

操作手法:用示指第1指间关节顶点施力,对踇趾的趾端采用由内向外横向按摩,对其余四趾的趾端采用由趾端向趾根方向按摩。先左后右,2～3分钟。力度轻重可视病情而定。

主治范围:常用于治疗鼻、眼、耳、口腔等器官疾病,以及头痛、头晕、失眠、发热和脑部疾病(如脑血管意外、脑外伤综合征、脑震荡等)等。

脑垂体

与穴位关系:经穴中的大敦、隐白、大都穴位于该反射区内外侧处,经外奇穴中的第一大敦穴位于该反射区对应面(踇趾背)处。

解剖与生理:脑垂体位于大脑下方,是最重要的内分泌腺,对机体生长及其他的内分泌腺的活动具有重要的影响。

反射区位置：脑垂体反射区位置在双足踇趾趾腹中央处（图22）。

操作手法：用示指第1指间关节顶点定点按压3分钟。力度轻重可视病情而定。

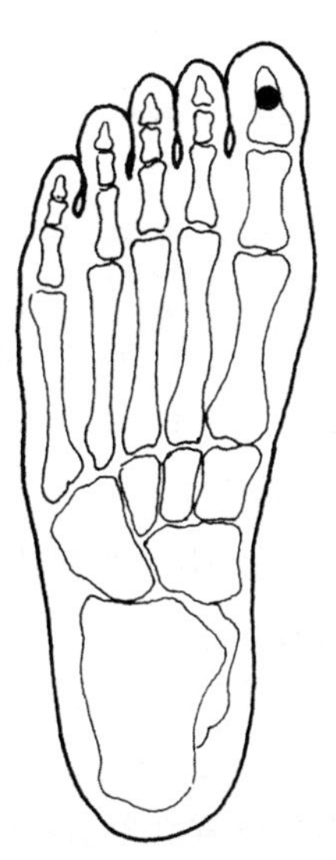

图22　脑垂体反射区

主治范围：常用于治疗内分泌、甲状腺、甲状旁腺、肾上腺、生殖腺、脾、胰等功能失调引起的疾病，脑垂体本身功能的失调造成的侏儒症、肥胖症、尿崩症等疾病，如儿童发育不良、智力低下、更年期综合征、甲状腺功能亢进、糖尿病、肾性高血压、遗尿等。此穴具有抗衰老、预防中风作用。

小脑及脑干

与穴位关系：经穴中的大敦、行间穴位于该反射区附近处，经外奇穴中的降压穴位于该反射区内。

解剖与生理：小脑位于大脑的下方，能维持身体平衡，调节肌肉的张力，协调肌肉的运动。脑干位于大脑与脊髓之间，包括中脑、脑桥、延髓，有心血管中枢、呼吸中枢、呕吐中枢等重要的神经中枢，能传导神经冲动，是人体上行下达的重要通道。

反射区位置：小脑及脑干反射区位置在双足靠近第2足趾的一侧，踇趾的趾腹根部骨性突起下凹陷处、靠近第2节趾骨处（图23）。右半侧小脑及脑干反射区在左脚、左半侧小脑及脑干反射区在右脚。

操作手法：以拇指的指端施力按摩，或用按摩棒按摩2～3分钟。力度轻重可视病情而定。

主治范围：常用于治疗脑震荡、高血压、神经衰弱、头痛、头晕、共济失调、脑外伤综合征、脑肿瘤以及因各种原因引起的肌肉紧张及肌腱关节疾病。

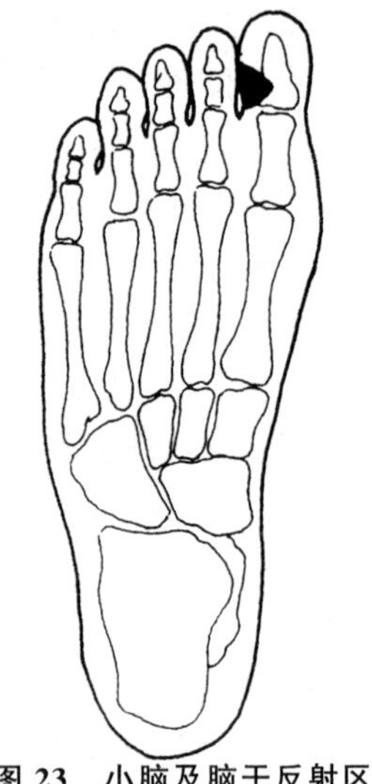

图 23　小脑及脑干反射区

三叉神经

与穴位关系：与小脑及脑干反射区同。

解剖与生理：三叉神经位于头部两侧，包括眼神经、上颌神经和下颌神经，支配着眼部、上下颌、口腔各器官及颜面部皮肤肌肉的运动与感觉。

反射区位置：三叉神经反射区位置在双足踇趾近第 2 趾的一侧，呈月牙形，左右交叉，即双足踇趾末节趾骨外侧、踇趾腹边缘（图 24）。右侧三叉神经反射区在左脚，左侧三叉神经反射区在右脚。

操作手法：以拇指的指端施力，由足趾端向足趾根部推按10～15 下，力度轻重可视病情而定。

主治范围：常用于治疗三叉神经痛、偏头痛、面瘫、颜面神经痛、面肌痉挛、腮腺炎、牙痛、失眠、鼻咽癌及耳部、面部疾病等。

鼻

与穴位关系：经穴中的隐白、大都穴位于该反射区内或附近处。

解剖与生理：鼻位于呼吸道起始部位，是嗅觉器官，为呼吸出入之门户。

反射区位置：鼻反射区位置在双足踇趾趾腹内侧延伸到踇趾趾甲的根部，第 1 趾间关节前面，呈一“乙”形带，左右交叉（图 25）。右侧鼻反射区在左脚上、左侧鼻反射区在右脚上。

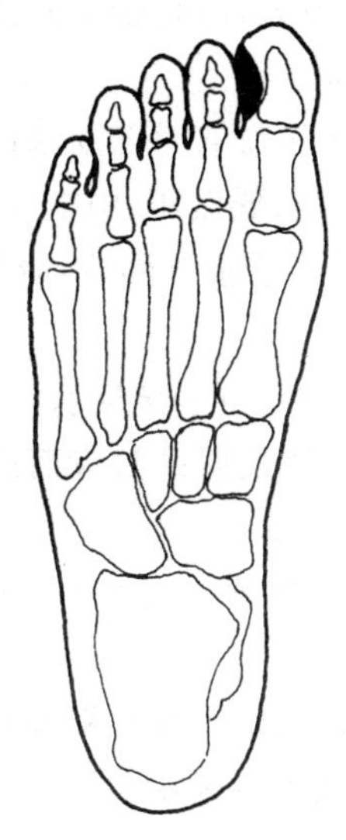

图 24 三叉神经反射区

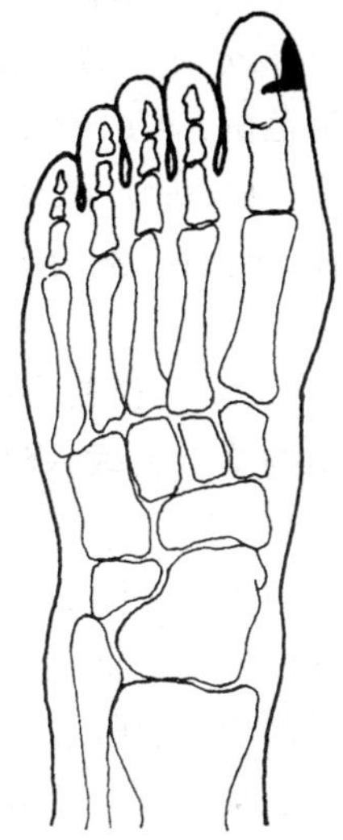

图 25 鼻反射区

操作手法:以拇指的指端向心施力,先直线、再转弯推按 1～2 分钟。力度轻重可视病情而定。

主治范围:常用于治疗鼻部疾病,如急慢性鼻炎、过敏性鼻炎、鼻窦炎、鼻出血等及上呼吸道感染等。

大脑(头部)

与穴位关系:经穴中的大敦、大都、隐白穴位于该反射区内或附近处,经外奇穴中的气端、第一大敦、龟头穴等位于该反射区内或附近处。

解剖与生理:大脑位于颅腔之中,具有调节躯体运动及内脏活动的功能,调节体温、生殖功能,具有感觉分析功能,即具有语言、学习、记忆及思维等高级功能。

反射区位置:大脑(头部)反射区位置在双足𧿹趾的趾腹全部(图 26)。大脑左半球反射区在右脚、大脑右半球反射区在左脚。

操作手法：以示指第1指间关节顶点施力，由足趾端向趾根方向按摩3～5分钟。力度轻重可视病情而定。

主治范围：常用于治疗中风后遗症（脑血管病变）、脑震荡、脑外伤综合征、头痛、头晕、神经衰弱、高血压、低血压、中枢性瘫痪、脑瘫、脑血栓、脑萎缩、脑肿瘤、视觉受损、听觉受损、神志不清等。

颈项

与穴位关系：经穴中的隐白、大都、行间穴位于该反射区内，经外奇穴中的第一大敦、降压、八风穴等位于该反射区对应面或附近处。

解剖与生理：颈项位于头与胸之间，前称颈、后称项。颈项能协调头部向各个方向运动。

反射区位置：颈项反射区位置在双足底踇趾的趾腹根部横纹处（图27）。右侧颈项反射区在左足，左侧颈项反射区在右足。

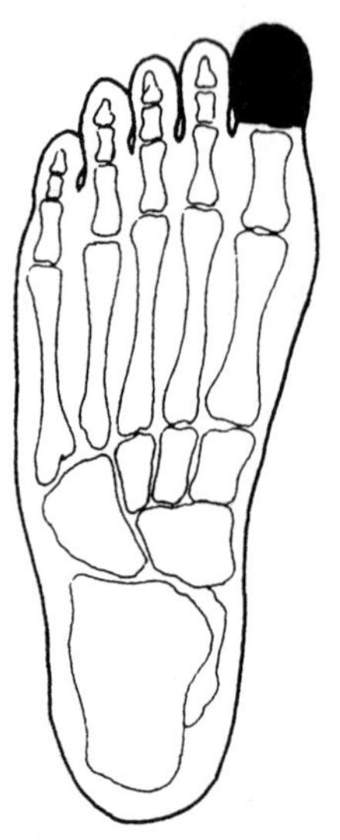

图26 大脑（头部）反射区

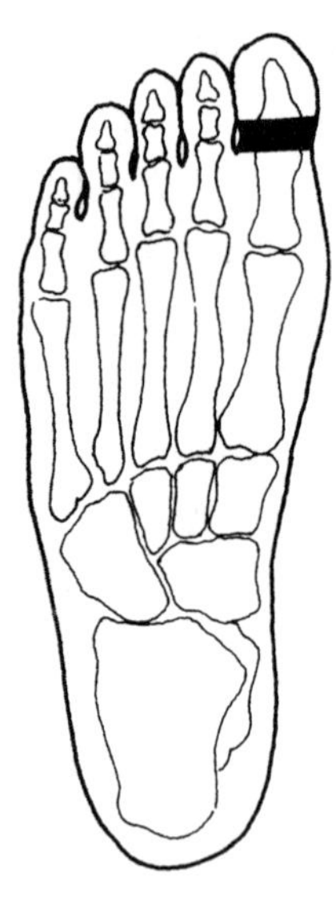

图27 颈项反射区

操作手法：以拇指的指端施力、沿踇趾根部向内侧方向按压10～15下。力度轻重可视病情而定。

主治范围：常用于治疗颈项酸痛或僵硬、落枕、颈椎病、高血压、颈项扭伤等。

颈椎

与穴位关系：经穴中的大都、隐白穴位于该反射区内，经外奇穴中的23号穴位于该反射区内。

解剖与生理：颈椎位于脊椎的最上端，由7节颈椎体构成。颈椎能支撑头部、保持全身平衡。

反射区位置：颈椎反射区位置在双足踇趾根部内侧横纹尽头处的凹陷区域内侧、踇趾趾间关节前后处(图28)。

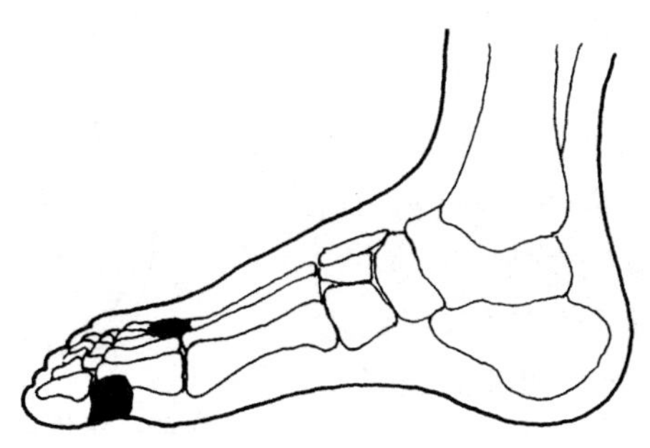

图28　颈椎反射区

操作手法：将示指与中指弯曲成钳状，夹住被施术者的足踇趾，以示指的侧缘在反射区位置上施力，或以拇指的指端叠加在示指上点按10～15下。力度轻重可视病情而定。

主治范围：颈项酸痛、颈项僵硬、落枕、颈椎病、颈椎骨质增生等。

甲状旁腺

与穴位关系：经穴中的太白、大都穴位于该反射区内或附近处，经外奇穴中的23号穴在该反射区对应面处。

解剖与生理：甲状旁腺位于甲状腺的后方，它能分泌激素，调节人体钙磷代谢。

反射区位置：甲状旁腺反射区位置在双足底掌内侧踇趾根部的后凹陷处（图29）。

操作手法：将示指和中指弯曲成钳状，夹住被施术者的足踇趾，以示指的侧缘在反射区位置上施力，或用拇指叠加在示指上点按10～15下。力度轻重可视病情而定。

主治范围：常用于治疗甲状旁腺功能低下引起的缺钙症状，如手足痉挛或麻痹、指掌关节屈曲、喉及气管痉挛、筋骨酸痛、骨质疏松、指甲脆弱等，癫痫发作时的急救，白内障、失眠、呃逆、惊厥、肾结石、病理性骨折、甲状腺功能亢进时引起的四肢肌肉松弛等，并有加强胃肠蠕动之功。

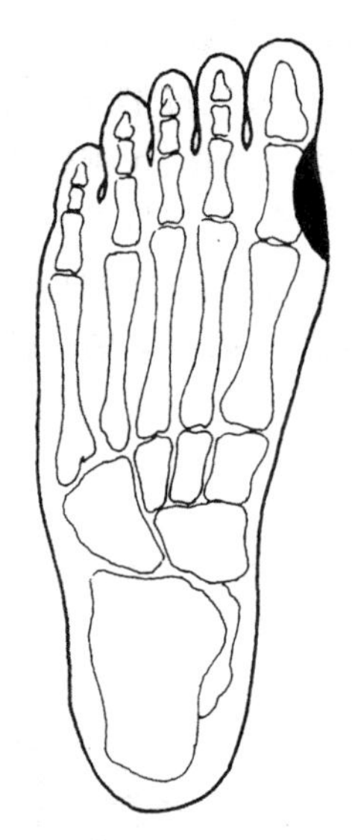

图29　甲状旁腺反射区

甲状腺

与穴位关系：经穴中的行间穴和经外奇穴中的八风、降压、趾平穴均位于该反射区的对应面处。

解剖与生理：甲状腺位于颈前部，它能储存碘与分泌甲状腺素，能促进人体的新陈代谢、维持机体的正常生长发育，尤其是骨骼和神经系统的发育。

反射区位置：甲状腺反射区位置在双足底第1、第2趾间缝向后延伸，以弓形弯向内侧跖垫后缘、呈一弧形带状区（图30）。

操作手法：以示指第1指间关节侧缘沿反射区离心按摩2～3

分钟。力度轻重可视病情而定。

主治范围：常用于治疗甲状腺疾病（如甲状腺功能亢进、甲状腺功能减退、甲状腺炎、甲状腺肥大等）、肥胖症、心悸、失眠、情绪不安等。

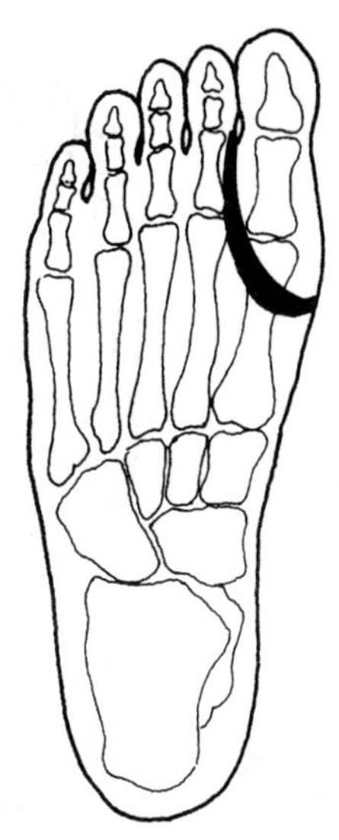

图 30　甲状腺反射区

眼

与穴位关系：经穴中的厉兑、内庭、行间穴位于该反射区对应面处，经外奇穴中的泉生足、第二泉生足与里内庭、八风、24 号、25 号、清头Ⅰ、清头Ⅱ穴位于该反射区内或对应面处。

解剖与生理：眼由眼球及眼副器两部分组成。眼是人体重要的感觉器官，能感受光波的刺激。

反射区位置：眼反射区位置在双足底的掌面第 2、第 3 趾腹根部，左右交叉（图 31）。右眼的反射区在左脚，左眼的反射区在右脚。

操作手法：以示指第 1 指间关节顶点向趾根的上下左右 4 个点按压各 10～15 下。或以拇指指端向足趾的两侧与一底面由趾端向趾根方向按摩 3 分钟。或用按摩棒按摩。力度轻重可视病情而定。

主治范围：常用于治疗眼部疾病，如近视、复视、花眼、远视、青光眼、白内障、结膜炎、角膜炎及眼底出血等。

耳

与穴位关系：经穴中的足窍阴、至阴穴与经外奇穴中的八风、14 号、26 号、趾平、清头Ⅲ穴均位于该反射区对应面处或附近处。

解剖与生理：耳由外耳、中耳和内耳三部分组成。外耳和中耳是收集和传导声波的装置；内耳是接收声波和位觉刺激的感受器。

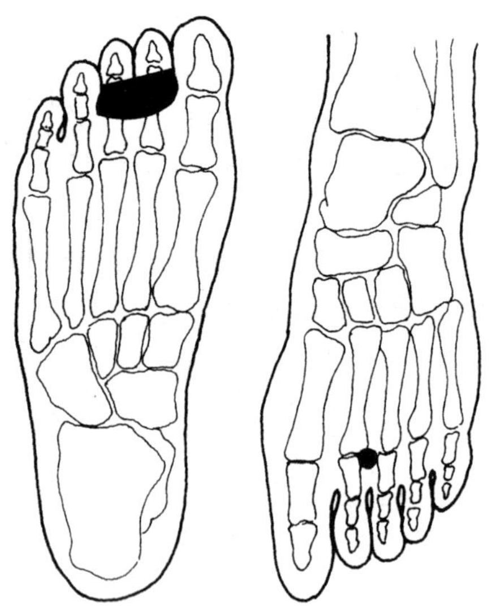

图 31 眼反射区

反射区位置：耳反射区位置在双足的足底的掌面与第 4、第 5 趾趾腹的根部、左右交叉（图 32）。右耳反射区在左脚、左耳反射区在右脚。

操作手法：以示指第 1 指间关节顶点向趾根的上下左右 4 个点按压 10～15 下，或以拇指指端向足趾的两侧面与一底面由趾端向趾根方向按摩 3 分钟。或用按摩棒按摩。力度轻重可视病情而定。

主治范围：常用于治疗各种耳疾病，如外耳道疖肿、中耳炎、耳鸣、耳聋、重听、鼓膜下陷、梅尼埃综合征及鼻咽癌等。

斜方肌

与穴位关系：经穴中的侠溪、内庭、行间穴位于该反射区对应面处，经外奇穴中的里内庭与 13 号穴位于该反射区内或对应面处。

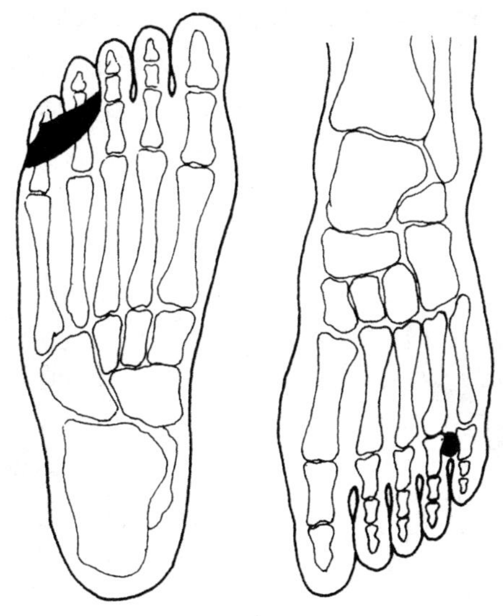

图 32 耳反射区

解剖与生理：斜方肌位于项部与背部，参与肩胛骨的活动。

反射区位置：斜方肌反射区位置在双足足底第 2 到第 5 趾的后方（耳反射区下方），呈一横带状，宽度约 1 厘米（图 33）。

操作手法：以示指第 1 指间关节顶点，沿反射区由外侧向内侧按摩 3 分钟。力度轻重可视病情而定。

主治范围：常用于治疗颈项肩背部酸痛，或颈、肩、背、软组织损伤、落枕、斜方肌综合征、上肢无力、麻木及酸痛等。

肺及支气管

与穴位关系：经穴中的陷谷、通谷、侠溪、地五会穴位于该反射区对应面或附近处，经外奇穴中的 12 号、11 号、胆、肾、泉顶与 20 号、22 号、旁谷、松弛穴位于该反射区内或对应面处。

解剖与生理：肺位于胸腔内，是气体交换的场所，支气管是气体出入之通道。

反射区位置：肺及支气管反射区位置在双足的足底近第1跖骨1/3处到第5跖趾关节；即斜方肌反射区的后方，呈一横带状区域，前后约1厘米宽，以及横带中部向第3趾延伸，呈竖条状区域，即支气管敏感带（图34）。右肺及支气管反射区在右脚，左肺及支气管反射区在左脚。

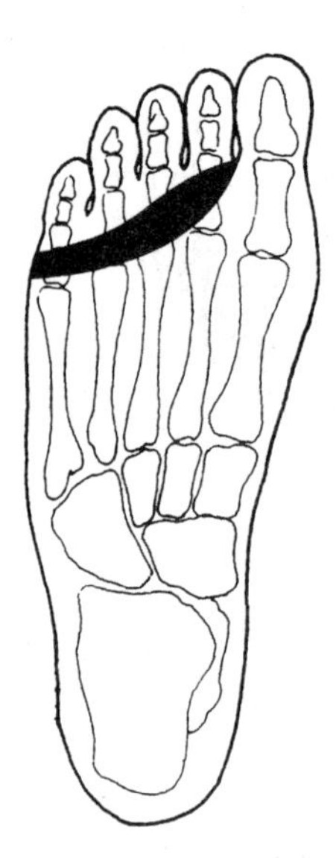

图33　斜方肌反射区

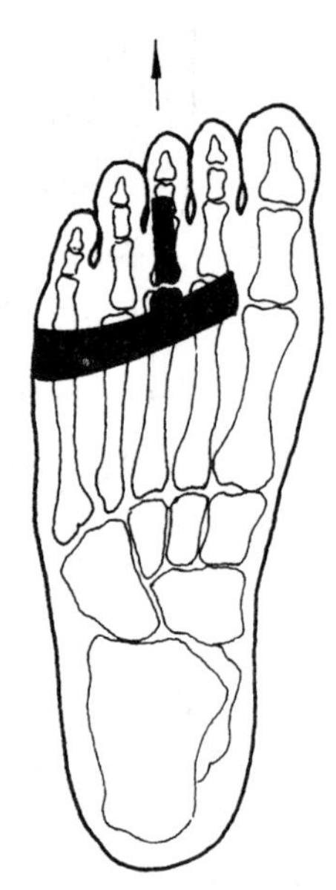

图34　肺及支气管反射区

操作手法：以示指第1指间关节顶点，沿肺反射区由内向外按推，对支气管反射区（敏感带）改用拇指指端按推，共3～4分钟。力度轻重可视病情而定。

主治范围：常用于治疗肺及支气管疾病，如肺炎、肺气肿、支气管炎、支气管哮喘、肺结核、上呼吸道感染、胸闷、气急等。

心

与穴位关系：经穴中的足临泣、地五会穴位于该反射区对应面附近处，经外奇穴中的胆、平痛、11 号穴位于该反射区内或附近处，20 号穴在对应面处。

解剖与生理：心位于胸腔的前纵隔内、左右肺之间，2/3 在正中线的左侧。心是循环系统的中心，推动人体血液循环的正常运行。

反射区位置：心反射区位置在左足底第 4、5 趾间缝垂直延长线与第 5 跖骨小头水平线的交叉点处，即肺反射区后方（图 35）。

操作手法：以示指第 1 指间关节顶点施力，先轻后重、离心推按 10～15 下。力度轻重可视病情而定。

主治范围：常用于治疗冠心病、心绞痛、心律不齐、心肌梗死与心力衰竭的恢复期、心功能不全及循环系统疾病、休克、失眠、健忘、癫痫、癔症等。

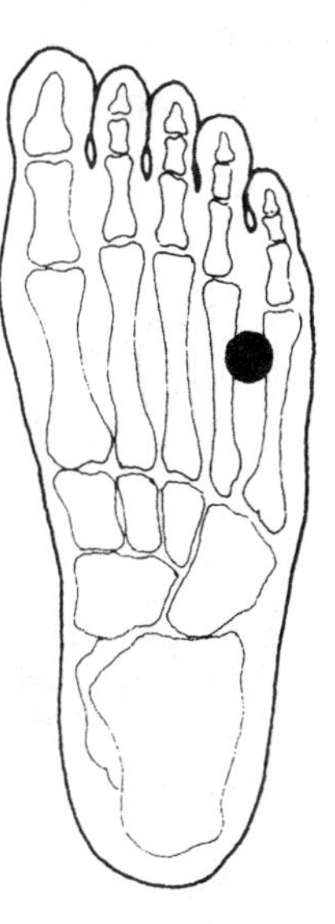

图 35　心反射区

脾

与穴位关系：经穴中的足临泣、束骨、京骨穴位于该反射区对应面处，经外奇穴中的膀胱、三焦穴位于该反射区附近处，20 号穴位于对应面处。

解剖与生理：脾位于左上腹部，具有储血和免疫功能。与胃共为“后天之本”。

反射区位置：脾反射区位置在左足底第 4、5 趾间缝垂直延长线上，即第 4、5 跖骨间后 1/3 处、心反射区后方约一横指处（图 36）。

操作手法：以示指第 1 指间关节顶点定点按压 10～15 下。力度轻重可视病情而定。

主治范围：常用于治疗贫血、食欲缺乏、小儿厌食症、消化不良等脾疾病、发热、各种炎症、月经不调、癌症、免疫功能低下、再生障碍性贫血，尤其对皮肤病有特殊疗效。

胃

与穴位关系：经穴中的公孙、太冲穴位于该反射区对应面处，经外奇穴中的肝、肺、脾、癌根1、10号、9号穴位于该反射区内或附近处，27号、28号穴位于对应面处。

解剖与生理：胃的大部分位于左季肋内，小部分位于腹上部。胃具有分泌胃液、容纳和消化食物的功能。

反射区位置：胃反射区在双足底的掌面内缘、第1跖骨小头的后方，呈正方形状(图37)。

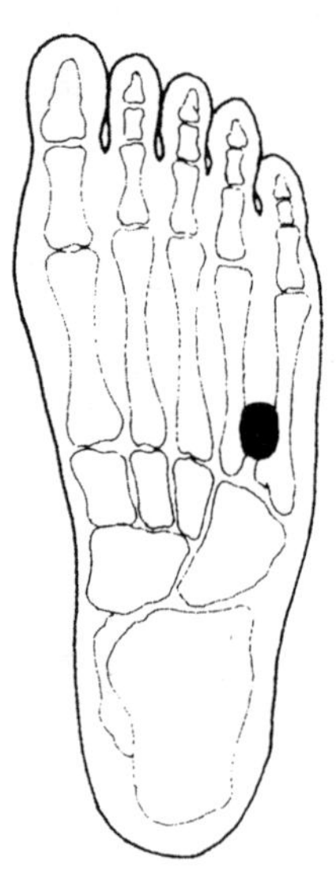

图36　脾反射区

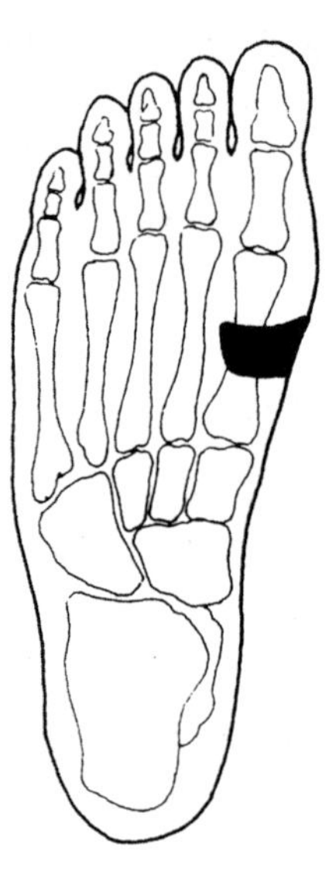

图37　胃反射区

操作手法：以示指第1指间关节顶点施力，向心按摩3～5分钟，力度轻重可视病情而定。

主治范围：常用于治疗胃及消化系统疾病，如胃痛、胃胀、胃酸过多、胃及十二指肠溃疡、消化不良、急慢性胃炎、胃下垂、胃痉挛、急性胃肠炎、恶心呕吐、呃逆、小儿厌食症等。

胰

与穴位关系：经外奇穴中的10号、9号、6号、肺、脾穴位于该反射区内或附近处。

解剖与生理：胰位于胃的后方、外形狭长。胰能分泌胰液，帮助人体消化蛋白质和脂肪质食物，分泌胰岛素等，对人体内糖、蛋白质及脂肪的代谢有重要的调节作用。

反射区位置：胰反射区位置在双足底内缘第1跖骨中后1/3处，即在胃反射区后方，呈椭圆形状（图38）。

操作手法：以示指第1指间关节顶点施力，向心按摩3分钟。力度轻重可视病情而定。

主治范围：常用于治疗消化系统和胰本身的疾病及胰功能失常而引起的疾病，如糖尿病、消化不良、胰腺炎、胰腺囊肿等。

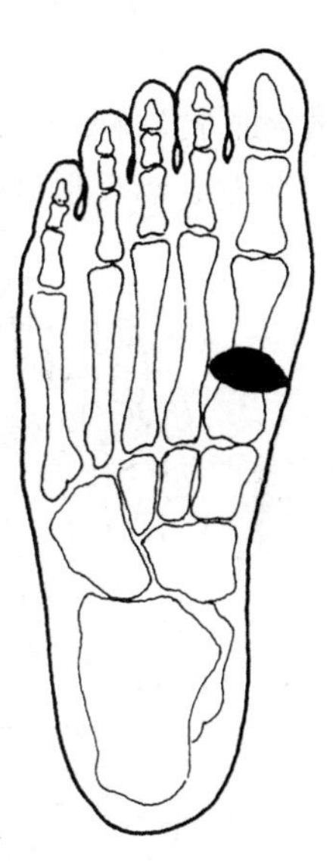

图38　胰反射区

十二指肠

与穴位关系：经穴中的然谷、公孙穴位于该反射区对应面附近处，经外奇穴中的脾、大肠、癌根1、内曲泉、6号、2号穴位于该反射区内或附近处，28号穴位于对应面处。

解剖与生理：十二指肠位于右上腹，上接胃幽门，是小肠的起始部位，下连空肠，呈"C"字形包围着胰头，起消化及吸收营养物质的作用。

反射区位置：十二指肠反射区位置在双足足底内缘第1跖骨和楔骨形成的跗跖关节前方，即胰反射区后方（图39）。

操作手法：以示指第1指间关节顶点施力，向心按摩3分钟，力度轻重可视病情而定。

主治范围：常用于治疗胃及十二指肠疾病，如胃及十二指肠溃疡、腹胀、消化不良、食欲缺乏、食物中毒等。

小肠

与穴位关系：经穴中的冲阳、解溪、中封穴位于该反射区对应面处，经外奇穴中的6号、7号、8号、2号、3号、4号、5号、癌根3、泉跟、内曲泉、炉底三针、三焦、心包、脾、小肠、胃、大肠、耳、头、目穴位于该反射区内或附近处，16号、18号、19号、重肾、截根、28号穴位于对应面处。

解剖与生理：小肠位于腹腔，上起自幽门，下与大肠相连接，是人体消化、吸收食物最重要的场所。

反射区位置：小肠反射区位置在双足足底中部第1到第3楔骨、骰骨及舟骨形成的凹陷区域，被升结肠、横结肠、降结肠、乙状结肠及直肠反射区所包围(图40)。

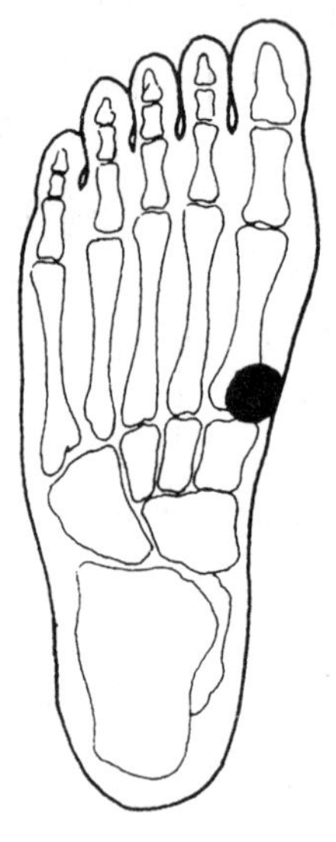

图39　十二指肠反射区

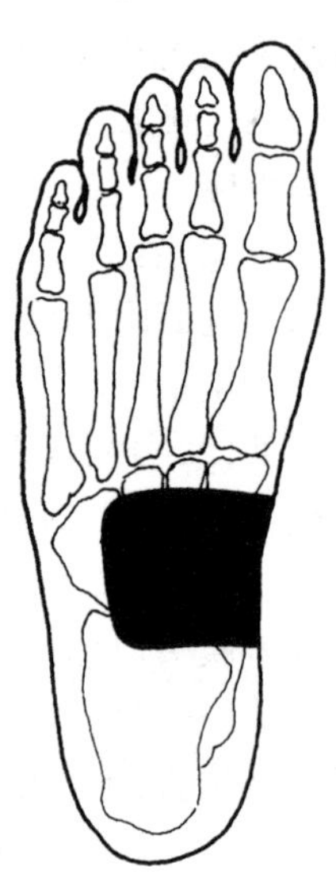

图40　小肠反射区

操作手法：以示指、中指第1指间关节顶点施力，从足心向足跟方向按摩3分钟。力度轻重可视病情而定。

主治范围：常用于治疗腹胀（胃肠胀气）、腹鸣、腹痛、腹泻、急慢性肠炎、痢疾、便秘等。

横结肠

与穴位关系：经穴中的冲阳、解溪、中封、然谷、照海、金门、京骨穴位于该反射区对应面或附近处，经外奇穴中的小肠、胃、大肠、耳、头、目、泉跟、癌根3、内曲泉、外曲泉穴位于该反射区内或附近处；15号、16号、17号、18号、重肾、截根、28号穴位于对应面处。

解剖与生理：横结肠是大肠的一部分，具有吸收营养、运送废料的作用。

反射区位置：横结肠反射区位置在双足足底中间，横越足掌成横带状（图41）。

操作手法：以示指第1指间关节顶点施力，左足由内侧向外侧按摩，右足由外侧向内侧按摩，共2～3分钟。力度轻重可视病情

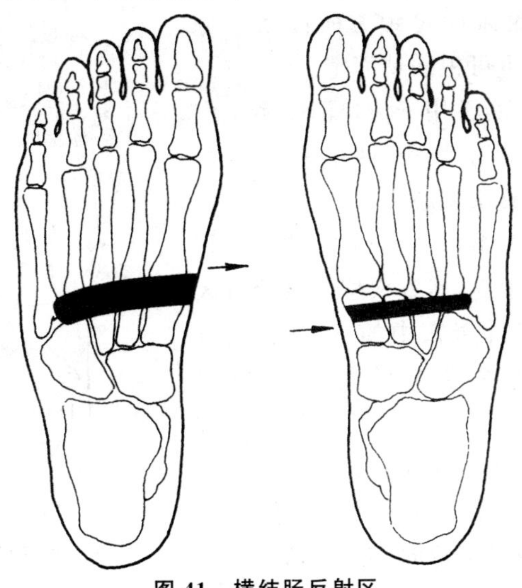

图41　横结肠反射区

而定。

主治范围：常用于治疗消化系统疾病，如腹痛、腹泻、肠炎、便秘等。

降结肠

与穴位关系：经穴中的金门、京骨、足临泣、地五会穴位于该反射区对应面处，经外奇穴中的膀胱、三焦、小肠、耳、外曲泉、11号、8号、5号穴位于该反射区内或附近处；旁谷、15号、17号穴位于对应面附近处。

解剖与生理：降结肠起于左上腹，与横结肠相连接，沿腹部左侧下降至左下腹，与乙状结肠相连接。具有吸收营养、运送废料的作用。

反射区位置：降结肠反射区位置在左足掌（第5跖骨底）中部，即始于横结肠反射区，与足外侧线平行，止于足底前沿，成一竖条状（图42）。

操作手法：以示指第1指间关节顶点施力，由足趾向足跟方向按摩3分钟。力度轻重可视病情而定。

主治范围：常用于治疗消化系统疾病，如腹痛、腹泻、肠炎、便秘等。

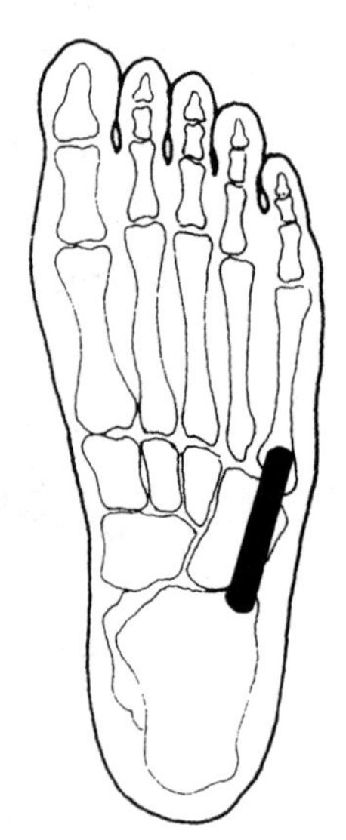

图42 降结肠反射区

乙状结肠及直肠

与穴位关系：经穴中的丘墟、金门、解溪、商丘、中封、然谷穴位于该反射区对应面处，经外奇穴中的头、耳、目、再生、炉底三针、2号、3号、4号、失眠穴位于该反射区内或附近处；15号、17号、重肾穴位于对应面处。

解剖与生理：乙状结肠及直肠位于左下腹，呈“乙”字弯曲，上接结肠、下接直肠至肛门。具有运送大便从肛门排出的作用。

反射区位置:乙状结肠及直肠反射区位置在左足底跟骨结肠前缘,即足跟前缘成一横带状(图 43)。

操作手法:以示指第 1 指间关节顶点施力,由足外侧向足内侧按摩 3 分钟。力度轻重可视病情而定。

主治范围:常用于治疗乙状结肠及直肠疾病,如直肠息肉、直肠炎、直肠癌、痔疮、便秘等。

肛门

与穴位关系:经穴中的照海、商丘穴位于该反射区对应面处,经外奇穴中的 2 号、再生穴位于该反射区附近处;16 号、18 号、29 号、重肾、截根穴位于对应面处。

解剖与生理:肛门位于消化系统管道终端,上接直肠,具有控制与排出大便的功能。

反射区位置:肛门反射区位置在左足底内侧、足跟的前缘、直肠反射区的末端(图 44)。

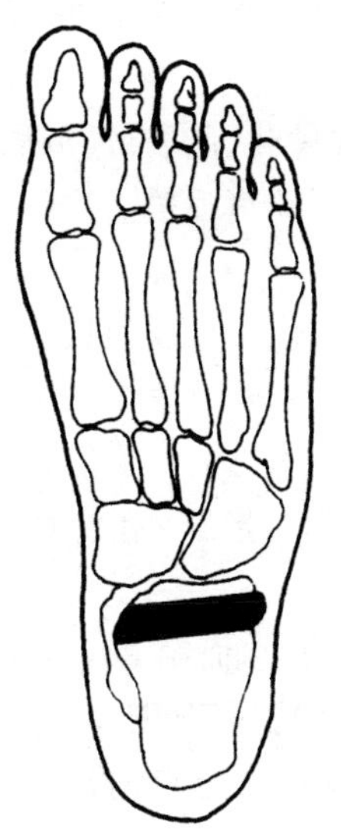

图 43 乙状结肠及直肠反射区

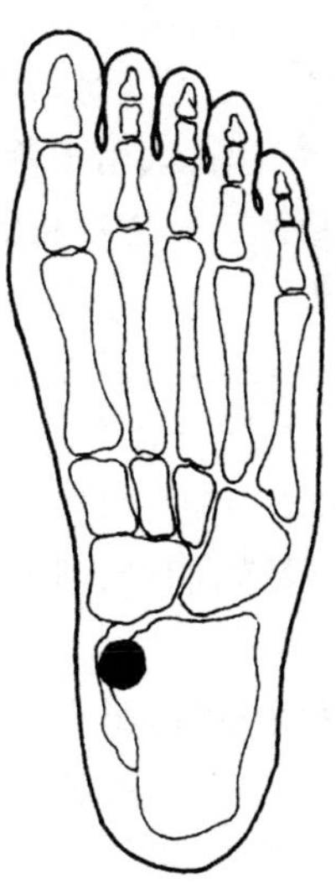

图 44 肛门反射区

操作手法：以示指第 1 指间关节顶点定点按压 10～15 下。力度轻重可视病情而定。

主治范围：常用于治疗便秘、痔疮、瘘管、脱肛、肛裂、直肠静脉曲张等。

肝

与穴位关系：经穴中的侠溪、通谷、束骨穴位于该反射区对应面内或附近处，经外奇穴中的胆、平痛、膀胱、11 号、13 号穴位于该反射区内或附近处，20 号、21 号穴位于对应面处。

解剖与生理：肝位于腹腔右上腹，是人体最大的腺体。肝能分泌胆汁，参与消化活动，具有代谢、储存糖原、解毒、吞噬、防御等重要功能。

反射区位置：肝反射区位置在右足掌第 4、5 趾间缝垂直延长线与第 5 跖骨小头水平线交叉点附近的区域，在肺反射区的后方（图 45）。

操作手法：用示指或拇指的指间关节顶点离心按摩 3～5 分钟。力度轻重可视病情而定。

主治范围：常用于治疗肝炎、肝大、肝硬化、脂肪肝、肝脓肿、胆囊炎、胆石症、胆道蛔虫症及肝功能失调所致诸症等。

胆囊

与穴位关系：经外奇穴中的胆、平痛穴位于该反射区内或附近处；21 号穴位于对应面处。

解剖与生理：胆囊位于肝右叶下方，容量 40～50 毫升。胆囊能储存和浓缩胆汁，进食时将胆汁排入十二指肠，对食物进行消化。

反射区位置：胆囊反射区位置在右足底掌面第 3、4 趾间缝垂直延长线上，肺反射区的后缘处，肝反射区的内侧（图 46）。

操作手法：用拇指或示指的指间关节顶点定点向深部揉按 3 分钟。力度轻重可视病情而定。

主治范围：常用于治疗胆囊炎、胆结石、胆道息肉、消化不良、

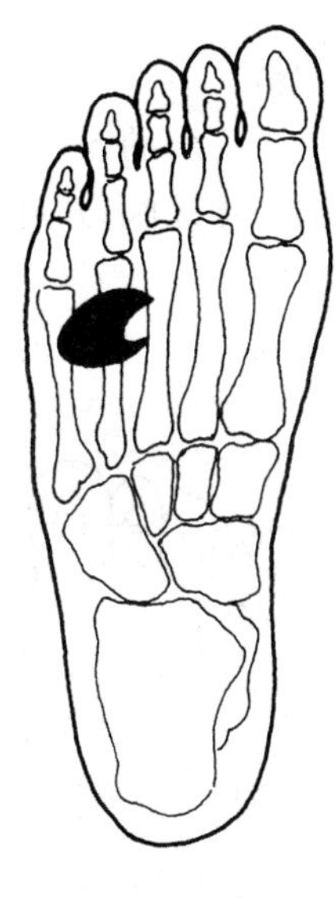

图 45 肝反射区

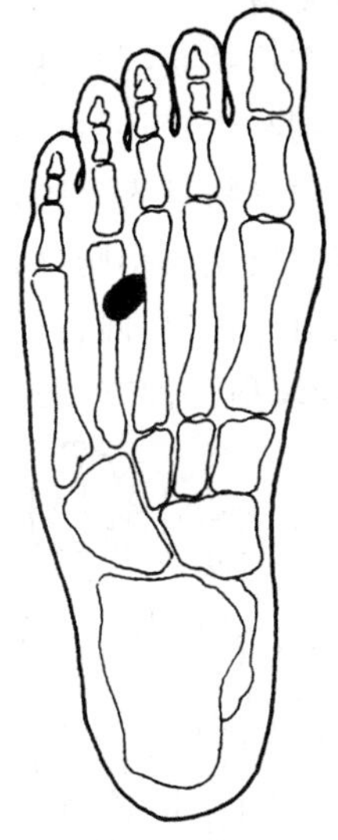

图 46 胆囊反射区

肝炎，及肝炎引起的黄疸、胆道蛔虫症、黄疸病、小儿厌食症、高脂血症、胃肠功能紊乱等。

盲肠(及阑尾)

与穴位关系：经穴中的申脉、金门穴位于该反射区对应面附近处，经外奇穴中的 4 号、炉底三针穴位于该反射区内或附近处。

解剖与生理：盲肠(及阑尾)位于右下腹，是大肠的起始部，上接小肠，下连升结肠。盲肠的内下方即阑尾。

反射区位置：盲肠(及阑尾)反射区位置在右足底掌面足跟前缘的外侧，第 4、5 趾间的垂直线上(图 47)。

操作手法：用拇指及示指第 1 指间关节顶点定点向深部揉按 3 分钟。力度轻重可视病情而定。

主治范围：常用于治疗消化系统疾病及阑尾炎、腹胀等。

回盲瓣

与穴位关系：与盲肠反射区穴位关系相似。

解剖与生理：回盲瓣位于小肠（回肠）通入盲肠的入口处，能延缓小肠内食物进入大肠，使食物得到充分的消化吸收，并可防止大肠内容物反流入小肠（回肠）内。

反射区位置：回盲瓣反射区位置在右足底掌面、足跟前缘的外侧、盲肠反射区前方（图 48）。

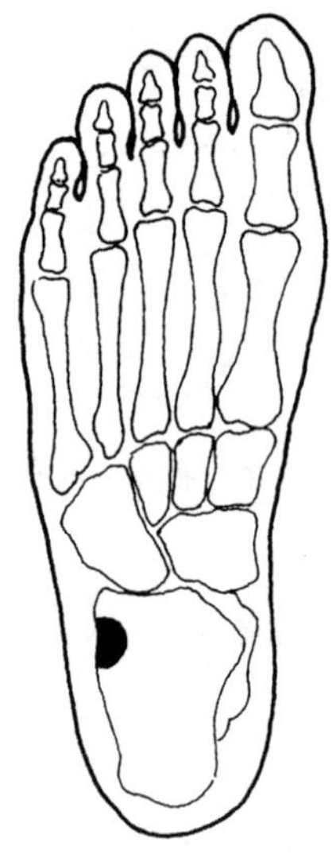

图 47　盲肠（及阑尾）反射区

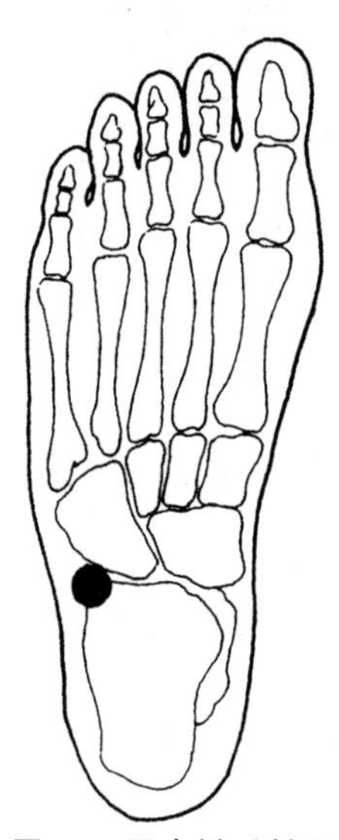

图 48　回盲瓣反射区

操作手法：用拇指或示指第 1 指间关节顶点定点向深部揉按 3～5 分钟。力度轻重可视病情而定。

主治范围：常用于治疗消化系统吸收障碍性疾病及回盲瓣功能失调所致疾病，如消化不良、腹胀、腹泻、小腹痛等。并可增强回盲瓣的功能。

升结肠

与穴位关系：经穴中的金门、京骨、足临泣、地五会穴位于该反射区对应面或附近处，经外奇穴中的膀胱、三焦、小肠、耳、外曲泉、4 号、5 号穴位于该反射区内或附近处。

解剖与生理：升结肠位于右腹部，上接盲肠，沿腹右侧上升到肝右叶下转左。升结肠具有吸收营养物质、运送废料的功能。

反射区位置：升结肠反射区位置在右足底掌面中部、小肠反射区外侧与足外侧平行的一带状区域（图 49）。从足跟前缘，沿骰骨外侧上行至第 5 跖骨底部。

操作手法：用示指或拇指在第 1 指间关节顶点施力，从足跟向足趾方向按摩 3 分钟。力度轻重可视病情而定。

主治范围：常用于治疗便秘、肠炎、腹痛、腹胀、腹泻等消化系统疾病。

腹腔神经丛

与穴位关系：经穴中的涌泉穴与地五会、陷谷、冲阳、太冲穴位于该反射区内或对应面处，经外奇穴中的肾、肝、膀胱、平痛、心、肺、三焦、心包、脾、小肠、胃、癌根 1、泉中、泉跟、足心、11 号、10 号、9 号、7 号、8 号、5 号穴位于该反射区内或附近处，19 号、20 号、旁谷、松弛穴位于对应面处。

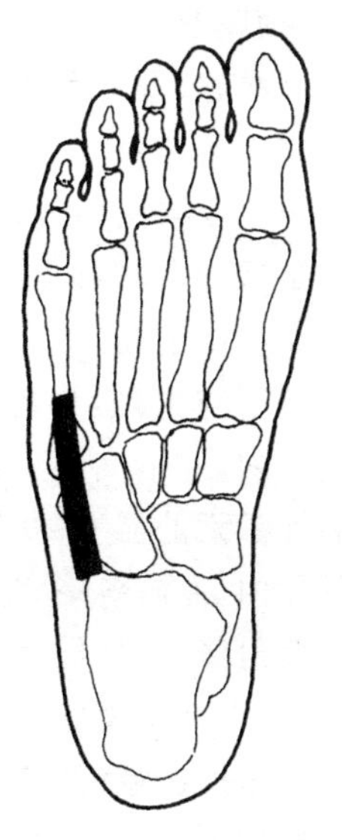

图 49　升结肠反射区

解剖与生理：腹腔神经丛（太阳神经丛）位于人体腹腔各器官的周围，是支配人体内脏活动的最大神经丛，具有调节胃肠各脏器功能的作用。

反射区位置：腹腔神经丛反射区位置在双足足掌的中心部，大致呈一圆形区域（图 50）。包括肾、胆囊、肾上腺及部分肺、肝、胃、输尿管反射区域在内。

操作手法：用拇指的指端施力，或用示指、拇指的指间关节顶点施力，由轻转重，从足趾向足跟方向按摩 3～5 分钟。力度轻重可视病情而定。

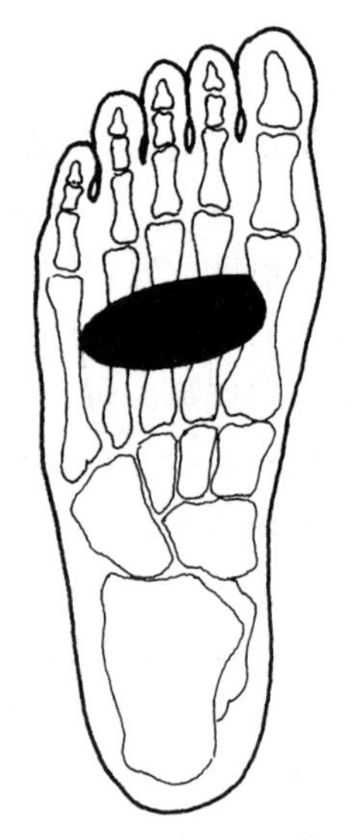

图 50 腹腔神经丛反射区

主治范围：常用于治疗消化系统和神经性疾病，如腹胀、腹痛、腹泻、胃肠或胃痉挛、反酸、呃逆、胃肠神经官能症、胸闷、失眠、神经衰弱、虚脱、休克、气闷、烦躁等。

生殖腺(睾丸或卵巢)

与穴位关系：经穴中的仆参、申脉穴位于该反射区内或附近处，经外奇穴中的足后四白与再生，口区穴位于该反射区内或附近处。

解剖与生理：男性生殖腺、睾丸位于阴囊内，左右各一，是生产精子和分泌男性激素的器官；女性生殖腺卵巢位于骨盆内，左右各一，是生产卵子和分泌女性激素的器官。

反射区位置：男性生殖腺睾丸反射区位置在双足底掌面、足跟中央处；女性生殖腺卵巢反射区位置在双足足后跟外侧外踝后下方的三角形区域(图 51)。

操作手法：生殖腺睾丸反射区用示指第 1 指间关节顶点定点按摩 3 分钟，生殖腺卵巢反射区用示指的指间关节侧缘刮推 15～30 下。力度轻重可视病情而定。

主治范围：常用于治疗男、女性功能低下，男性不育症、阳痿、早泄、遗精；女性不孕症、更年期综合征、月经不调、痛经、闭经、卵巢囊肿、子宫发育不良等。

胸椎

与穴位关系：经穴中的公孙、太白穴位于该反射区内，经外奇穴中的 28 号、27 号穴位于该反射区附近处。

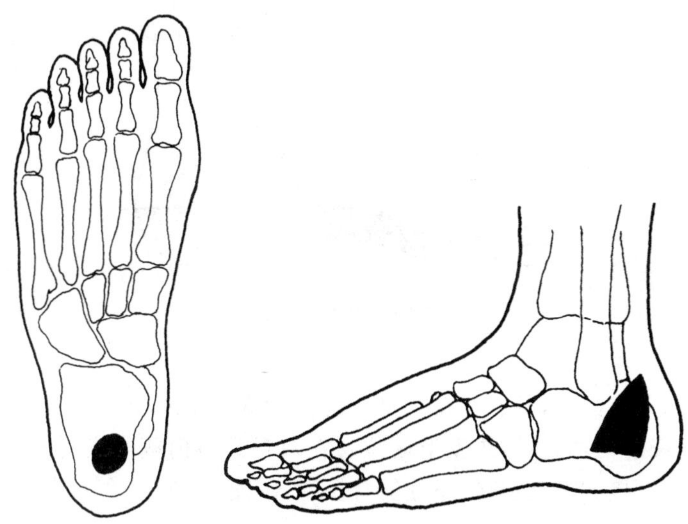

图 51 生殖腺(睾丸或卵巢)反射区

解剖与生理：胸椎位于脊椎的上段，由 12 节胸椎骨构成，上接颈椎，下连腰椎，能支撑躯体，保持全身平衡。

反射区位置：胸椎反射区位置在双足弓内侧缘，从第 1 跖骨小头到第 1 跖骨粗隆处(图 52)。

操作手法：用拇指的指腹沿足弓内侧缘胸椎反射区，从足趾向足跟方向，向心施力，按压推动 3 分钟。力度轻重可视病情而定。

主治范围：常用于治疗胸椎、胸腹、内脏疾病，如胸椎间盘突出症、胸椎骨质增生及肩背酸痛等。

腰椎

与穴位关系：经穴中的然谷穴位于该反射区内，经外奇穴中的 16 号、18 号、19 号、重肾、截根穴位于该反射区内或附近处。

解剖与生理：腰椎位于脊椎的中段，由 5 节腰椎骨构成，上接

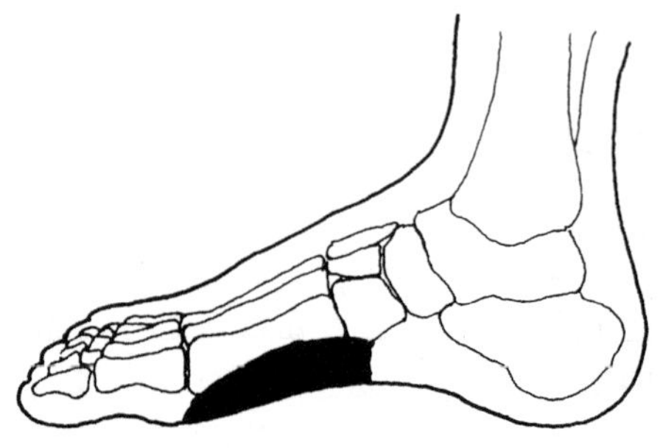

图 52 胸椎反射区

胸椎,下连骶骨,具有保持全身平衡、躯体转动的作用。

反射区位置:腰椎反射区位置在双足足弓内侧缘楔骨至舟骨下方,上接胸椎反射区,下连骶骨反射区(图 53)。

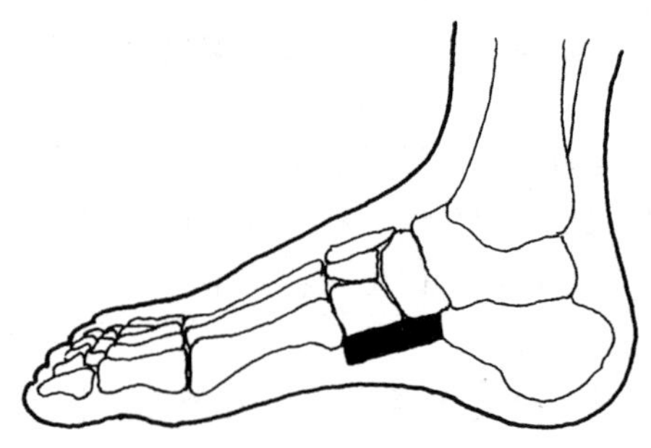

图 53 腰椎反射区

操作手法:用拇指的指腹,沿足弓内侧缘腰椎反射区,由足趾向足跟方向,向心施力,按压推动 3 分钟,力度轻重可视病情而定。

主治范围:常用于治疗各种腰椎疾病,如腰痛、急性腰扭伤、腰椎间盘突出症、腰椎骨质增生、腰腿痛及其他腰椎病变等,腰背酸痛及腹腔脏器病等。

骶骨

与穴位关系：经穴中的水泉、照海穴位于该反射区附近处，经外奇穴中的16号、29号、重肾穴位于该反射区内或附近处。

解剖与生理：骶骨位于脊椎的末端，由5节骶椎骨融合而成，上接腰椎，下连尾骨，能保持全身平衡。

反射区位置：骶骨反射区位置在双足足弓内侧缘，距骨下方到跟骨止，上接腰椎反射区(图54)。

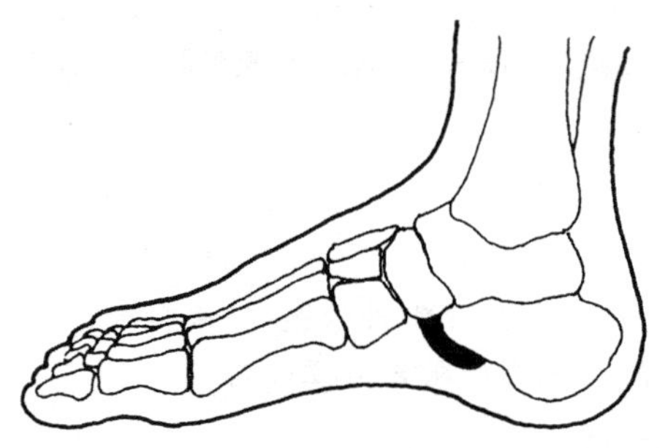

图54 骶骨反射区

操作手法：用拇指的指腹沿足弓内侧缘骶骨反射区向心施力按压10～15下。力度轻重可视病情而定。

主治范围：常用于治疗各种骶骨疾病，如骶骨骨刺、骶骨外伤、髂关节伤痛及坐骨神经痛、盆腔脏器疾病等。

尾骨内侧

与穴位关系：经穴中的太溪、大钟、水泉穴位于该反射区内，经外奇穴中的29号穴位于该反射区内。

解剖与生理：尾骨内侧位于脊椎的尾部，由4～5块退化的尾椎结合而成，上接骶骨，下端游离。具有保持全身平衡的作用。

反射区位置：尾骨内侧反射区位置在双足掌的内侧，沿跟骨结节后方内缘，呈"L"形带状区域(图55)。

操作手法：用拇指固定在足跟部，示指弯曲以侧缘施力，沿足

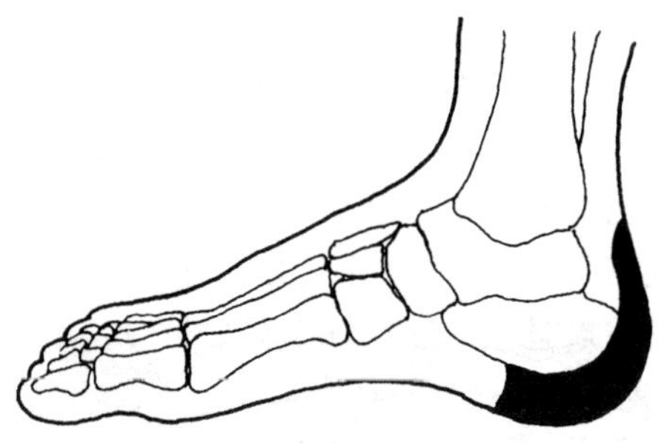

图55 尾骨内侧反射区

后跟自上而下按摩至足跟内侧缘3分钟。力度轻重可视病情而定。

主治范围：常用于治疗坐骨神经痛、尾骨外伤后遗症、痔疮、头痛、足跟痛、足跟骨刺及生殖系统疾病等。

前列腺或子宫

与穴位关系：经穴中的水泉、大钟穴位于该反射区内，经外奇穴中的29号穴位于该反射区内。

解剖与生理：男性前列腺位于膀胱下方，围绕膀胱颈和尿道起始部，被尿道和射精管贯穿。前列腺分泌乳白色的弱碱性液体，此液体是精液的主要成分。女性子宫位于盆腔中央，是受精卵发育成长及胎儿发育的场所。

反射区位置：前列腺或子宫反射区位置在双足足跟内侧、内踝后下方的三角形区域(图56)。

操作手法：用拇指的指腹或示指的指关节侧缘，向心刮按20～30下。力度轻重可视病情而定。

主治范围：常用于治疗子宫肌瘤、子宫内膜异位症、痛经、月经不调与前列腺炎、前列腺肥大等前列腺疾病、尿频、尿痛、血尿、排尿困难、阳痿、遗精、不孕、不育、子宫下垂、宫颈炎、更年期综合征、膀胱炎、子宫内膜炎及其他子宫疾病等。

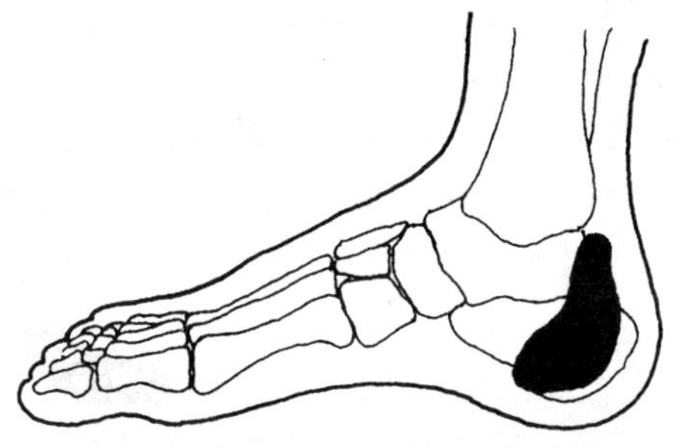

图 56　前列腺或子宫反射区

尿道及阴道(阴茎)

与穴位关系:经穴中的水泉、照海穴位于该反射区内,经外奇穴中的 29 号、重肾穴位于该反射区内或附近处。

解剖与生理:男性尿道起自膀胱,终于阴茎头,有排尿和排精功能;女性尿道与膀胱连接,仅有排尿功能,女性的阴道与子宫连接,是女性的性交器官,兼导入精液、排出月经,是分娩胎儿的通道。

反射区位置:男性的尿道和女性的阴道反射区位置在双足的足跟内侧,自膀胱反射区斜向后上方一带状区域(图 57)。

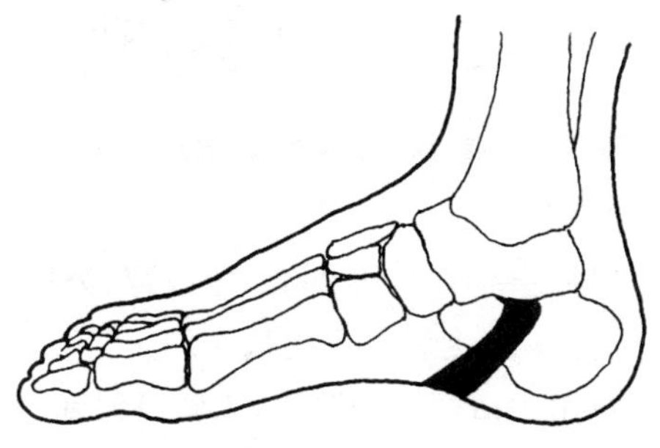

图 57　尿道及阴道(阴茎)反射区

操作手法：用拇指的指腹或示指的指关节侧缘向心刮按 3 分钟。力度轻重可视病情而定。

主治范围：常用于治疗尿道及阴道各种疾病，如阴道炎、尿道炎、膀胱炎、尿道感染、遗尿、排尿困难、前列腺炎、前列腺肥大、尿频、尿痛、尿急、尿涩等。尤其对阴道炎、尿道炎效果尤佳。

髋关节

与穴位关系：经穴中的照海、商丘、申脉、丘墟、太溪、大钟、水泉、中封、解溪、昆仑穴位于该反射区内或附近处，经外奇穴中的跟平、30 号、15 号穴位于该反射区附近处。

解剖与生理：髋关节位于肢体连接部，是连接躯体与下肢的重要运动关节。

反射区位置：髋关节反射区位置在双足的足内侧内踝下缘，以及足外侧外踝下缘处(图 58)。

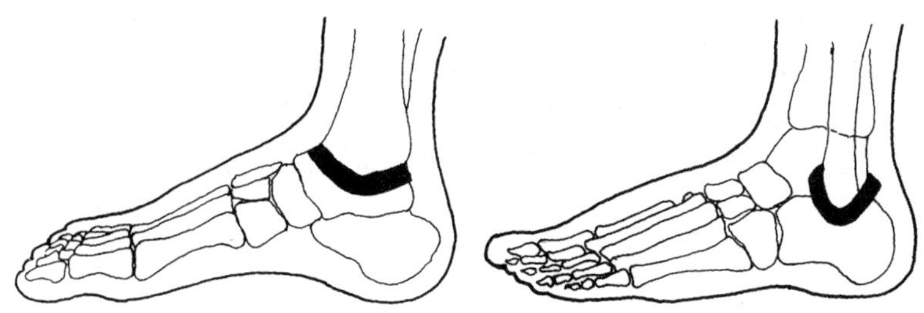

图 58　髋关节反射区

操作手法：以拇指的指腹或指端，沿内踝、外踝下缘向后推按 10～15 下或 3 分钟。力度轻重可视病情而定。

主治范围：常用于治疗髋关节炎、坐骨神经痛、腰背痛、髋关节脱臼、下肢瘫痪等。

直肠及肛门

与穴位关系：经穴中的太溪、大钟、水泉穴位于该反射区内或附近处。

解剖与生理：直肠位于盆腔内、骶尾骨的前方，上接乙状结肠，下端终于肛门。它是大肠的末段，起着暂时储存，并排出粪便的作用。

反射区位置：直肠及肛门反射区位置在足内侧内踝后方向上延伸四横指的带状区域（图 59）。

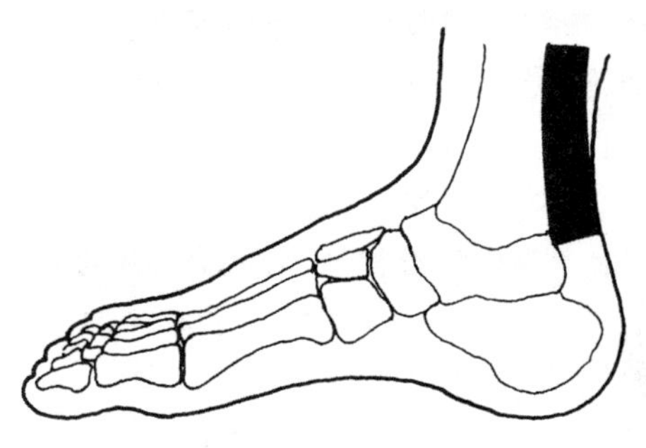

图 59　直肠及肛门反射区

操作手法：用拇指的指腹或指端，从足跟向上推按 10～15 下。力度轻重可视病情而定。

主治范围：常用于治疗痔疮、便秘、直肠炎、肛裂、直肠肿瘤及肛门、乙状结肠疾病等。

腹股沟

与穴位关系：经穴中的商丘穴位于该反射区内。

解剖与生理：腹股沟位于下腹部两侧的三角区域。男性的精索、女性的子宫圆韧带，通过腹股沟管、腹壁在此形成一条裂隙。

反射区位置：腹股沟反射区位置在双足足内侧、内踝尖上方二横指凹陷处（图 60）。

操作手法：用拇指的指腹点按或轻揉 3 分钟。力度轻重可视病情而定。

主治范围:常用于治疗生殖系统疾病,如阳痿、早泄、遗精、不孕、不育、性冷淡及疝气、精索静脉曲张等。

坐骨神经

与穴位关系:经穴中的筑宾、三阴交、复溜、交信、太溪、昆仑、跗阳、飞扬、承山、承筋、合阳穴位于该反射区内或附近处,经外奇穴中的跟平,30 号穴位于该反射区附近处。

解剖与生理:坐骨神经是人体最长最粗的神经。它从盆腔经大转子与坐骨结节之间到股后,下降至腘窝上方分为胫神经与腓总神经,支配肌肉运动及感觉。

反射区位置:坐骨神经反射区位置在双足足内踝关节后方,沿胫骨后缘上行至胫骨内侧髁下;足外踝外缘沿腓骨外上至腓骨上头处(图 61)。前者为内坐骨神经,后者为外坐骨神经。

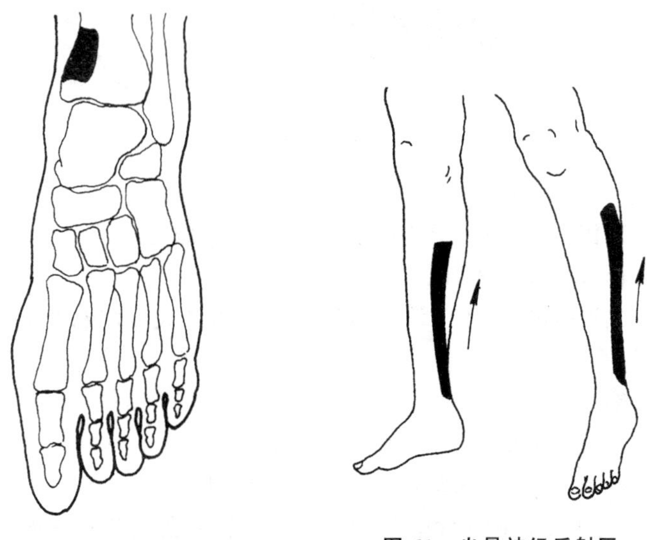

图 60　腹股沟反射区　　**图 61　坐骨神经反射区**

操作手法:以拇指的指腹顺踝关节向上推按 10～15 下。力度轻重可视病情而定。

主治范围:常用于治疗坐骨神经痛、坐骨神经炎、糖尿病及膝、小腿部疾病等。

尾骨外侧

与穴位关系:经穴中的昆仑、申脉、仆参穴位于该反射区附近处,经外奇穴中的跟平、30 号、第 2 仆参穴位于该反射区内或附近处。

解剖与生理:尾骨由 4～5 块退化的尾椎结合而成,它位于脊椎的尾部,上接骶骨,下端游离。

反射区位置:尾骨外侧反射区位置在双足掌外侧,沿跟骨结节后方外缘一带状区域(图 62)。

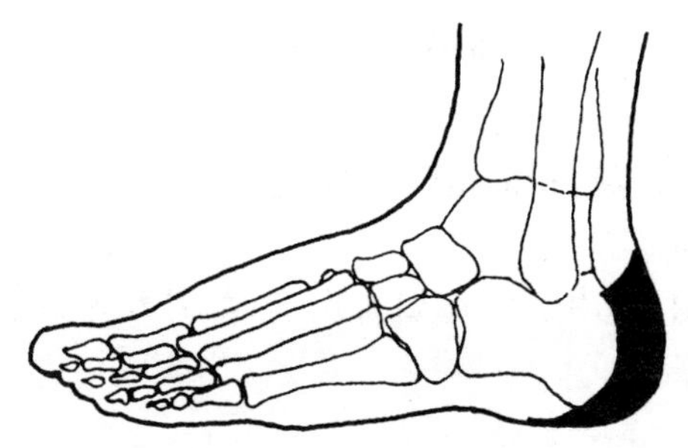

图 62 尾骨外侧反射区

操作手法:以拇指固定在足跟部,示指弯曲以侧缘施力,沿足后跟自上而下刮摩至足跟外侧缘 2～3 分钟。力度轻重可视病情而定。

主治范围:常用于治疗坐骨神经痛、尾骨受伤后遗症、痔疮、头痛、足跟痛、跟骨骨刺等。

下腹部

与穴位关系:经穴中的昆仑穴与经外奇穴中的 30 号穴均位于该反射区内。

解剖与生理:下腹部指盆腔,包括膀胱、前列腺、子宫、阴道、直肠等器官。

反射区位置：下腹部反射区位置在双足足外侧、外踝后方向上延伸四横指宽的一带状区域(图 63)。

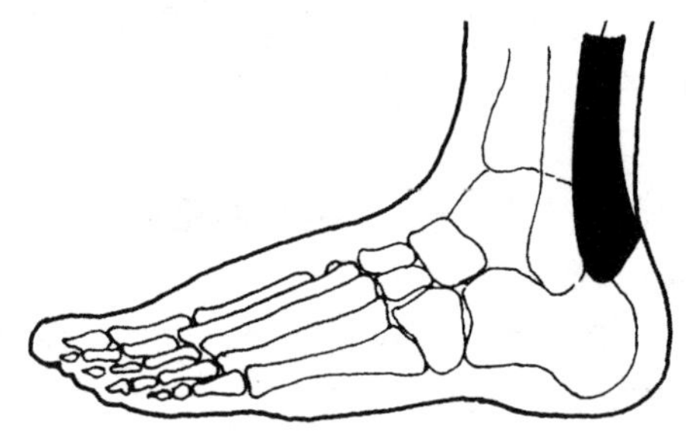

图 63　下腹部反射区

操作手法：以拇指的指腹或指端向心推按 10～15 下。力度轻重可视病情而定。

主治范围：常用于治疗妇科疾病，如月经不调、痛经、经期紧张、腹痛、腹胀等。

膝

与穴位关系：经穴中的金门、仆参、申脉穴位于该反射区内或附近处，经外奇穴中的第 2 仆参穴位于该反射区内。

解剖与生理：膝由股骨内外侧髁、胫骨内外侧髁及髌骨构成，主管下肢的屈、伸活动。

反射区位置：膝反射区位置在双足外侧外踝下方，与跟骨前缘所形成的凹陷处(图 64)。

操作手法：用示指第 1 指间关节顶点施力、围绕反射区向后跟做半月形周边按摩 3 分钟。力度轻重可视病情而定。

主治范围：常用于治疗膝部疾病，如膝关节炎、膝关节扭伤、膝关节痛、下肢无力、瘫痪及髋、踝、肩、肘、腕关节疾病等。

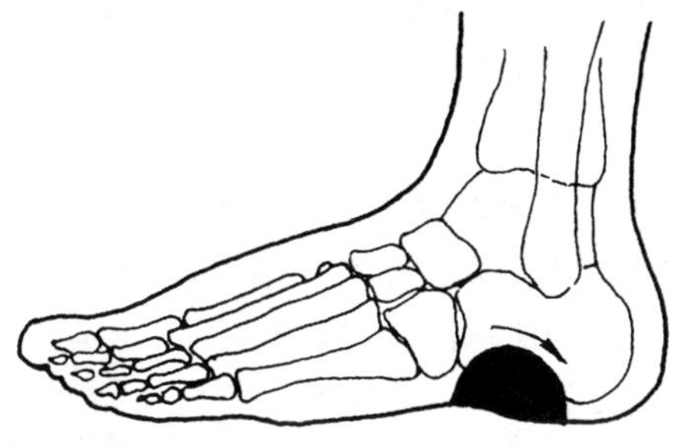

图 64　膝反射区

肘

与穴位关系：经穴中的京骨、束骨、金门穴位于该反射区内或附近处。

解剖与生理：肘是由肱骨下端和桡、尺骨上端构成的复合关节，包括肱尺关节、肱桡关节、桡尺近侧关节，主管上肢的屈伸活动。

反射区位置：肘反射区位置在双足外侧第 5 跖骨粗隆凸起的前后两侧(图 65)。

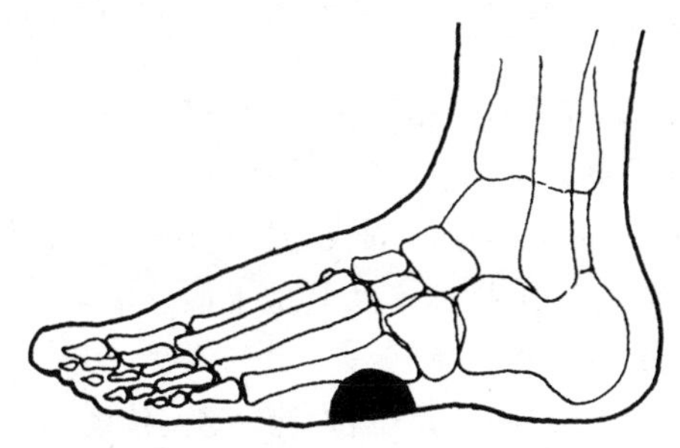

图 65　肘反射区

操作手法：以示指第 1 指间关节顶点施力，在反射区内按揉 3 分钟。力度轻重可视病情而定。

主治范围：常用于治疗肘关节疾病，如肘关节炎、网球肘、肘关节受伤（扭、挫伤）、肘部劳损酸痛、上肢瘫痪等。

肩

与穴位关系：经穴中的束骨、通谷、侠溪穴位于该反射区内，经外奇穴中的 20 号、21 号穴位于该反射区附近处。

解剖与生理：肩由肱骨头与肩胛骨的关节盂构成。肩可做多方向较大幅度的运动。

反射区位置：肩反射区位置在双足外侧第 5 跖骨趾关节处（图 66）。

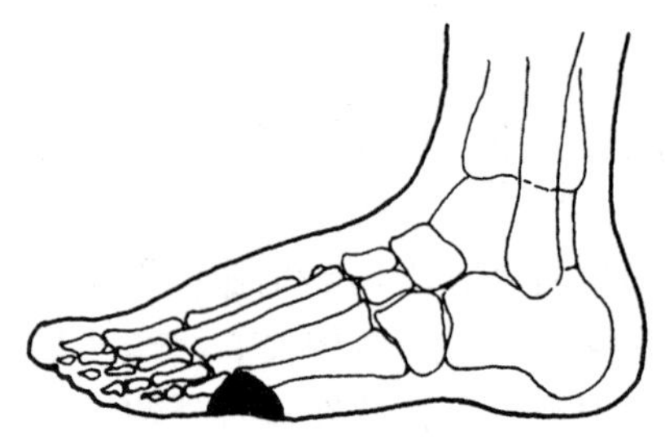

图 66　肩反射区

操作手法：以示指第 1 指间关节顶点施力按压 10～15 下。力度轻重可视病情而定。

主治范围：常用于治疗肩周炎、肩关节脱臼、颈椎病、肩酸痛、上肢瘫痪、手臂无力、手指麻木及其他上肢疾病等。

肩胛骨

与穴位关系：经穴中的足临泣、地五会、侠溪、京骨、束骨、通谷穴位于该反射区内或附近处，经外奇穴中的 20 号、21 号穴位于该反射区内或附近处。

解剖与生理：肩胛骨位于背部的第 2 至第 7 肋骨之间。肩胛骨是呈三角形的扁骨。

反射区位置：肩胛骨反射区位置在双足的足背外侧的第 4、

第5跖骨之间，延伸到骰骨处稍向两侧分开的一条带状区域(图67)。

操作手法：用双拇指的指端在反射区向心滑动按摩3分钟。力度轻重可视病情而定。

主治范围：常用于治疗肩周炎、肩背酸痛、风湿性肩关节炎、肩关节扭伤、肩关节痛、肩关节活动障碍，及其他上肢疾病等。

上颌

与穴位关系：经穴中的大敦穴与经外奇穴中的第1大敦穴均位于该反射区内。

解剖与生理：上颌位于上牙的根部、腭骨与上颌骨的连接处，包括上颌三叉神经分布区。

反射区位置：上颌反射区位置在双足的足背踇趾的趾间关节横纹前方一条横带状区域(图68)。

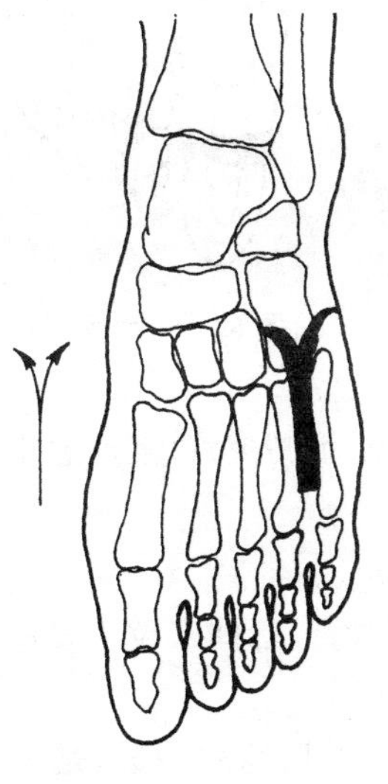

图67 肩胛骨反射区

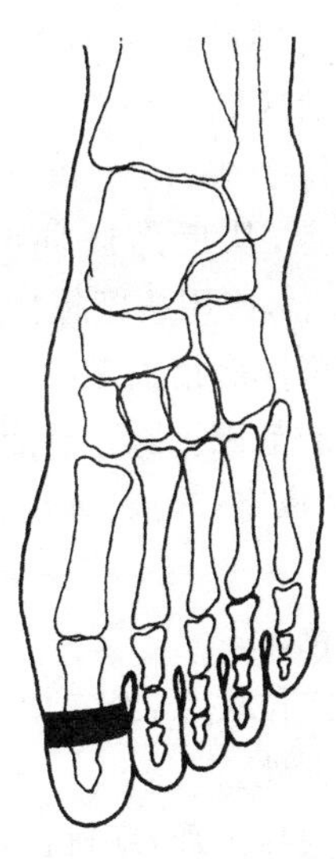

图68 上颌反射区

操作手法：用示指、中指第1指间关节顶点，从反射区同时向内侧推按10～15下，或用按摩棒按摩3分钟。力度轻重可视病情而定。

主治范围：常用于治疗牙痛、口腔炎、味觉障碍、牙周炎、上颌关节炎、上腭感染及打鼾等。

下颌

与穴位关系：经穴中的大都穴位于该反射区内，经外奇穴中的23号、趾平穴位于该反射区附近处。

解剖与生理：下颌位于下牙的根部、腭骨与下颌骨的连接处，包括下颌三叉神经分布区。

反射区位置：下颌反射区位置在双足的足背踇趾的趾间关节横纹后方一条横带状区域(图69)。

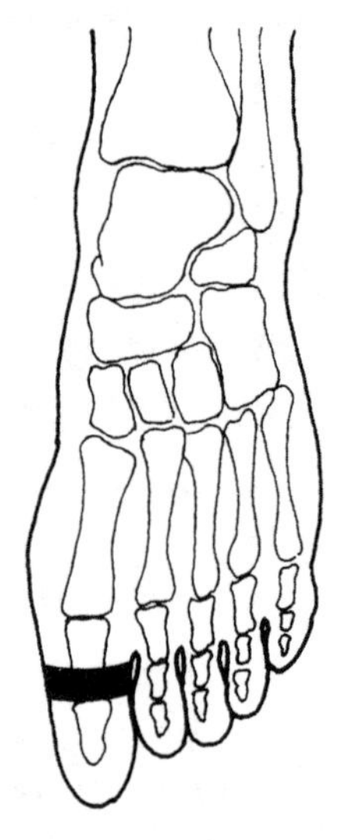

图69 下颌反射区

操作手法：用示指、中指第1指间关节顶点，从反射区同时向内侧推按10～15下，或用按摩棒按摩3分钟。力度轻重可视病情而定。

主治范围：常用于治疗牙病、口腔炎、味觉障碍、牙痛、牙周炎、下颌关节炎、下腭炎症、咽部感染及打鼾等。

扁桃体

与穴位关系：经穴中的隐白、大敦、大都、行间穴位于该反射区内或附近处。

解剖与生理：扁桃体位于咽喉部，由淋巴组织构成，是一个重要的免疫器官。

反射区位置：扁桃体反射区位置在双足的足背踇趾的第二关节上、肌腱的左右两侧(图70)。

操作手法:以示指、中指第1指间关节顶点、定点按摩3分钟。力度轻重可视病情而定。

主治范围:常用于治疗上呼吸道感染、扁桃体疾病(如扁桃体炎等)、感冒及机体抵抗力下降等。

喉与气管及食管

与穴位关系:经穴中的行间穴与经外奇穴中的22号穴均位于该反射区内。

解剖与生理:喉位于颈前部中间,上方借韧带连于舌骨,下方接气管。喉既是呼吸道,又是发音器官;气管是略扁平的圆筒状管道,具有弹性,上端与喉相连,向下进入胸腔;食管上起于咽、下连于胃,长约25厘米,是输送食物的肌性管道。

反射区位置:喉与气管及食管反射区位置在双足的足背第1、第2趾间缝略向后延伸区(图71)。

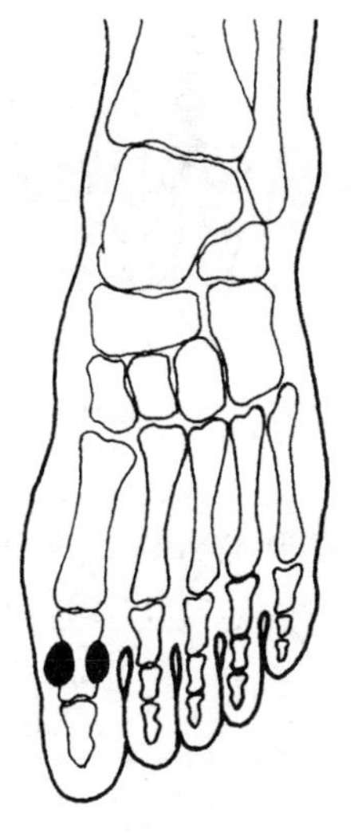

图70 扁桃体反射区

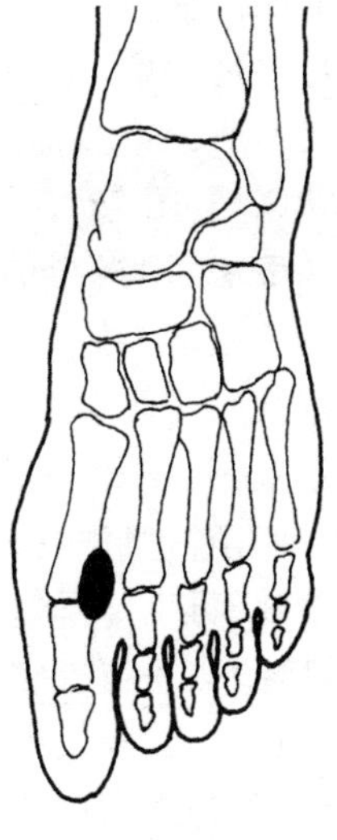

图71 喉与气管及食管反射区

操作手法：用拇指的指端，或示指的指关节侧缘施力、离心推按 10～15 下。力度轻重可视病情而定。

主治范围：常用于咽喉、声带、气管、食管等处疾病的治疗与保健。如上呼吸道感染、感冒、咽炎、喉炎、气管炎、失音、声音嘶哑或微弱、咳嗽、气喘、咳喘、哮喘等。

胸部淋巴结

与穴位关系：经穴中的太冲、行间穴位于该反射区内，经外奇穴中的八风、降压、22 号穴位于该反射区内或附近处。

解剖与生理：胸部淋巴结，包括胸导管、乳糜池、胸腺等。胸腺是一个淋巴器官，兼有内分泌功能。

反射区位置：胸部淋巴结反射区位置在双足的足背第 1、第 2 趾间缝向后延伸处，即第 1、第 2 跖骨之间的凹陷处一带状区域(图 72)。

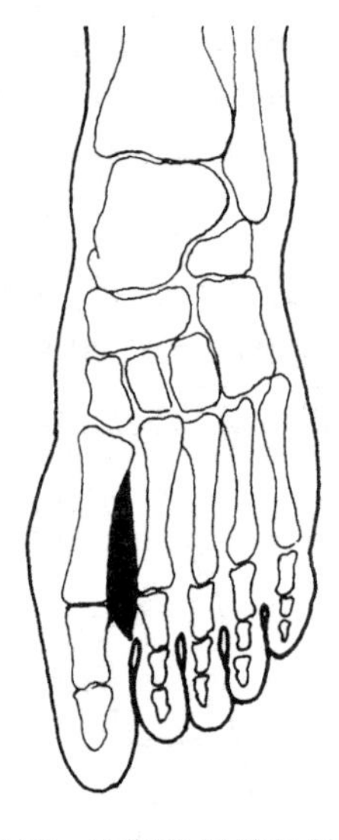

图 72 胸部淋巴结反射区

操作手法：用拇指的指端，或示指的侧缘施力、离心推按 10～15 下。力度轻重可视病情而定。

主治范围：常用于治疗各种炎症、发热、囊肿、子宫肌瘤、胸痛、乳房肿瘤、胸部肿瘤、癌症、白血病、白细胞减少症、再生障碍性贫血等。此穴有增强免疫力及抗癌作用。

内耳迷路(平衡器官)

与穴位关系：经穴中的侠溪、地五会、通谷穴位于该反射区内或附近处，经外奇穴中的八风、21 号穴位于该反射区内。

解剖与生理：内耳迷路位于内耳，由构造复杂的弯曲管道组成，故称为内耳迷路。内耳迷路具有前庭神经，能传导平衡感觉冲动，也称平衡器官。

反射区位置：内耳迷路反射区位置在双足的足背第4、5趾间缝略向后延伸处，即第4、第5跖骨之间凹陷处（第4、5趾蹼至第4、5跖趾关节）（图73）。

操作手法：用拇指的指端，或示指的侧缘施力、离心推按10～15下。力度轻重可视病情而定。

主治范围：常用于治疗眩晕（头晕、目眩、眼花）、晕车船及晕机、昏迷、高血压、低血压、耳鸣、耳聋、梅尼埃综合征及平衡器官疾病等。

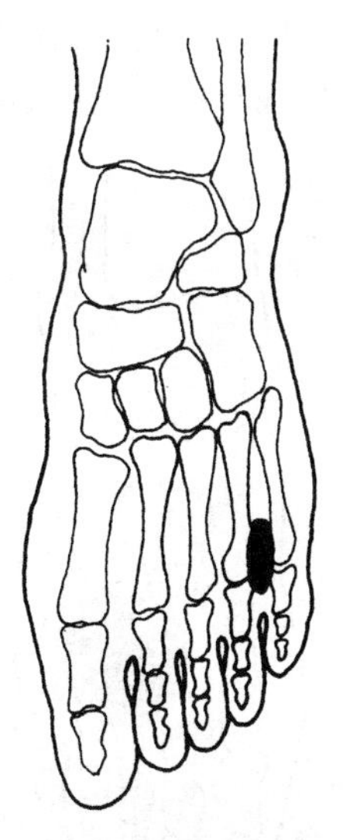

图73　内耳迷路反射区

胸

与穴位关系：经穴中的内庭、陷谷、侠溪、太冲穴位于该反射区内或附近处，经外奇穴中的19号、20号、22号、旁谷、松弛穴位于该反射区内或附近处。

解剖与生理：胸的上界位于由胸骨颈动脉切迹、锁骨、肩锁关节至第7颈椎棘突的连线，胸的下界相当于胸廓下口。

反射区位置：胸反射区位置在双足的足背第2至第4趾后方的一圆状区域（图74）。

操作手法：用拇指的指腹，从足趾向足跟方向推按10～15下。力度轻重可视病情而定。

主治范围：常用于治疗胸部及乳腺疾病，如乳腺炎、乳癌、乳腺囊肿、乳腺增生、经前乳房胀痛、肋间神经痛、胸闷、胸痛及食管疾病等。

膈（横膈膜）

与穴位关系：经穴中的冲阳、足临泣、地五会、京骨、束骨、然谷穴位于该反射区内或附近处，经外奇穴中的19号、28号穴位于该反射区内或附近处。

解剖与生理：膈(横膈膜)横贯人体中部，将胸腔与腹腔分隔为两部分。

反射区位置：膈(横膈膜)反射区位置在双足的足背中部(即跖骨、楔骨、骰骨关节处)，横跨足背成一带状区域(图 75)。

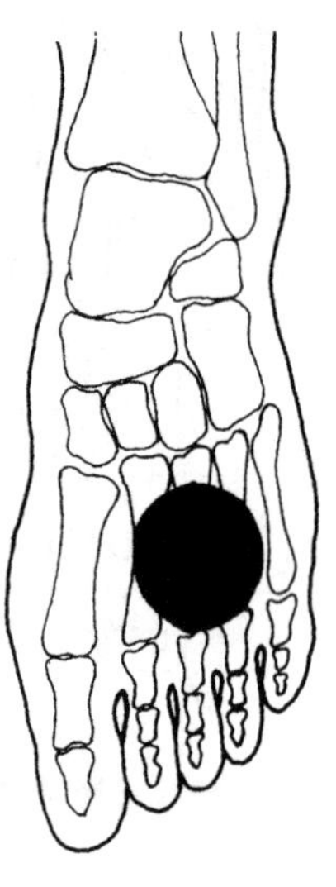
图 74　胸反射区

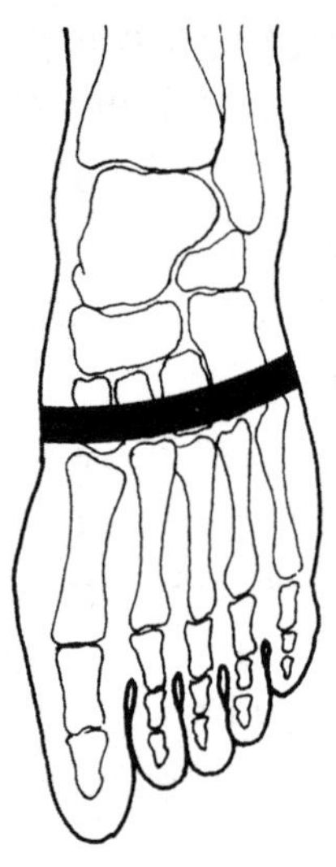
图 75　膈(横膈膜)反射区

操作手法：以两拇指的指腹，或以两示指的侧缘同时施力，自足背中央向两侧按摩 3 分钟。力度轻重可视病情而定。

主治范围：常用于治疗呃逆(膈肌痉挛)、膈疝、腹胀、腹痛、恶心、呕吐等。

肋骨

与穴位关系：经穴中的然谷、冲阳、解溪穴位于该反射区附近处，经外奇穴中的 18 号、15 号、17 号、重肾、截根、28 号穴位于该反射区内或附近处。

解剖与生理：肋骨，指第 11、12 对肋软骨，游离于腹壁肌层中，也称为浮肋。

反射区位置：肋骨分为内肋骨与外肋骨。内侧肋骨反射区位于双足的足背第1楔骨与舟骨间；外侧肋骨反射区位于双足的足背骰骨、舟骨与距骨间（图76）。

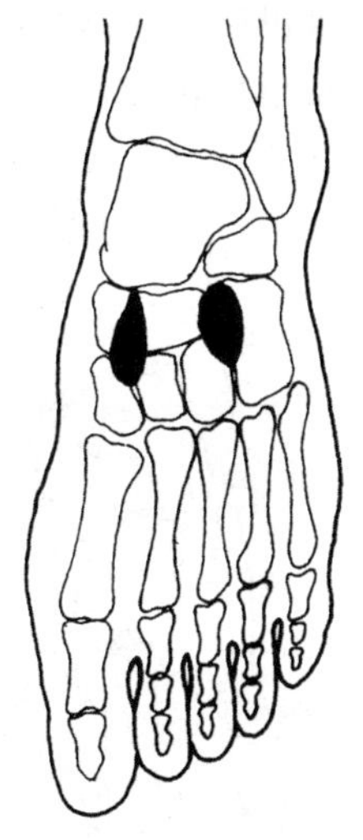

图76　肋骨反射区

操作手法：用拇指的指端定点揉按3分钟。力度轻重可视病情而定。

主治范围：常用于治疗肋骨疾病，如胸闷、胸痛、肋软骨炎、肋间神经痛、岔气、肋膜炎、胸膜炎、肩周炎、中老年肩背痛及内脏疾病等。

上身淋巴结

与穴位关系：经穴中的昆仑、申脉、仆参、丘墟穴位于该反射区内或附近处，经外奇穴中的跟平、30号、第2仆参穴位于该反射区内或附近处。

解剖与生理：上身淋巴结，指肚脐以上、颈部以下，包括胸部与上肢的淋巴系统。上身淋巴结是重要的免疫器官。

反射区位置：上身淋巴结反射区位置在双足的足背部、外踝的前方，由距骨、舟骨间构成三角形凹陷处（图77）。

操作手法：用示指或拇指第1指间关节顶点定点揉按3分钟。力度轻重可视病情而定。

主治范围：常用于治疗炎症、踝部囊肿、发热、子宫肌瘤、蜂窝织炎等，同时具有增强免疫力和抗癌作用。

下身淋巴结

与穴位关系：经穴中的中封、商丘、太溪、大钟、水泉、照海穴位于该反射区内或附近处，经外奇穴中的29号、重肾穴位于该反射区附近处。

解剖与生理：下身淋巴结，指肚脐以下，包括腰部、盆腔部及下肢的淋巴系统。下身淋巴结是重要的免疫器官。

反射区位置：下身淋巴结反射区位置在双足的足背部、内踝的前方凹陷处（图 78）。

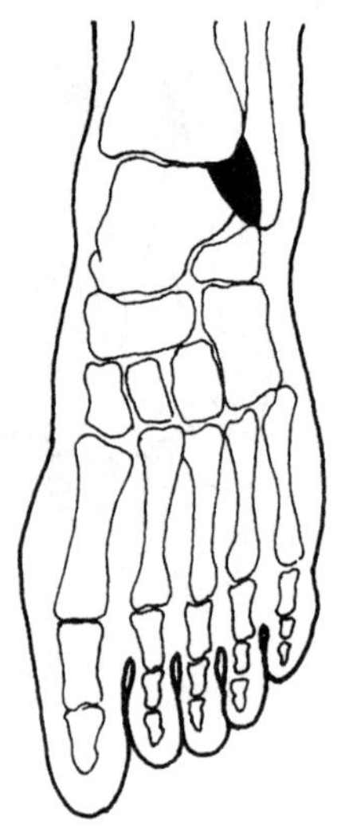

图 77　上身淋巴结反射区

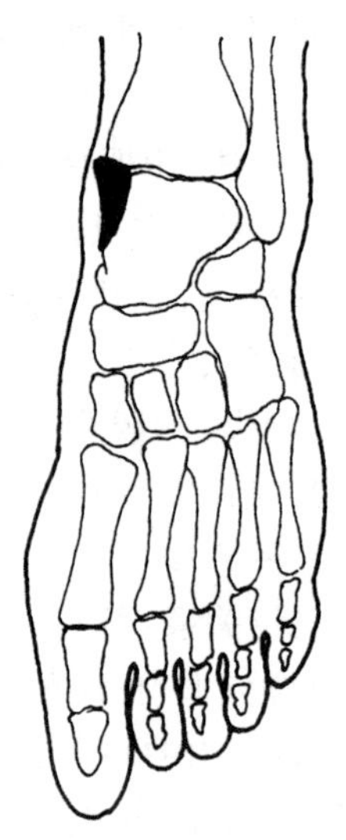

图 78　下身淋巴结反射区

操作手法：用示指或拇指第 1 指间关节顶点，定点揉按 3 分钟。力度轻重可视病情而定。

主治范围：常用于治疗炎症、发热、踝部肿胀、囊肿、水肿、子宫肌瘤、蜂窝织炎等，同时具有增强免疫力及抗癌作用。

（四）有关几个问题的说明

1. 信息传导与经络传导有差异　有的反射区，如头部反射区，在左足足趾上，如额窦、三叉神经、小脑、鼻、眼、耳等反射区都与右侧头部对应部位有联系。相反，左侧头部这些部位的反射区也在右脚上。即左侧反射区在右脚上，右侧反射区在左脚上。这是由于联系大脑和身体的锥体束在颈部交叉，所以一侧肢体的传入神经信号反射到对侧大脑上。这与经络系统的传导不同。十四经络中，除督脉和任脉外，都是同侧传导的，故保健中也有压左脚大趾的鼻反射区时，出现同侧鼻孔通气现象。

2. 有的反射区在一脚多处　多数反射区在一只脚上只定位于一处，但也有一个同名反射区在一侧脚上定位于两处或两处以上者，这是在生长发育时形成的现象，如眼的反射区在第 2、3 趾跖面趾根部，还有其趾背根部也是眼的反射区，这样眼的反射区就有多处了。实际上从立体角度来认识就比较好理解了。髋关节、坐骨神经、肋骨、尾骨、扁桃体等，都是在同一只脚上存在有内外侧两个反射区，在保健中需要注意，这些反射区都应给予按摩，才能收到良好的效果。

3. 手法力度的掌握与选择　疾病有不同，人的体质有差异，年龄、性别不同，区域不同，病因不同，这就决定着疾病的多样性、复杂性，临床表现千变万化，而手法力度也应与之相适应。病有千变，不离虚实，力度多样，归之补泻。证虚当补，用轻手法，力度要小；证实当泻，用重手法，力度要重。一般而言，操作手法应由轻到重，到重即止为泻，再由重转轻为补。力度分 3 级，即轻度手法、中度手法、重度手法。临床可随证选择手法力度。太过不及当异，恰到好处当期。

4. 反射区与穴位不同　穴位是一个点，反射区是一个面(区域)，点在面内。不按摩穴位而穴位恰在区域中，所以按摩反射区，可收到“双重”效应。

5. 术者将双足应看成是一个人的整体　取反射区犹如针灸取穴，此易彼难。初学时，一般看图解即可，若能“烂熟于心”，多可运用自如。在该疗法配方中，有时可将几个反射区连起来一并进行操作，不必分开。

6. 另有 13 个反射区　据有关文献资料中介绍，足反射区，除上述 62 个外，另增 13 个反射区，即：①失眠点；②股；③臂；④腰；⑤血压点；⑥食管；⑦腋窝；⑧头颈淋巴结；⑨舌、口；⑩牙齿；⑪声带;⑫子宫颈;⑬臀。其实这些反射区,在上述有关反射区中已有论及,在此介绍其名,仅供读者了解而已。笔者认为没有必要增加。

五、足底疗法按摩操作方法

(一)按摩前的准备工作

1. 按摩室的布置　一般而言,按摩室应选择安静、通风的房间,面积以不少于10平方米为宜。如有条件,室内应摆放鲜花与檀香。内备一张按摩床,床边配一把旋转椅。按摩床高69厘米,旋转椅高42厘米,如此床与椅的高度即相一致。当操作时,患者躺在按摩床上伸出两脚,按摩师则坐旋转椅上,可运用自如地在最合适角度为患者进行按摩操作。在此条件下按摩,可使自己在操作时的体力与动作符合生理自然的最佳状态,降低了按摩师的工作强度,减少了按摩师的体力和精神疲劳,可提高按摩师的工作效率。同样,家庭自我按摩,先要经过一定时间的学习与培训,即可进行按摩操作。自我按摩,则应采用盘腿坐位,双足交叉抬高,即左脚置右腿上,则用右手按摩足底,左手固定足背;左手按摩足背,则用右手固定足底。反之右脚亦然。不难想象,在如此幽雅、宁静的环境中接受按摩治疗与保健指导,患者将会感受到温馨、舒适与安全。

2. 按摩工具与器材　按摩室内还要配备各种按摩棒、按摩器,还应备有汞溴红(红药水)、凡士林和按摩膏。

(1)按摩棒:足部按摩用的按摩棒规格,目前没有统一的标准。有人根据多年进行足部按摩的经验和体会,以患者与术者均感到舒适为度。从这一角度考虑,按摩棒的材料和尺寸规格,一般可按下列要求选择。

①牛角形按摩棒:牛角形按摩棒,其制作材料为牛角,其形状宛如一只弯弯的牛角,横断面为椭圆形。较细一端的直径为5毫

米，较粗一端的直径为 30 毫米，按摩棒总长度约 150 毫米（图 79）。牛角形按摩棒较适宜于按摩肾上腺、肾、输尿管、膀胱、心、脾、肝、胆囊、生殖腺等反射区。

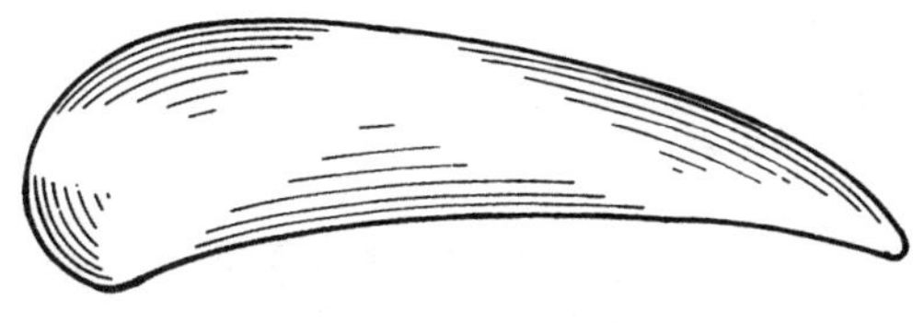

图 79　牛角形按摩棒

②圆锥形按摩棒：圆锥形按摩棒，用硬杂木制作，形似一根木匠用的锥子，横断面为圆形。细的一端直径为 3 毫米，粗端直径为 20 毫米，总长度约 160 毫米（图 80）。圆锥形按摩棒较适宜于按摩鼻、耳、眼、小脑及脑干、三叉神经、甲状旁腺、上下颌、扁桃体等反射区。

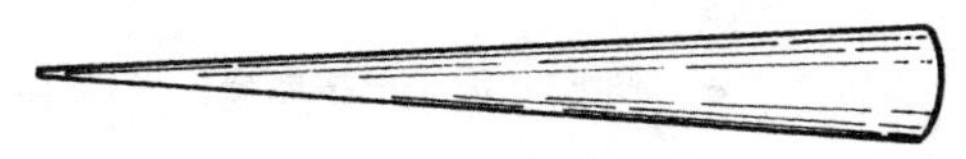

图 80　圆锥形按摩棒

③烟斗形按摩棒：烟斗形按摩棒，用牛角制作，好像一只扁平的烟斗。一头为扁形，长约 15 毫米，宽约 1 毫米；另一头为直径 20 毫米的圆锥形，总长度约 140 毫米（图 81）。烟斗形按摩棒较适宜于按摩胸、前列腺或子宫、胃、胰、十二指肠、生殖腺、胸部淋巴结、喉与气管及食管等反射区。

④锤子形按摩棒：锤子形按摩棒，用杂木制作，如同一把长约 300 毫米的长柄木榔头。它的内部是空心的，用小弹簧穿入孔。弹簧两端分别钉入木帽子。木帽子可自行制作，直径为 35 毫米（图 82）。锤子形按摩棒主要用于捶击足部的反射区。

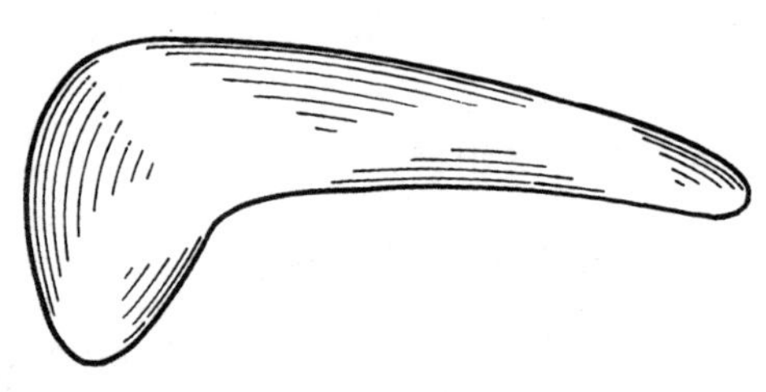

图 81　烟斗形按摩棒

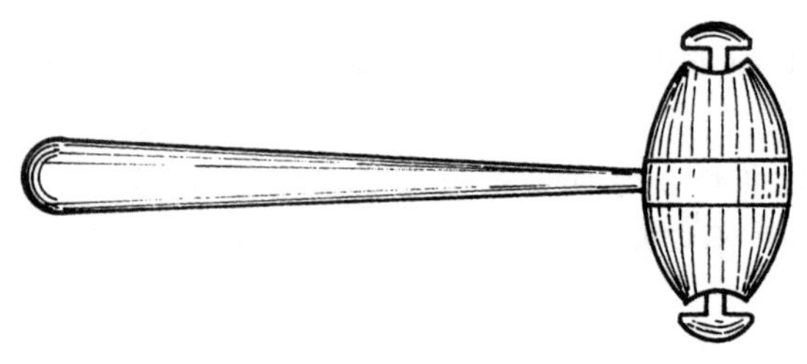

图 82　锤子形按摩棒

(2)按摩锤:形状如传统的榔头,可用金属或硬木制成。锤头一般最大直径为 1～2 厘米,高 4 厘米左右,一端为钝边圆柱面,另一端为钝圆锥体。锤头可用弹性橡胶软垫包裹,也可只垫两端(图 83)。按摩锤可以代替手进行快节奏的叩、压、擦、推等手法。适用

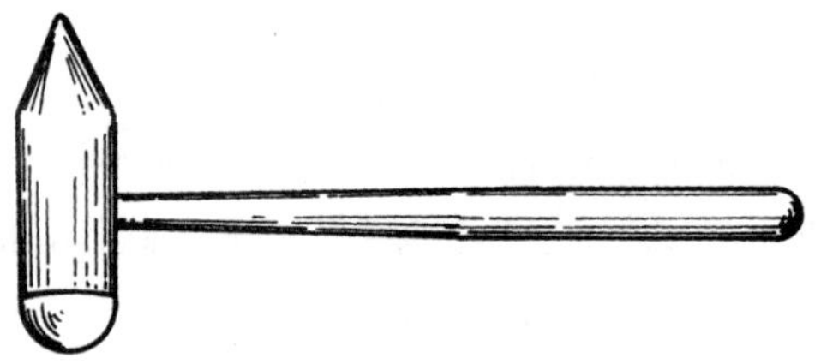

图 83　按摩锤

于按摩足底反射区。运用时要注意调整好力度和频率，均匀用力，不可轻重不一。

(3)按摩板：形似一椭圆形板状器具，表面有基本等高的凸起物，分布均匀与否无大妨碍。可代替踩法及大范围压揉等法。这种按摩板制作比较简单，有治疗与保健作用。

(4)按摩器：用于足部按摩器，有脚踏、机械、电子等多种品牌。目前常见的有福建制的木质脚踏板、浙江制的塑料脚踏板、广东制的电子净化促进血液循环机、北京制的足穴保健治疗仪等。

家庭按摩，可配备一台“一得康”牌足疗仪。该产品由北京中国足部反射区健康法研究会推荐，价廉物美，实用性强，用于Ⅰ期和Ⅱ期高血压、2型糖尿病、神经衰弱、腰腿痛、便秘、痛经等患者都有显著疗效。

(5)辅助工具：若暂无以上按摩器具，可用10根牙签捆成一束，或用发夹的钝头代替拇指按压，按压几下后应暂停一会儿再压。同时亦可用下列方法代替。

①卷烟或艾条：用卷烟或艾条点燃熏灼足部反射区。此法较常用，可代替手进行按摩。方法是将点燃的卷烟或艾条接近足部反射区，待有灼热感时立即移开，如此重复6～7次为1个疗程，每次熏灼15分钟左右。

②电吹风：将吹风机对准足部反射区，先用温风，直到足部产生灼热感时方可移开。待灼热感渐渐消失，接着再吹第二次、第三次……如此反复进行。

③吸尘器：家中有吸尘器者可用此法。即把吸尘器口上的其他部件取下，直接露出软管，把圆形的软管头紧贴着脚底反射区，然后凭着吸尘器的吸力“嘬”足底的皮肤。当被“嘬”的部位有一种被“夹紧”或“吸入”感觉时拿起软管，再去吸嘬别的反射区。如此直至把整个足底反射区全部吸1遍。每日1次。

3. *浸足与喝水*　按摩室内可放置足盆、热水瓶和矿泉水以供患者选用。患者在按摩完毕后应用热水浸足。浸足时，开始水量不宜多，水温约40℃，将双足浸入水中，齐趾即可，然后逐渐加水浸没踝关节，水温保持在50℃。患者要同时在30分钟内喝完300～500毫升温开水。按摩前，矿泉水可随时供患者饮用。

足部，是足三阴经之始，足三阳经之终。双足的反射区与人体的五脏六腑、四肢百骸、五官七窍等相对应。在进行浸足时，术者用双手在患者的双足（足背与足底）按顺序轻轻揉搓2～3分钟，再用自制的塑料布做的足浴罩套住双足，盖住足盆。患者的双足在罩盆内不时地相互揉搓活动，以改善足部微循环功能，增强机体新陈代谢，松弛肌肉紧张状态，促进血液循环加快。

浸足不但可供给足部较多的养分，而且可通过喝300～500毫升温开水，加速有害物质的排泄，防止和减少代谢废料在足部的滞留。浸足的功效，从一定意义上讲，相当于针灸治疗，即通过促进气血流畅、舒筋活络、保持和恢复阴阳平衡、强身祛病。每次浸足时间20～30分钟，直至水温稍冷即止，如双足皮肤呈稍微红色更佳。

4. 手法的选择　足部按摩手法，即用手指按各种特定的技巧动作的方法。手法与操作是足部反射区健康法的主要手段。手法按施力部位，常用的有拇指的指腹与指端、示指的指腹与指端、示指的侧缘、拇指的指间关节顶点、示指的第1指间关节顶点（图84）。

手法在操作中要求持续、有力、均匀、柔和，直至能深达反射区。在适当的反射区上，运用相适宜的手法与掌握熟练的技巧，是提高足部按摩疗效的关键。同时在开展临床治疗与保健按摩中，也要确切辨证，分清寒热虚实而选择手法，认真负责，才能更好地发挥手法的治疗作用。尤其在家庭保健按摩中，更应注意。一家人中，人有老少，体有强弱，证有虚实，治疗部位——反射区有大有小，肌肉有厚有薄，因此手法的选择和力度运用都必须与之相适应。否则，必然会影响到足部按摩的治疗效果。有时治疗效果不显著，不是选取反射区不准确，而是手法选择与运用失当，应当仔

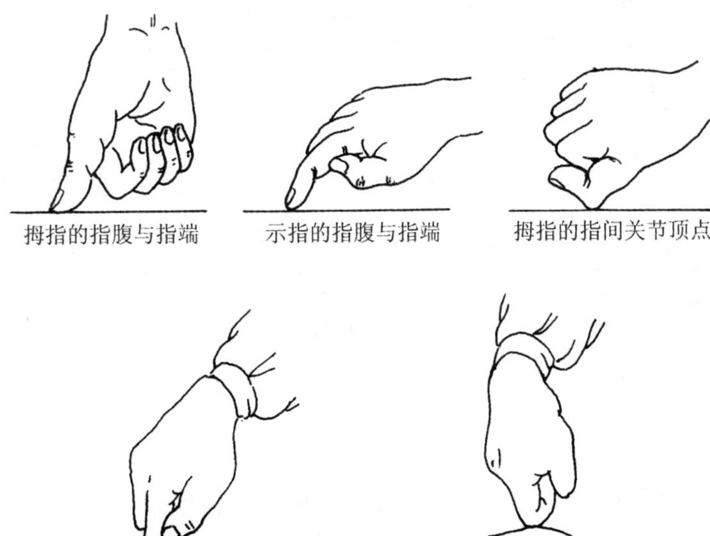

图 84　手法的选择

细斟酌，加以不断改进，使手法、证情与之相一致。如此按摩，其效显著。

(二)按摩操作手法

在进行足部按摩时，动作技巧谓之手法，一种或多种手法运用的全过程谓之操作，故统称为按摩操作手法。

足部按摩的手法很多，但手法的主要特点是给按摩区域(反射区)以持久、有力、均匀、柔和的良性刺激，以达到平衡阴阳、调整脏腑、补虚泻实、强身健体等目的。概括起来，足部按摩常用的操作手法有以下 12 种。

按法　术者以拇指的指腹或指端在患者足部反射区皮肤上弯曲成直角，着力点在偏离指甲尖端中央 2～3 毫米处，垂直用力按压，接着去掉按压之力，手指放松，手指伸直与患者皮肤平行，这样一个动作即告完成。一按一松，如此反复进行多次。拇指按压足底时，其余 4 个手指支撑在足背上；拇指按压足背时，其余 4 个手指支撑在足底上（图 85）。

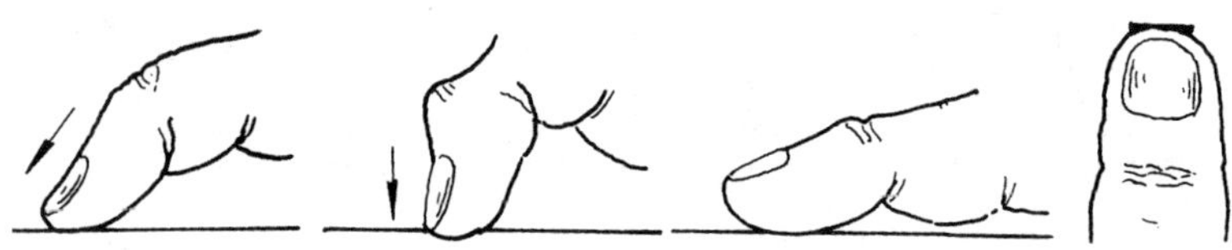

图 85　按法

操作时，手指不要离开皮肤，每做完一个动作，拇指就稍前进几毫米，不要后退，也不要左右移动。整个动作要不间断、有节律、轻柔地进行。此法适用于足部各个反射区按摩。

施术时，用力要平衡，由轻到重逐渐加力。当达到一定深度，患者有明显“痛、胀、酸、麻”得气感，即将手指慢慢抬起，一个动作即告完成。切忌用暴力或用力不均匀、时轻时重。

推法　术者用单指、多指或掌根、大小鱼际部等着力于足部某一反射区行单向直线推压移动。一般多采用拇指的指腹推法（图 86）。

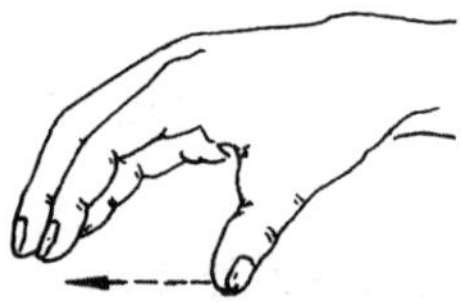

图 86　推法

操作时，指腹紧贴体表，用力稳健，速度缓慢、均匀，应沿骨骼走向施行，且在同一层次上推动。此法适用于同一处方的几个反射区，且相距很近。

施术时，推动用力要平衡、均匀、持久，由轻到重逐渐加力，直至能深达到出现得气感。切忌用力不匀，一轻一重，或用暴力。推移速度要缓慢、不可过快。

点法　术者将示指弯曲以第 1 指间关节顶点施力，拇指轻靠于示指末节、给示指以向上的力量，保持示指指骨同手掌、前臂、上臂成一条直线，以固定着力点，这样可以省力。示指关节顶点按压时，按压 1 次，提起 1 次，解除压力。有些带状反射区，可先用力压下，待患者感到疼痛，然后慢慢移动，或定点点压，至反射区全面点毕为止（图 87）。

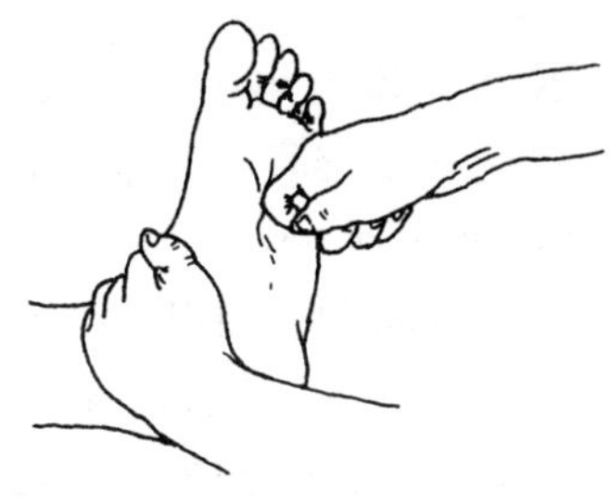

图 87 点法

操作时，用力要均匀、持久、渗透，刺激量（即力度）以患者能耐受为度。此法适用于足底部、足内侧面、足外侧面和足背部的反射区。

施术时，用力要均匀、持久，以出现得气感为度。力度要由轻到重，逐渐加力。切忌用力过猛、过大，速度过快。

揉法 术者采用以手指（指揉法）或手掌大小鱼际或掌根部（掌揉法）或指关节顶点（点揉法）三种手法。以指揉法为例，以手指螺纹面（掌面）固定于反射区上，腕部放松，以肘部为支点，前臂做主动摆动，带动腕部和手指做轻柔和缓的移动或旋转，将力通过手指而达到所揉部位。掌揉法、点揉法操作方法同指揉法（图 88）。

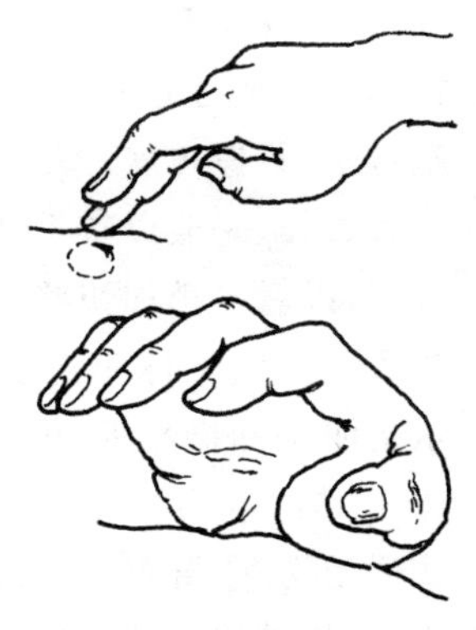

图 88 揉法

操作时，动作要连续，着力（力度）由小逐渐增大，再由大逐渐减小。用力要均匀、持续，而轻柔地旋转回环，动作宜轻宜缓，并避免触打或跳跃。此法适用于反射区域较大的部位。

施术时，要注意手法和缓，切不可用蛮劲，切忌强手法。动作要均匀协调。力度要逐渐增强并适中，揉转幅度逐渐扩大，不可跳跃。

擦法 术者用手指侧缘，或手掌大小鱼际部，或掌根、掌侧部，但以指侧缘（小范围），掌侧缘（大范围）为常用。用以上某部附着于足部或某一反射区紧贴皮肤，进行往复、快速的直线运动（图89）。

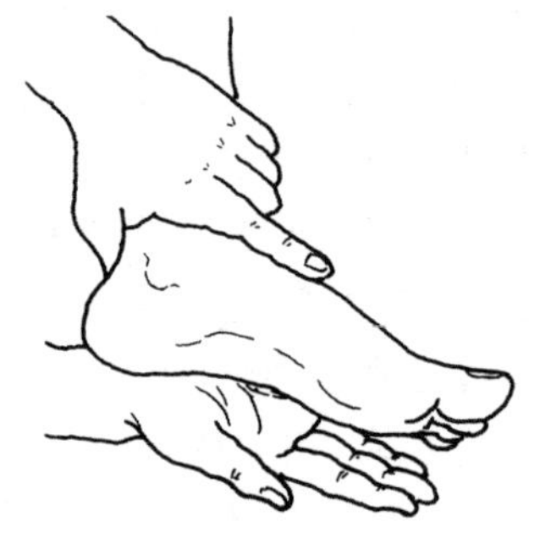
图89 擦法

操作时，腕关节应自然伸直，前臂与手近似水平（如指擦，其指端可微微下按），以肩关节为支点，上臂主动带动指掌做往返直线移动；亦可视反射区部位不同，分别以腕部、指掌关节及指间关节为轴心施行擦法。着力不滞，迅速往复，以出现温热感为佳。此法常用于开始治疗时，或足底操作。尤为保健强身时所常用。

施术中，只擦皮肤，不可带动深层组织。操作次数不宜太多，时间不宜过长，一般以推擦10次左右为宜。保健法可加倍，速度开始宜缓，以后可稍加快些。

叩法 叩法又称叩击法。术者常用示指叩法和撮指叩法两种。示指叩法，是拇、示两指指腹相对，中指指腹放在示指指甲上，三指合并并捏紧，示指端略突出，用腕力上下动作，行点状叩击法。撮指叩法，是手指微屈，五指指端捏在一起，形如梅花状，用腕部弹力上下动作行撮指叩法（图90）。

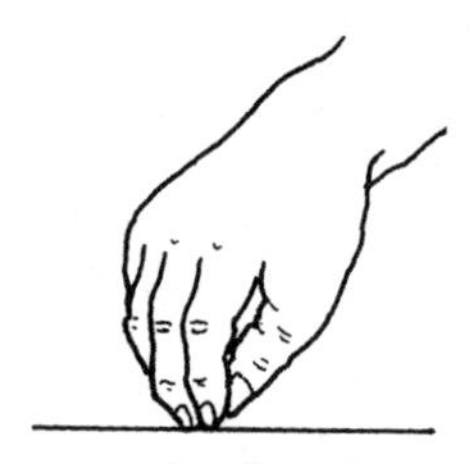
图90 叩法

操作时，应以腕部为支点，靠腕部弹力，用力要均匀，力度要适中。示指叩法适用于足部各个反射区，撮指叩法适用于足部肌肉少的反射区。足跟痛用叩法疗效较好。

施术中，动作要持续，用力要均匀、平稳、适中，速度适中，但要有节律，不可过缓，也不可过快。切忌用蛮劲、呆力。

掐法　术者以手指指顶端甲缘，重刺激反射区。一般多用拇指顶端及桡侧甲缘施力；也有以拇指与其余各指顶端甲缘相对夹持反射区施力的。有时变为双手拇指顶端对应夹持反射区施以掐法(图 91)。

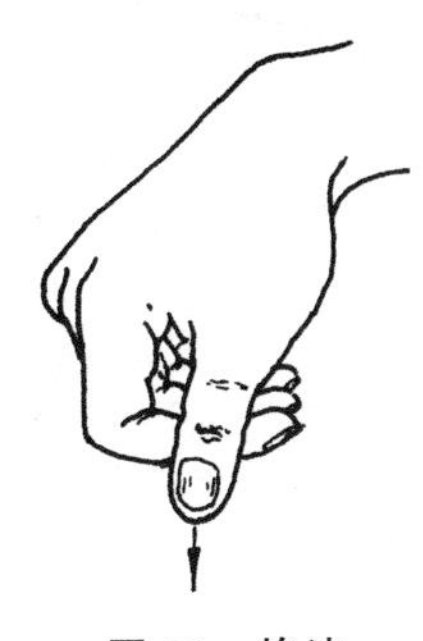

图 91　掐法

操作时，掐时要逐渐加力，直至引起强反应后停止，一般为半分钟，最长为 1.5 分钟。此法适用于足趾、足趾结合部等狭小部位反射区。

施术中，要用力适中，以得气感为度。注意不要掐破皮肤，并切忌划动，切忌用力过猛过大。掐前要修剪指甲。

捏法　术者以拇、示两指分别捏压在两个对应的反射区上捏揉，或者以拇指在一个反射区上点压而示指在另一面起固定作用(图 92)。

操作时，手法强度可轻可重，应根据治疗需要而定。此法适用于相对的反射区。

施术中，用力虽可轻可重，但要适中，要以有感应(得气)为宜。否则就无治疗作用而失去其意义。

刮法　术者以示指的指侧缘或刮板，紧贴在反射区皮肤上，做单向直线推刮，反复多次，直至有得气感为度(图 93)。

操作时，由上而下，或向两旁单向直线推刮移动，用力快速，使力度深达，反复推刮，以皮肤出现潮红为度。

施术中，推刮用力要平稳，手法要柔和，用力要均匀。治疗时间不宜过长，用力不可过重。切忌刮破皮肤。

摇法　术者以一手握住患者足部踝关节上端，另一手握

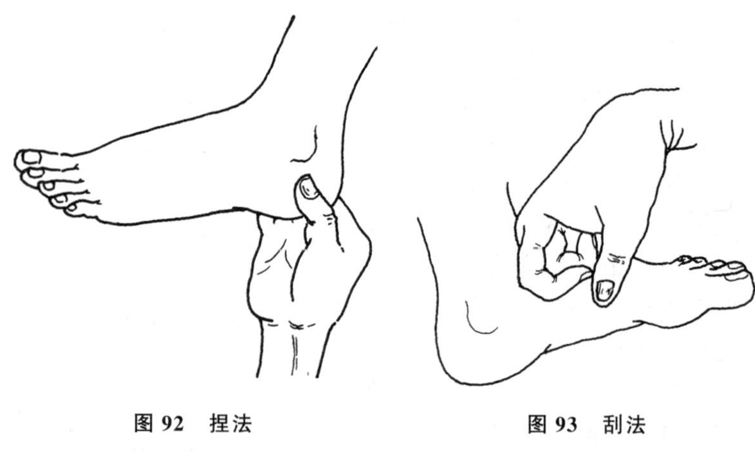

图 92　捏法　　图 93　刮法

住足趾,使足趾与踝关节做被动而均匀的环转运动(图 94)。

操作时,动作要和缓,用力要稳健,摇动范围应在正常生理活动范围之内,由小到大,频率由快而慢,然后再由大至小,频率则转快。

施术中,操作不僵不滞,灵活圆转。切忌突然单向加力,以防止损伤关节。为保护关节,需在施术前放松关节。心理放松,切忌紧张。

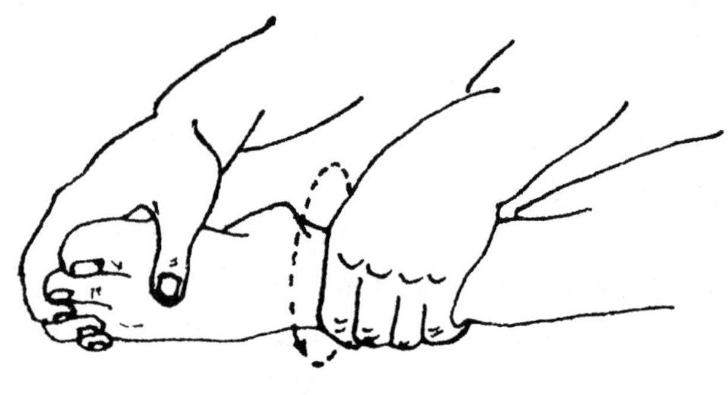

图 94　摇法

搓法　术者用两手掌夹住患者小腿部或坐骨神经反射区，或足掌部，两手相对用力，做方向相反的来回快速搓揉（图95）。

操作时，用力要适中、均匀，速度宜快。两手相对用力，来回搓揉。此法适用于坐骨神经反射区及足底、足背部。

施术中，两手掌用力要相一致，不可夹得过紧，切忌慢速紧搓。

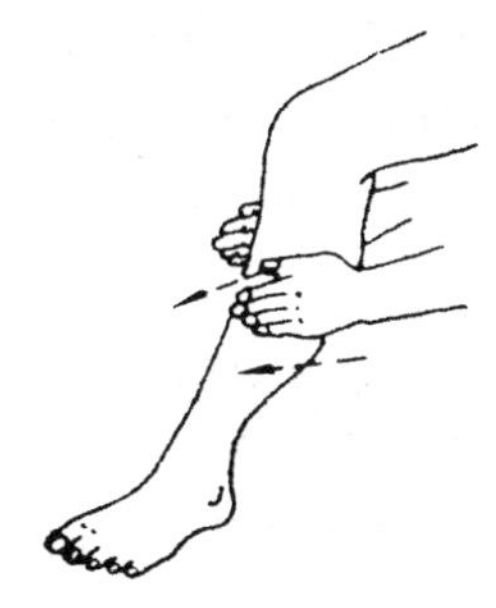

图95　搓法

踩法　患者取俯卧位，两腿伸直，足底朝上。术者用双足踩压作用于患者的足底部，各踩一足底上，一压一松、交叉踩压。施术者利用自己的足跟、足底前部跖趾对患者足底施以节律性踩压（图96）。

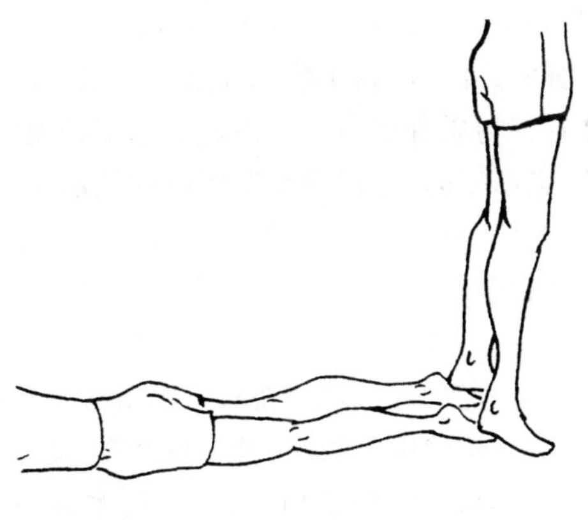

图96　踩法

操作时，踩压要有节律性，术者双足交叉踩压。此法适用于足底部的广泛区域，特别是前足底、足心与足趾。

施术中，力度要适中，不可将术者全身体重一下全部作用于患者足底部，而应该视情况加力。踩压时间也不宜过长。

(三)按摩的位置、方向、顺序、时间与力度

人体是一个有机的统一整体，各个脏器之间互有联系。生理相关，病理互累。所以当某一器官发生疾病时，又往往会影响到其他器官的功能而引起失调，发生疾病。双足是人体的缩影，故在足部有人体内脏器官的相应反射区。因此进行足部按摩，对按摩的位置、方向、顺序、时间与力度应有全面的了解与掌握，才能取得最好的治疗作用。

1. 按摩的位置　前面已对每个反射区作了介绍，一定要了解和掌握反射区的位置。反射区的位置取得是否准确，将直接影响治疗和保健的效果。在按摩反射区时，若位置准确，对病情大有裨益，可提高治疗效果，不正确的位置，即使按摩再久也是劳而无功。因此，找准反射区的位置、力度又恰到好处，如此按摩治疗，才能使患者在最短时间内取得最好的治疗效果。

2. 按摩的方向　一般认为应从远心端向近心端按摩，亦即顺着血液回流心脏的方向，以利于静脉血液与淋巴液的回流，将代谢产物及废料等有害物质排出体外。但此点也不必硬性规定。定点按压，也不是固定不变的，也可做小范围的揉按动作。

3. 按摩的顺序　按一定顺序进行足部按摩，可使身体各器官保持最佳的协调状态。一般可分为如下几种顺序。

(1)紧急按摩顺序：如果患者处于紧急状态，需要立即缓解者，如偏头痛、牙痛、关节扭伤等，可直接按摩相对应的反射区。

(2)一般疾病与保健按摩顺序：首先按摩肾、输尿管、膀胱3个反射区；其次按摩大脑(头部)反射区；再次按摩胃肠道、肝、胰，及淋巴结反射区；最后是对症按摩。在实际按摩中，不可拘泥，应根据具体情况，灵活掌握。

(3)全足按摩顺序：如采取全足按摩，一般先从左足开始，大约按摩3遍肾→输尿管→膀胱3个反射区，并按足底反射区→足内侧反射区→足外侧反射区→足背反射区的顺序进行。结束时再将

肾→输尿管→膀胱3个反射区按摩3遍，然后再按上述次序按摩右足。

(4)重点按摩顺序：大致上按照基本反射区→病变反射区→相关反射区的顺序进行。

4. 按摩的时间　进行足部按摩，必须掌握好按摩时间。其具体按摩时间、间隔多长与按摩次数多少，应取决于患者所患何病、患病的性质、病程的长短、患者接受按摩治疗的耐受力、反射区恢复的能力，以及患者的性别、年龄、职业等，都应加以考虑，并成为制订治疗方案的依据。

一般来说，每次按摩时间为30～45分钟，其中主要反射区5分钟，其他反射区2～3分钟即可。但对肾、输尿管、膀胱反射区必须按摩2次，按摩前及按摩结束后各1次，每次3遍或5分钟，以强化泌尿功能，从而及时把体内及足部有毒废料物质排出体外。对急性病患者，可适当延长按摩时间，重病患者，可视其病情而缩短时间。另外，对有病器官的反射区也要延长按摩时间，但对肝和脊椎反射区按摩时应小心，当肾脏功能良好时才可以在肝反射区按摩5分钟以上，否则会使大量有害物质进入循环系统而不能排出体外。脊椎反射区不可按摩太久，一般只需按摩2～3分钟，因为过久会使血流加强而产生暂时性的不良反应。对严重的心脏病患者，有关反射区仅需按摩1分钟即可。对严重的糖尿病、肾病患者每次按摩时间均以不应超过10分钟为宜。

一般每日按摩1次，急性病可每日2次，慢性病或康复期间可隔日1次或每周2次。保健按摩应每日1次。时间安排，要在饭后1小时，上午、下午或晚上均可按摩。7～10次为1个疗程。

5. 按摩的力度　按摩力度的强弱应根据患者的痛觉敏感度、病情、反射区的部位而定，以“得气”即患者有酸胀痛为度。临床根据治疗需要，一般分为轻刺激、重刺激和强刺激3种。

(1)轻刺激：适宜用于一般疾病，或病情较轻者，和病后康复期，尤为保健按摩所常用。同时，对严重的心脏病患者的心反射区，肝脏病患者的肝反射区，肾脏病患者的肾反射区，以及敏感性较强的反射区，如眼、耳、三叉神经、小脑、脑垂体、胆囊、脾、尾骨外侧等反射区，用力均不宜过重，只要有明显的痛感即可。对少数痛感特别敏感者，亦不宜用强刺激。

(2)重刺激：介于轻刺激与强刺激之间，为临床所常用。适宜用于证实用泻或平补平泻法有效的患者。

(3)强刺激：适宜用于病急、证实、体强之患者。同时对那些敏感性相对较弱的反射区，如肾上腺、肾、输尿管、额窦、大脑(头部)、斜方肌、肺、结肠、直肠、腰椎、胸椎、膝、肘关节等反射区应用较大的力度进行刺激。骨骼系统的病痛，亦必须用较强的力度按摩，方能取得疗效。对一些急性病的疼痛，亦可视情况加大刺激量。

一般而言，按摩的力度应根据病情而定。急性病而证实、体强者，宜用泻法，多采用强刺激；体弱者，则用重刺激；虚实兼杂者，多用平补平泻法，一般多采用重刺激与轻刺激并施。慢性病而证虚者，宜用补法，可用轻刺激，证实者，用平泻法，可用重刺激。无论是保健还是治疗，无论是体弱还是体健，按摩时力度应由轻到重，并做到轻而不浮，重而不滞。

足部按摩，就是以有限度地刺激足部反射区来调节人体相对应的组织器官的生理功能。这种调节是双向调节，使人体各组织器官之间从不协调到协调，从不平衡状态到相对平衡状态。

(四)按摩后的反应

一般来说，按摩1或2次后，没有明显反应，但到5～10次后，有些人会产生一些反应，但大部分在短时间内即会自行消失，不必担心，仍可继续按摩。

一般可能出现的反应有：足踝部出现肿胀，特别是那些有淋巴液回流障碍的病人；静脉曲张突然肿得更加明显；脚部出现创口并排出废液；邪正抗争后发热，抗体增强；排尿量增多，尿色变黄且臭或出现黑色、红色尿；原有疼痛加重；睡眠时间延长或有少数人睡眠时常做梦；分泌物增加，如汗多、涕多、痰多、口涎多和妇女白带多以及恶心、腹痛、精神疲劳等。

以上均是正常反应，是疾病好转的征兆，不必担心。过些时日即可自行消失，疾病也趋向痊愈。对精神疲劳患者，只要适当缩短按摩时间，减少按摩次数，即可恢复。按摩后出现的反应，是取得治疗效果的好征兆；若没有反应，反而是按摩不及所致，应调整手法，适当增加力度，以达到应有的治疗效果。

六、足底疗法应用的特殊检查法

治疗疾病前，必须要有正确的诊断，才能进行辨证治疗。在诊断中，除了中医传统的"四诊"外，该疗法还有一种特殊检查法，必要时还可配合西医诊断。只有掌握全面的第一手诊断资料并进行综合分析后，才能做出正确诊断和相应的治疗方案。

(一)理论依据

中医学认为，体表局部病变可以影响到身体内脏或全身；反之，脏腑器官组织病变亦可反映到体表局部。经云："病之于内，必形之于外。"经络之足三阴经始自足部，足三阳经终于足部，而人体各组织器官在其足部均有各自相应的反射区，当人体经络脏腑组织器官发生病变时，在其相应的反射区即会产生痛觉敏感和组织变异现象。

(二)检查时体位与顺序

检查前，根据需要，应嘱患者采取不同的体位，如自己检查，可取盘腿坐位，两足交叉抬高至大腿上，先左后右、逐一检查，并一一做好记录。医生检查，患者可取俯卧位或仰卧位，双足伸直、抬高，方便检查，还要做好检查记录。

在检查顺序上，应按先左足后右足，并按足底反射区→足内侧反射区→足外侧反射区→足背反射区的顺序进行。但也不必拘泥，亦可依各人的习惯而定，总之要逐一检查，避免遗漏。

(三)检查方法

每一门系统的临床医学,都有其特殊检查法。这个检查法,即是足部一望一触检查法。

1. 望色　即通过望诊,检查足部出现的色变。内容包括:①足踇趾(大脑、额窦反射)皮肤呈紫色,则提示此人可能患有脑血管疾病;②因车祸受伤,在出事10～24小时后,如在足部反射区出现淤血状的蓝色斑点或蛛网状斑纹,则提示此人足部反射区所对应的脏器可能受了内伤;③双足底出现像柿霜样的白色物质,则提示该人可能患有糖尿病。

2. 望形　即通过望诊,检查足部出现的形态变异。内容包括:①足部反射区生有"鸡眼"、硬结,往往表明相对应的器官有慢性病变。②足部皮肤出现干瘪皱褶,提示此人的新陈代谢障碍、胃肠功能差、内分泌失调等。③足部反射区出现明显的凹陷,则提示此人反射区相对应的脏腑可能"缺如"或"已摘除"。④双足大踇趾如干瘪无力,则提示此人长期患失眠症、神经衰弱等神经系统疾病;如趾腹出现格子状皱纹,则提示此人患有性功能障碍,或患不孕症等;如薄而无弹性,则提示该人胰腺功能虚弱,容易患糖尿病;如中间部分细、关节突出类型的人,多为先天性呼吸器官衰弱,这类人容易患呼吸系统疾病。⑤双足的膀胱反射区见到明显的局部肿胀,则提示此人可能患有前列腺肥大、慢性肾衰竭、慢性膀胱炎等病变。⑥足五趾变形的人,则提示此人患有前额头痛的可能。

3. 有痛触诊　人体的每一个组织器官在其双足部都有特定的反射区。当某个组织器官发生病理性变化时,在其相对应的反射区给予适当的刺激,则会产生特殊的反应——压痛反应。为避免意外事故发生,可先检查患者心脏所在对应的心反射区,手法由轻到重。同时要随时观察其面部表情,这样可以了解其心脏的功能情况,以决定施诊力度或采用无痛触诊。

在触诊顺序上,应从左足的肾上腺、肾、输尿管、膀胱、腹腔神经丛5个反射区开始,依次进行。采取逐点刺激,全面按摩。右足亦按此顺序触诊。对痛觉敏感异常的反射区，一一记录下来，并进行综合对比判断。

在反射区位置准确的情况下，根据不同的年龄、性别、体质及部位，采取适当的力度。如有的患者足部皮质较厚，对疼痛不敏感，施力应重一些；有的病情较重，对痛觉很敏感，施力应轻一些。但即使是同一个人，随着病情的变化或其他原因也要改变施力力度，否则将会影响诊断的准确性。

4. *无痛触诊*　无痛触诊，也是触诊中的重要一环，切不可忽视。尤其当足部皮肤过厚，不能产生痛感者；或饮酒、吸烟过量；或经常服用镇静药物而产生痛觉迟钝者；或幼儿、妇女等对痛觉特别敏感者；或昏迷、精神失常，无法通过有痛诊断做出诊断者等，只能用无痛触诊。

无痛触诊，全凭术者的手感去诊断病情，故对技术要求较高，一般难以作出判断。同时手感的不同又要依据于病人患病的部位、病情、症情（是功能性还是器质性的）、病程的长短，以及对空腔脏器和实质性脏器的区别。例如，胃肠疾病，在脾、胃、肝、胆等反射区上可触摸到明显的颗粒状物。可是有些反射区在触摸时却没有所感，而有其他感觉，如子宫发生病变时，触诊可感觉到水流动现象。又如糖尿病患者，因血糖高低、病程长短不一样，在反射区上的组织变异也不一样。患糖尿病病程较长的人，其相对应的胰反射区可触摸到明显的条索状物。然而有时在胰反射区触摸时并无条索状物的感觉，可患者的血糖浓度却超过正常值，这在中老年隐性糖尿病病人中多见。这里就应该结合相关反射区（如胸椎、十二指肠等）有无组织变异来辅助诊断。

足部反射区异常情况，一般可列举如下：①胃肠病患者在其相对应的反射区内可触摸到颗粒状小结节；②十二指肠溃疡患者可在十二指肠反射区皮下摸到条索状物；③子宫、卵巢如有病变，触摸相对应的反射区时有水流动的感觉；④有些脏器已摘除的患者，触摸相对应的反射区可有“缺如”感觉；⑤小腿内侧坐骨神经反射区的中段皮下如有结节，提示可能有糖尿病；⑥脏器如有肿瘤，在其相对应的反射区皮下有时摸到小硬块结节；⑦脊椎有损伤史的患者，在反射区的相对应部位皮下骨骼处可摸到类似骨质增生的结节或条索状物。

(四)注意事项

(1)足部望诊，应在光线明亮处进行，以充足柔和的自然光为好。若在夜间或暗处，宜在日光灯下望诊，必要时还应于次日在自然光下复查。

(2)足部触诊，要先洗手，修剪指甲。同时请患者清洁双足、修剪趾甲。

(3)触摸前，应在患者足部均匀地涂上按摩膏或凡士林等。

(4)术者在诊断过程中，要精神集中，仔细检查。随时注意手下的感觉，并随时观察患者的表情，经常询问患者的主观感受。

(5)进行诊断时，要反复进行对比，如左足与右足对比，相关反射区对比等，经过综合分析，加上“四诊”结果，方能做出判断。例如糖尿病患者应根据双足胰反射区的压痛反应，小腿内侧坐骨神经反射区中段的病理性结节，患者体征，再结合“四诊”分析，必要时应去医院做进一步检查。

总之，足部特殊检查法，是通过一望一触，便知病变的部位，而这一部位又是诊断疾病的重要依据，确实具有简便、迅速、易行等优点。但是也有它的局限性。因此，确诊时一定要结合“四诊”和医院检查结果来进行，方不致误诊。

七、足底疗法应用的贴敷与泡足法

在进行足部按摩的同时，理应配合药物外治——足底贴敷与泡足，可互补不足，相得益彰。验之临床，奏效尤捷，效果更好。

足部药疗，亦是根据经络循行、传递之理。又在按摩后给药，一可效随其后，使之良性刺激持久而效增；二可趁按摩后腠理之疏，尤易使药性快速深入，直达病所。按摩与药疗并施，配合为用，能大大提高临床治疗效果，其疗效确是比单一疗法为优，其效尤著。

足部为足三阴、三阳经循行往复之区，与十二经络相通，与脏腑器官相连，故给足部药疗，加之温热与药性的双重良性刺激，通过足部反射区传导给相对应之病变部位，加上按摩刺激和药效作用，以达到平衡阴阳，调整脏腑，扶正祛邪，治愈疾病的目的。

足疗用药之理，亦是根据《理瀹骈文》所说的“切于肌肤，彻于肉理，摄于吸气，融于渗液”的治疗原则。此实具内外一贯之妙。同时结合中医“上病下取，下病上取，中病旁取”的治则，但用药务求对症。该疗法辨证，虽无内治辨证之细微，但寒热虚实，大纲当明，寒者温之，热者清之，虚则补之，实则泻之。所以只要用药得法，同样可疗内外之诸疾。加之与按摩法配合应用，更相得益彰，每收“药到病除”之效。

八、足底疗法的优点与注意事项

足疗之法，虽源于中国四千年之前，但系统之用，实盛行于 20 世纪 80 年代之后，并在民间广为流传与应用，且愈来愈显示出它的优越性，深受群众欢迎。

(一)优点

1. 适应证广　该疗法既可用于治疗，又可用于保健，广大群众乐于接受或自己采用，深受欢迎。根据有关医学文献介绍和笔者近 20 年来的临床体会，凡内科、儿科、妇科、伤外科、皮肤科、眼科和耳鼻咽喉科等各科的多种常见病和部分疑难病症均可疗之。

2. 简便易行　该疗法不需要有复杂高端的医疗器械，仅凭术者双手和简单器具，用药亦多为常用之中草药、多可就地取材，比较方便；器具多可自制，而且操作简便易行，一学就会，一看就懂，比较容易学习和掌握。通过一段时间的培训或自学，都能掌握它、应用它，故很适合城乡家庭互疗或自疗之用。

3. 见效快、疗效高　凡用于该疗法的适应证，不管是急性疾病，还是慢性疾病，只要使用得法，并坚持使用，都有较好的疗效，有的还会收到意想不到的效果。临床实践证明，该疗法的治疗效果是不可低估的，而且见效快，疗效高。同时又是一种理想的保健方法。只要坚持保健按摩，必日见其功，获益良多。

4. 经济价廉　按摩治病，仅用双手，即使配用中草药、外用，也是少花钱、治好病，而且多为常用之品，有的可自己采集，取材甚便。尤其是保健按摩，日久用之可不花钱，而仅用双手就行，所以大大减轻了患者的经济负担，而且节省了药材资源。真是一种利国利民、治疗强身的好疗法。

5. 取区准确，使用容易　该疗法的治疗部位，仅在双足。所取之穴，仅为双足的反射区。足居人体之最底层，活动范围大，可自观之、推之、按之，且足部反射区，各个反射区都是一个面、一个区域，且面积大，多能准确取用。而足部上的经穴、奇穴，每个穴位，都是一个点，面积小，准确取穴较难，但足部上的经穴、奇穴，均分布在各个反射区之内，所以按摩足部反射区，故经穴、奇穴亦在按摩之内。不按摩穴位，胜似按摩穴位。一身两任之区，实收区穴两用之效。

6. 安全可靠、无不良反应　该疗法是一种回归自然，具有无不良反应、无污染、安全可靠等自然疗法之优势。足部按摩与药疗，均为外治之法，可随时观察，中病即止。又可随时变换手法，调整施术部位（反射区），稳妥安全，无不良反应。

（二）注意事项

（1）按摩室内要通畅，保持新鲜空气，故在室内禁止吸烟。冬天要注意保暖，避免足部受凉。夏季天气闷热，可开风扇，但忌直接吹足部，以免患者感冒。

（2）洗澡、饭后或饮食前后 1 小时内不宜进行足部按摩。体育运动后，应休息片刻（一般休息半小时）后，方可进行足部按摩。否则会引起恶心、头晕甚至昏厥。

(3)按摩前，术者要先洗手、修剪指甲。尤其在冬天，要用热水洗手，保持双手温暖。

(4)在按摩完毕后半小时内，患者必须喝温开水 300～500 毫升。严重肾病患者，喝水不能超过 150 毫升，老幼患者喝水要视具体情况而定，适可而止。

(5)每种疾病，每次足部按摩时都要注意，不能忽略肾→输尿管→膀胱 3 个基本反射区的按摩。

(6)慢性疾病患者用药期间进行足部按摩，暂不能停药，应在按摩 1～2 个阶段，并取得明显效果时，方可逐渐减少用药量。例如糖尿病的用药量减少应以检查结果为依据，故有的疾病不能仅凭症状改善为依据而减少用药量。若所服用的是镇静药，一般应停服。

(7)老人的骨骼变脆，关节僵硬，而儿童皮薄肉嫩，因此，在进行足部按摩时力度要轻，切不可用力过大，而且手法要灵活多样，恰到好处。

(8)凡属该疗法列为禁忌证的患者一般都不宜做足部按摩治疗。妇女的妊娠期也不宜做足部按摩。

(9)有些患者在足部按摩后，可能出现低热、疲倦、腹泻，或原有症状略有加重，此时可视病情决定是否继续进行足部按摩，大多数患者继续按摩数日后症状会自然消失。

(10)长期接受足部按摩治疗的患者，原先触摸较为敏感的反射区的反应，会显得迟钝，则可在足部按摩之前，用 40～50℃的温盐水浸泡 20 分钟，然后再施术，以便提高敏感度。

(11)常用拇指对患者进行足部按摩，会对术者产生催眠作用。故术者可变换操作手法，对患者进行再按摩。

(12)足部局部有外伤、疮病时，按摩时应避开患处，以防止细菌感染或扩散，或可在另一足部相同部位进行按摩。

(13)足部按摩后，术者应用温水洗手，忌用冷水洗手，以免引起手关节的损害。

(14)按摩时应避开骨骼突起部位,以免损伤骨膜。对淋巴、脊椎、尾骨外侧反射区实施手法时,一定要向朝心脏方向按摩,以利于推动血液和淋巴液循环。

(15)在按摩治疗或保健过程中,患者要有信心、恒心、耐心,坚持按摩,方可取得较好疗效。

中篇　疾病的足底按摩与药物疗法

一、内科疾病

感　冒

感冒是以外感风邪为主的四时不正之气（六淫）或兼挟时疫之气所引起的一种外感发热性疾病，西医学通称之上呼吸道感染。此病一年四季皆可发生，尤以冬、春两季为多见，是临床常见多发病。又因患者感受的病因不同，体质强弱的差异及感邪之轻重、兼挟邪之不同，所以在临床表现上尚有伤风、风寒感冒、风热感冒和时行感冒（即流行性感冒）之分。

【病因】　六淫外袭，风为首领。"风为百病之长"，风邪侵袭，善行数变，每多兼挟，尤以挟寒、挟热之邪为多，或挟时疫之气。尤以身体虚弱，每遇气候变化，寒热失调时尤易罹患。尤其年老体弱患者，一旦感冒，多缠绵难愈，或反复发作。

【症状】　因有兼挟，证有轻重。根据临床表现，凡外感以风邪为主的，称为"伤风"，症见头痛、鼻塞、流涕、怕风；挟寒邪的，称"风寒感冒"，以恶寒、发热、无汗、头痛、肢节酸痛、鼻塞声重，时流清涕、喉痒、咳嗽、痰稀白、脉浮紧、舌苔薄白而润为主；挟热邪的，称"风热感冒"，以发热、微恶风寒、头痛、头胀、咽喉肿痛、微渴欲饮、咳嗽、痰黄稠、汗出而不畅、脉浮数、舌苔薄黄为主；若兼挟非时之邪(时疫),且发病急,病情比风热感冒严重,并有传染性、易引起暴发或大流行,故称为"流行性感冒",即古称"时行感冒"。

【足部按摩】

配方一 鼻、喉与气管及食管、肺及支气管、扁桃体;大脑、额窦、小脑及脑干、脑垂体、脾、肝、甲状腺、甲状旁腺、上身淋巴结、下身淋巴结;肾上腺、肾、输尿管、膀胱。治法:用中等力度手法刺激肾、肾上腺、输尿管、膀胱反射区各5次,约5分钟;用中、重度手法刺激其余(上列二组反射区)反射区各10～15次,约30分钟。患者在按摩时以有麻痛感为度。每日按摩1次。主治:上呼吸道感染。附记:此配方中前为重点反射区,中为关联反射区,后为基本反射区。此方用治上感,疗效显著,轻者数次后可减轻症状,重者10次1个疗程即可痊愈。患者足部按摩之后,应用热水浸足,并在半小时内喝完200～500毫升温开水。患者应适当注意休息,上感发热时更需卧床休息;多饮开水,可用菊花、金银花泡茶喝;每日睡眠应充足,重者临睡前可用生姜、绿茶、冰糖适量,加水半碗煮沸热饮盖被至发汗;若鼻塞症状严重者,还可用两手指按摩患者鼻两侧迎香穴,使其有酸胀感,并交替按摩足部的鼻反射区,直至呼吸通畅。

配方二 ①大脑(头部)、小脑及脑干、喉与气管及食管、扁桃体、鼻、脾、肺及支气管、肾、上身淋巴结、下身淋巴结。②奇穴1号、清头Ⅰ、17号穴及内庭穴。③肺及支气管、大脑(头部)反射区。治法:揉按两足大脑(头部)、小脑、喉与气管及食管、扁桃体、鼻反射区各2～3分钟,揉压脾、肺及支气管、肾、上身淋巴结、下身淋巴结反射区各2～3分钟,每日按摩1或2次。或揉压足奇穴1号穴、内庭、清头Ⅰ、17号穴各5分钟,每日按摩2或3次。或点揉肺及支气管、大脑(头部)反射区各2～5分钟,加推揉足底心(涌泉穴)3分钟。按摩时患者以有得气感为度。每日按摩1次,每次按摩30分钟。主治:感冒(上呼吸道感染)。附记:以上所列3组穴,一般取1组穴治疗即可。或取2、3组穴。治疗感冒,应以疏风解表为先，故取1组穴按摩，收效颇佳。按摩完毕后，应用温开水浸足，半小时内喝完200～500毫升温开水。

【足部药疗】

外涂加贴方　组成：速效感冒胶囊4粒，麝香止痛膏半张，鲜生姜适量。用法：先将速效感冒胶囊研末入生姜汁调匀，分作2份。每取1份各涂搽两足心涌泉穴，数分钟后，再盖贴麝香止痛膏各半张，然后各在药膏上按摩，1～2分钟。主治：风寒、风热感冒和混合型感冒，男女老幼皆宜。附记：此方有驱邪、解表、通络之功，一般用药1～2日即可痊愈或有显效，总有效率达100%。笔者用此方治验甚多，效果确切。凡感冒之症用之均有效，尤以感冒初起者为优。

葱白二叶煎　组成：紫苏叶、陈艾叶、葱白各90克。用法：上药加清水1500毫升，煮沸5分钟，连渣倒入脚盆中。用法有二：一是在盆中放二小木凳，嘱患者脱掉鞋袜，将两足踏在小木凳上，并用大围巾将膝部以下与烫脚盆共围覆盖熏之。待周身有微汗出时，旋即揩干腿足，避风片刻。二是待药液温后（45～50℃），将双足浸泡在药液中，待药温度稍凉后，即揩干双足即可。主治：风寒感冒、流行性感冒。附记：此方有辛温解表之功，一般用药1次，待睡醒后病即痊愈，最多2次，无不立验。验之临床，此方对各型感冒均有良效。凡感冒初起用之，痊愈率达100%。

中　　暑

中暑俗称“发痧”，是发生在夏季的一种急性病症。若不急治，或治不得法，可致死亡。根据临床表现，一般又分“伤暑”“暑风”或“暑厥”。

【病因】　多因长时间处在高温环境或烈日下（夏秋季节）作业。加之防暑降温措施不力，使温热秽浊毒气侵入人体，使气血滞塞而发热。轻者为“伤暑”，重者为“暑风”，或“暑厥”。

【症状】　猝然出现头昏、头痛、心中烦乱、无汗、两眼发黑、恶心、倦怠、四肢发冷、指甲与口唇乌青，甚则突然晕厥、口噤不能言，转筋抽搐，或壮热、烦躁；或汗出气短、四肢厥冷、神志不清、血压下降；或腹痛剧烈、欲吐不出。

【足部按摩】

配方 大脑(头部)、小脑及脑干、额窦、三叉神经；肺及支气管、胸、胃、十二指肠、脾；肾、输尿管、膀胱。治法：用中等力度手法刺激肾、输尿管、膀胱反射区各5次，约7分钟；用中、重度手法刺激肺及支气管、胸、胃、十二指肠、脾反射区各5～10次，约15分钟；用重度手法刺激大脑(头部)、小脑及脑干、额窦、三叉神经反射区各10次，约20分钟。患者在进行足部按摩时以有温热感为宜。不愈，隔数小时后再如法按摩1次，必效。主治：中暑。附记：用此法治中暑，可谓是举手之劳，效果甚佳。按摩完毕后，患者可用温水浴足，以防止四肢痉挛；用凉毛巾敷头部，喝凉开水200～500毫升，或饮绿豆薄荷汤或食西瓜、番茄等，可利尿消暑。

【足部药疗】

萸盐散 组成：吴茱萸50克，食盐30克，冰片(后入)3克。用法：上药共研细末，备用。每取本散50克，用香薷15克煎水，取汁调本散成稠糊状，分敷两足心涌泉穴处，外盖敷料，胶布固定。中病即止。主治：中暑。附记：屡用有效。按摩后敷贴，效果尤佳。若中暑昏迷、闭证、脱证，可先用牙皂、细辛各6克，樟脑1.5克，共研细末，密封瓶内、勿泄气。用时取少许吹入鼻腔，患者若打喷嚏、神志清醒，再改他治。

香薷清暑汤 组成：香薷50克，薄荷20克，滑石15克，冰片1.5克(分2次兑入)。用法：上药加清水1000毫升，煎数沸后，取药液倒入脚盆内，待温洗脚、泡脚。稍凉即揩足拭干。按摩后即可使用，单用此方泡足亦可。主治：中暑。附记：多年使用，屡用皆验。

头　痛

头痛是人自我感觉到的一种病症，在临床上较为常见。头痛，既可单独出现，为病；亦可并发于其他疾病中，为症。中医学认为，头痛一证，急性为“头痛”，慢性为“头风”。根据临床表现，一般又可分为外感头痛和内伤头痛两大类。又因其病邪随经络循行而至，故又有前额痛、后头痛、巅顶痛和偏头痛、满头痛之分。

【病因】 致因虽多，无非外感(六淫)和内伤(七情)所致。“伤于风者，上先受之”，“高顶之上，唯风可到”。所以，外感头痛，以风邪为多，因“风为百病之长”，为病每多兼挟，故又有风寒头痛、风热头痛、风湿头痛之分。内伤头痛，多因七情内伤、脏腑失调、气血不足所致，故又有肝火头痛、血瘀头痛、血虚头痛、气虚头痛、阴虚头痛、阳虚头痛和痰浊头痛之分。

【症状】 急性头痛，多为外感；慢性头痛，多为内伤。

1. 外感头痛 起病较急，常伴有恶寒、发热、鼻塞、流涕等表证，主要有以下三型。

(1)风寒头痛：症见头痛时作，遇寒则甚，痛走项背，恶风微寒，口不渴，鼻塞，苔薄白，脉浮紧。

(2)风热头痛：症见头痛且胀，伴眩晕，甚则如坐舟中，面目红赤、发热恶风、有汗，或尿短赤、便结，或渴欲饮、舌尖红、苔薄黄、脉浮数或弦数。

(3)风湿头痛：证见头痛而沉重，如遇阴雨天气时尤甚，或伴有肢体困重疼痛、腰膝酸胀、有下坠之感、纳呆呕恶、苔白腻、脉濡缓。

不过，皆以头痛为主，其他伴随症状一般较轻。

2. 内伤头痛 起病缓慢，时发时止，缠绵难愈。主要有以下6型。

(1)肝阳(火)头痛：症见头痛眩晕、心烦易怒、面红目赤、口苦、舌红、苔薄黄、脉弦有力。

(2)痰浊头痛：症见头痛昏蒙，胸脘满闷、呕恶酸浊、苔白腻、脉滑或弦滑。

(3)肾虚头痛：症见头痛且空、腰膝酸软、遗精、带下、耳鸣、眩晕、苔少、脉细或沉弱。

(4)瘀血头痛:症见头痛日久、痛处固定不移、痛如锥刺,或有头部外伤史。舌暗有瘀斑、脉细涩。

(5)气血不足头痛:症见头晕、目眩、乏力、面色㿠白等。

(6)厥阴头痛:症见巅顶头痛,甚则呕吐痰涎、肢冷、脉沉细、苔白。

【足部按摩】

配方一 大脑(头部)、额窦、脑干、脑垂体、三叉神经、鼻、肾、输尿管、膀胱。治法:揉压大脑(头部)、额窦、脑干、脑垂体、三叉神经、鼻反射区,先左后右,每足约10分钟。按压肾、输尿管、膀胱反射区各3分钟。按摩时患者以有得气感为度。每次约40分钟,每日按摩1～2次。主治:头痛。附记:此法用治头痛,多可缓解或消除症状,疗效较好。同时可配用下列辅助疗法。

(1)通过踏板刺激足部,重点为公孙、涌泉穴,每次10～20分钟,每日3次。

(2)用烟灼法熏灼足窍阴、内至阴穴,每日2次,每次10分钟。

(3)用拳头轻轻敲打足底,每次5分钟,每日2次。

(4)扭转脚踝,用手抓住脚掌,向上扭转,尽量使脚心朝上,然后向下转,如此反复,以使脚踝呈车轮状,并且像骑自行车一样,分别以每个脚踝为"轴"交替扭转。每次5～10分钟,每日2～3次。

配方二 腹腔神经丛、大脑(头部)、额窦、小脑及脑干、三叉神经、颈项、肾、输尿管、膀胱。治法:用中等力度手法刺激肾、输尿管、膀胱反射区各5次,约15分钟;中、重度手法刺激腹腔神经丛、大脑(头部)、额窦、小脑及脑干、三叉神经、颈项反射区各3～5分钟,约30分钟。按摩时患者以有得气感为度。每日或隔日按摩1次。主治:神经性头痛。附记:此法有较好的止痛效果。按摩前,必须审证求因,明确诊断,方可有针对性地进行治疗。按摩后温水浸足,并喝200～500毫升温开水。

【足部药疗】

吴白散 组成:吴茱萸、川芎、白芷各30克,细辛15克。用法：上药共研细末，备用。用时每取本散30克，用陈醋或白酒调和成软膏状，分作两份，做成药饼，贴敷于两足心涌泉穴；外盖敷料，胶布固定，每日换药1次，5～10次为1个疗程。主治：肝阳（火）头痛、头晕及血压升高者。附记：多年使用，均收到较好的疗效。又单用吴茱萸一味，醋调敷足心（涌泉穴），每日换药1次。用治肝阳头痛，效果亦佳。

止痛汤　组成：①白芷30克，细辛15克，冰片1克；②薄荷、桑叶各30克，冰片1克；③党参、当归各15克，川芎6克；④吴茱萸、生南星、白茯苓各30克；⑤羌活30克，白芷15克。用法：随证选用。上药加清水500～1000毫升，煎数沸，取药液倒入脚盆内，待温（约50℃）浸泡双足，稍凉即收足揩干。每日浸足1次，10次为1个疗程。主治：头痛（风寒头痛用方①，风热头痛用方②，风湿头痛用方⑤，气血不足头痛用方③，痰浊头痛用方④）。附记：多年使用，随证选用，每收良效。若在按摩足部后浸足，效果尤佳。

偏　头　痛

偏头痛是由于脑血管功能紊乱所引起的一种剧烈性头痛。西医学称为血管神经性头痛。其痛多在一侧，时痛时止，多呈周期性发作。一经发作可持续数小时或数日，以后逐渐减轻而至缓解，常在入睡后完全缓解。该病多见于女性，常在青春期发病，其中部分患者与月经周期有密切关系。男性亦可发生，但以中老年人为多见。

【病因】　多因痰浊中阻，或风邪上窜、清阳痰扰所致。病在少阳经，与肝胆有关。

【症状】　偏头痛多痛在一侧。开始发作前常有先兆症状，如患者先有嗜睡、倦怠、忧郁感或眼前出现闪光、暗点，有时还可出现面唇和肢体麻木、失语等。20～30分钟后发生偏头痛，剧痛难忍，但多可自行缓解。该病多为慢性，可延至数年或十数年之久，反复发作，缠绵难愈。

【足部按摩】

配方一 大脑(头部)、小脑及脑干、脑垂体、三叉神经、额窦、内耳迷路、颈椎、斜方肌;甲状腺、肾上腺、眼、耳、鼻、上颌、下颌、胃、胰、小肠、十二指肠、肝、胸椎、腰椎、骶骨、心、脾、肺、腹腔神经丛、前列腺或子宫、生殖腺(睾丸或卵巢);肾、输尿管、膀胱。治法:用轻度手法刺激肾、输尿管、膀胱等基本反射区各5次,约7分钟;用中、重度手法刺激甲状腺、肾上腺、眼、鼻、耳、上颌、下颌、胃、胰、心、脾、肺、前列腺或子宫、生殖腺(睾丸或卵巢)、小肠、十二指肠、肝、胸椎、腰椎、骶骨、腹腔神经丛等关联反射区各5～10次,约20分钟;用重度手法刺激大脑(头部)、小脑及脑干、脑垂体、三叉神经、额窦、内耳迷路、颈椎、斜方肌等重点反射区各10次,约30分钟。按摩时患者以有疼痛感为宜。每日按摩1次。10次为1个疗程。主治:偏头痛。附记:方中原有大肠,为足部经外奇穴,必要时可加用。屡用有效。按摩完毕后应以热水浸足,并在半小时内喝完200～500毫升温开水。症状严重,可用热水浴脸,同时以手指按摩两侧太阳穴,以及风池、翳风穴,对缓解偏头痛有良效。同时要注意心情愉快,乐观开朗。适当运动,放松头肌,注意劳逸结合,适度性生活等。

配方二 肾、输尿管、膀胱、大脑(头部)、小脑及脑干、眼、额窦、三叉神经、内耳迷路、肝、胆囊。配穴:太阳穴(健侧)。治法:先用轻手法揉压肾、输尿管、膀胱反射区各3～5分钟,约20分钟,再用中、重度手法按压大脑(头部)、小脑及脑干、眼、额窦、三叉神经、内耳迷路、肝、胆囊反射区各5～10次,约25分钟。必要时加用配穴:按揉健侧太阳穴2～3分钟。按摩时以患者有得气感为度。每日按摩1次,10次为1个疗程。主治:偏头痛(血管神经性头痛)。附记:多年使用,一般连用2～3个疗程均可收到较好的疗效。按摩后可用药水泡脚,半小时喝300～500毫升温开水。注意劳逸结合,保证充足睡眠。

【足部药疗】

二白止痛膏 组成:吴茱萸、柴胡、白芷、白芥子各30克。用法：上药共研细末，备用。用时每取 30 克，以生姜汁或醋调匀成膏状，分做 2 个药饼贴敷两足底涌泉穴，上盖敷料，胶布固定。每日换药 1 次。主治：偏头痛。附记：坚持敷用，效果甚佳。

偏头痛汤　组成：①藁本、白芷、蔓荆子各 15 克，细辛 5 克。②白芥子、南星、白芷、川芎各 15 克，乳香 9 克，冰片 1.5 克。用法：随证选方，加清水 500～1000 毫升，煎数沸后，取药液倒入脚盆内，待温约 50℃，浸泡双足 30 分钟。稍凉即收足揩干避风。每日浸足 1～2 次。主治：偏头痛（以风邪为主者用方①，痰浊为主者用方②）。附记：屡用屡验，久用效佳。笔者临床：多按摩→泡脚→贴敷顺序治疗，每日各 1 次。如此用药，可缩短疗程，提高疗效。

三叉神经痛

三叉神经痛属中医学“面痛”“偏头痛”范畴，是三叉神经分支范围内反复出现的阵发性、短暂闪电样、刀割样、火灼样疼痛，感觉缺失等神经功能障碍，检查无异常体征的一种病症。多发生于 40 岁以上，尤以女性为多。

【病因】　原因不明。中医学认为病因与头痛基本一致，多因风寒、风热阻络或肝火上逆、气虚痰阻等因所致。或因邻近器官病变、病毒感染等所诱发。

【症状】　三叉神经痛，仅限于三叉神经感觉分布区内，不扩散至后头部。一般分为发作期与缓解期。发作期起病急骤、疼痛剧烈，为阵发性。痛如刀割、锥刺、火灼、电击样阵痛，其来去突然，持续时间仅几秒至几分钟。频率自 1 日数次，至 1 分钟多次。多深夜发作，可将患者在熟睡中痛醒。疼痛可因触及面部某一点（如谈笑、刷牙、洗脸时）而诱发。该处称为扳机点。通常多发于三叉神经的第 2 支与第 3 支，单发于第 1 支者较少见。疼痛多于上下唇、鼻翼、眼眶等处开始向外放射。在发作数周或数月后常可自行缓解数月至数年，即为缓解期。病程越长、发作愈益剧烈，缓解期愈益缩短。

【足部按摩】

配方一 肾、输尿管、膀胱;三叉神经、眼、鼻、大脑(头部)、下颌、上颌。配穴:合谷、太阳穴(均取健侧)。治法:先用轻手法刺激肾、输尿管、膀胱反射区各5次,约10分钟,再用中、重度手法按揉三叉神经、眼、鼻、大脑(头部)、上颌、下颌反射区各3～5分钟,约30分钟。按摩时以患者有得气感为度。每日按摩1次,10次为1个疗程。主治:三叉神经痛。附记:坚持按摩,确有良好的缓解或消除疼痛的作用。必要时加用配穴,按压健侧太阳、合谷穴各3～5分钟。按摩完毕后,即用热水浸足(最好用药水浸足),半小时内喝完200～500毫升温开水。继发性三叉神经痛要查明原因,对症治疗。

配方二 肾、输尿管、膀胱;三叉神经、大脑(头部)、眼、腹腔神经丛、颈椎、甲状腺、颈项。治法:用轻手法刺激肾、输尿管、膀胱反射区各5次,约15分钟,再用中、重度手法刺激三叉神经、大脑(头部)、眼、腹腔神经丛、颈椎、甲状腺、颈项反射区各3～5分钟,约30分钟。按摩时以患者有得气感为度。每日按摩1次,5～10次为1个疗程。主治:原发性三叉神经痛。附记:用此法治疗有一定的效果。按摩后用热水浸足,半小时内喝完200～500毫升温开水。

【足部药疗】

三生穿龙散 组成:穿山甲(代)、川厚朴各100克,白芍120克,生南星、生半夏、生白附子各30克,干地龙、甘草各15克,冰片5克。用法:上药共研细末,贮瓶备用,勿泄气。用时每取本药30克,用乳香、没药醇浸液,鸡矢藤挥发油各半,调和成膏状,分做2个药饼,贴敷双足底涌泉穴;上盖敷料,胶布固定。每日换药1次,10次为1个疗程,必要时可加贴阿是穴(痛处)。主治:三叉神经痛、偏头痛。附记:多年使用、止痛效果颇佳。本方有毒,严禁入口与眼内。

四生止痛汤　组成：生川乌、生草乌、生南星、生白附子、地龙、延胡索各15～30克。用法：上药加清水1000毫升，煎至沸，改用文火煎20～30分钟，取药液倒入脚盆内（可逐渐加入），待药温至50℃左右时，浸泡双足30分钟。每日1～2次。主治：三叉神经痛、偏头痛、头痛等。附记：屡用屡验，止痛有效率达100%。此方有毒，严禁口服。此方还可用于风湿性、类风湿关节炎。并加用熏洗患部，疗效颇著。

急性支气管炎

急性支气管炎属中医学“外感咳嗽”范畴。临床以咳嗽、咳痰或干咳为特征，是临床常见多发病。

【病因】　多因外感风寒、风热或风燥之邪，或由口鼻而入，或由皮毛而受。邪袭肺卫，以致肺气不宣、清肃失职、痰饮滋生、肺气上逆或感受燥气、肺津受灼、痰涎黏结所致。

【症状】　初起常有喉痒、干咳等上呼吸道感染症状、发病一二日后、咳嗽加重、咳出少量黏痰或清稀痰，以后逐渐转为黄稠痰或白色黏痰、或少痰，可持续2～3周，常伴有发热、头痛等全身症状，但一般较轻。

【足部按摩】

配方一　肾、输尿管、膀胱、肾上腺、腹腔神经丛、甲状旁腺、肺及支气管、喉与气管及食管、扁桃体、胸部淋巴结、上身淋巴结。治法：先用轻、中度手法刺激肾、输尿管、膀胱反射区各5～10次，7～10分钟，再用中、重度手法刺激肾上腺、腹腔神经丛、甲状旁腺、肺及支气管、喉与气管及食管、胸部淋巴结、上身淋巴结反射区各3～5分钟，约30分钟。按摩时以患者有得气感为度。每日按摩1次，5次为1个疗程。主治：急性支气管炎。附记：此法对该病有较好的治疗效果。治疗要彻底，以防转为慢性支气管炎。按摩完毕后，嘱患者用热水浸足，并在半小时内喝完200～500毫升温开水。嘱戒烟，忌食生冷辛辣腥发之物。注意保暖，预防感冒。

配方二 肺及支气管、喉与气管及食管、上颌、下颌、甲状旁腺、肾上腺、上身淋巴结、下身淋巴结、胸部淋巴结。治法：揉压肺及支气管、喉与气管及食管、上颌、下颌反射区各3～5分钟；按压甲状旁腺、肾上腺、上身淋巴结、下身淋巴结、胸部淋巴结反射区各3分钟。治疗约35分钟。按摩时以患者有得气感为度。每日按摩1～2次。主治：急、慢性支气管炎。附记：屡用有效。

【足部药疗】

四仁膏 组成：胡椒7粒，桃仁30粒，杏仁4粒，栀子仁3克。用法：上药共捣烂如泥，以鸡蛋清调如糊状，备用。用时每取膏泥适量，贴于双足底涌泉穴，上盖敷料，胶布固定。每日换药1次。主治：外感咳嗽。附记：此方有化痰止咳之功，故屡用有效。

加味三物汤 组成：麻黄、杏仁、半夏各15克，甘草6克。用法：上药加清水500～1000毫升，煎数沸后，取药液倒入脚盆内，待温(约50℃)浸泡双足30分钟。每日泡足1或2次。主治：急性支气管炎。附记：多年使用，每收良效，此方适用于风寒咳嗽。若风热咳嗽，此方去麻黄，加薄荷、金银花各15克；燥热咳嗽，此方去麻黄，加川贝母、麦冬各15克，效果亦佳。

慢性支气管炎

慢性支气管炎属中医学“内伤咳嗽”“痰饮”范畴。是临床常见病。该病多反复发作，缠绵难愈。

【病因】 古谓：“五脏六腑，无不令人咳，咳证虽多，无非肺病”。多因脏腑有病，或脏腑功能失调，累及于肺所致。或由急性失治，或治不彻底，或因反复发作，而变成慢性支气管炎。慢性感染，亦可引起急性发作。

【症状】 咳嗽时作时止，反复发作。且早、晚咳嗽加重，痰多呈白色，稀薄或黏稠痰。若经久不愈，可变生他病。

【足部按摩】

配方一 肾、输尿管、膀胱；肺及支气管、扁桃体、喉与气管及食管、鼻、上颌、下颌；肾上腺、甲状腺、甲状旁腺、上身淋巴结、下身淋巴结、胃、肝、胆、脾。治法：以轻手法刺激肾、输尿管、膀胱基本反射区各 5 次，约 5 分钟；以中、重度手法刺激肾上腺、甲状腺、甲状旁腺、上身淋巴结、下身淋巴结、胃、肝、胆、脾等关联反射区各 10～15 次，约 15 分钟；以重度手法刺激肺与支气管、扁桃体、喉与气管及食管、鼻、上颌、下颌等重点反射区各 15～20 次，约 15 分钟。按摩时患者以有麻胀感为宜。每日按摩 1 次，10 次为 1 个疗程。主治：慢性支气管炎。附记：坚持按摩，确有较好的疗效。按摩完毕后，嘱患者用热水浸足，并在半小时内喝完 200～500 毫升温开水。患者应戒烟忌酒，注意气候变化，避免着凉。饮食宜清淡，不食海鲜，忌食竹笋及辛辣、烤熏肉食；多食水果蔬菜。

配方二　肾、输尿管、膀胱、肺及支气管、鼻、颈椎、喉与气管及食管、扁桃体、肝、脾。治法：揉按肾、膀胱反射区各 3 分钟，推按输尿管反射区 10～15 次；按压（以中、重度手法）肺及支气管、鼻、颈椎、喉与气管及食管、扁桃体、肝、脾反射区各 3～5 分钟。按摩时以患者有得气感为度。每日或隔日按摩 1 次，每次按摩 30～40 分钟，10 次为 1 个疗程。主治：慢性支气管炎。附记：有一定的效果，坚持按摩效佳。若与药疗结合，可缩短疗程，提高疗效。余同配方一。

【足部药疗】

止咳膏　组成：①炙麻黄、白芥子、半夏、地龙、细辛各 30 克，樟脑 10 克，附子 60 克。②上方去附子、麻黄加天竺黄 60 克，鱼腥草 15 克。用法：上两方，分别共研细末，用生姜汁调和成糊状，备用。用时，随证取药膏 10 克，分作 4 份，做药饼 4 个，贴敷双足底涌泉穴，并加贴肺俞（双侧）。上盖敷料，胶布固定，每日换药 1 次，10 次为 1 个疗程。主治：慢性支气管炎（寒型用方①，热型用方②）。附记：方①温肺化饮。适用于以寒饮为主的慢性支气管炎。方②清肺化痰。适用于以热痰为主的慢性支气管炎。屡用屡验，久用效佳。单用此方外治，可每年入伏开始，每伏 1 次。若与足部按摩配合使用，可于按摩后贴用。

八味止咳汤 组成：枇杷叶、桑白皮、浙贝母、陈皮、半夏、鱼腥草各15克，桔梗6克，苏子9克。用法：上药加清水1000～1500毫升，煎数沸后，取汁倒入脚盆内，待温（以不烫手为度），浸泡双足30分钟。每日1～2次，10次为1个疗程。主治：慢性支气管炎。附记：多年使用，屡收良效。此方亦可内服，但应随证加减。

支气管喘息

支气管喘息又称慢性喘息性支气管炎，属中医学的"咳嗽""痰饮""气喘""肺胀"等病范畴，简称"咳喘"。该病一年四季均可发病，尤以冬春二季发病较多或加重，是临床常见多发病。该病发病率高，治愈率低，严重地危害身体健康。成年人与小儿均可发病。

【病因】 多因身体虚弱、痰伏肺窍，复因气候骤变、外邪袭肺；或饮食不节、脾虚痰湿、壅遏于肺；或接触其他物品受刺激而诱发；或因脏腑功能失调、肾虚不纳，由此而影响及肺。凡此种种，均可导致肺失宣降而致肺气上逆、咳喘并作。或由慢性支气管炎转化而成。

【症状】 突然发病，多见于夜间，咳喘并作，先咳后喘，痰多、气急、胸闷。发作时呼吸困难而不能平卧，吸气短而急，呼气急而长，严重时有发绀现象。有时咳出少量黏性痰，喘促也逐渐缓解。听诊时可听到弥漫性啰音。且经常反复发作，经久不愈。该病以肺脾虚弱者为多见，肾虚者少。

【足部按摩】

配方一 肾、输尿管、膀胱；肺及支气管、扁桃体、鼻、喉与气管及食管、脾、胃、胸部淋巴结。治法：以轻手法刺激肾、输尿管、膀胱反射区各3～5分钟；以中度手法刺激肺及支气管、扁桃体、鼻、脾、胃反射区各5分钟；揉按喉与气管及食管反射区3分钟，推按胸部淋巴结反射区10～15次。按摩时以患者有得气感为度。每日或隔日按摩1次，每次按摩30～40分钟，10次为1个疗程。主治：慢性喘息性支气管炎（咳喘）。附记：坚持治疗，可收到较好的疗效。按摩后应嘱患者用热水浸足，并在半小时内喝完300～500毫升温开水。若配合按揉定喘(双侧)、肺俞(双侧)和天突穴各3～5分钟，可提高治疗作用。同时冷天注意保暖，平时加强锻炼，戒烟、忌食辛辣及生冷之品。

配方二　①肾、肾上腺、输尿管、膀胱。②肺与支气管，鼻、喉与气管。③脾、胸部淋巴结。治法：用轻手法刺激①组内每个反射区各3～5分钟，以中度手法刺激②组重点反射区各5分钟；再按揉喉与气管3～5分钟，同样以中、轻度手法刺激③组反射区3～5分钟；推按胸部淋巴结反射区5分钟。每日或隔日按摩1次，每次按摩30～40分钟，10次为1个疗程。主治：慢性喘息性支气管炎，兼治慢性支气管炎。附记：临床屡用，久治效佳。按摩后应嘱患者用温热水浸足，并在半小时内喝完300～500毫升温开水。

【足部药疗】

宣肺降逆膏　组成：麻黄、紫苏子、白芥子各15克，细辛、桔梗各6克。用法：上药共研细末，以醋调和成稠糊状备用。用时取本膏20克，分作两饼，贴敷双足底涌泉穴上，上盖敷料，胶布固定。必要时可加贴肺俞(双侧)、定喘(双侧)。每日换药1次，10次为1个疗程。主治：支气管喘息。附记：屡用有效。与足部按摩配合使用，可缩短疗程，提高疗效。

三子麻白汤　组成：麻黄、桑白皮、紫苏子、葶苈子、半夏各15克，干姜9克，五味子、桔梗各5克。用法：上药加清水1000毫升，煎数沸后，取药液倒入脚盆内，待温(以不烫手为度)浸泡双足30分钟。每日1～2次，10次为1个疗程。主治：咳喘。附记：临床验证有效。又用芥末300～500克。先将芥末打碎并以少量水调成糊状，直至出现芥末油气味，倒入浴盆，冲入适量温热水浴足。每日1次，每次10～30分钟，用于寒痰咳喘效佳。

肺　炎

肺炎属中医学“咳嗽”“肺闭”“肺风痰喘”“马脾风”“风温”“冬

温”等病范畴，是临床常见多发病。根据临床表现，一般分为大叶性肺炎和支气管肺炎两类。大叶性肺炎，多见于青壮年；支气管肺炎，则以婴幼儿和年老体弱者为多见。该病一年四季均可发生，尤以冬春寒冷季节及气候骤变时发病者居多。

【病因】 西医学认为，肺炎为肺炎链球菌引起。中医学认为，多因卫气不固、风热犯肺、内蕴痰浊所致；或因感冒引起。

【症状】 大叶性肺炎，以高热、咳嗽、胸痛、咳出铁锈色痰为主要症状。支气管肺炎，初起似感冒症状，继则发热、咳嗽、气急、鼻翼扇动、口唇和指甲发绀，甚则抽搐、昏迷。较大儿童可出现寒战、胸痛、痰中带血等症状。

【足部按摩】

配方一 肾、输尿管、膀胱；肾上腺、腹腔神经丛、肺及支气管、甲状旁腺、心、内耳迷路、喉与气管及食管、胸部淋巴结、上身淋巴结、下身淋巴结。治法：以轻、中度力度手法刺激肾、输尿管、膀胱反射区各5～10次，约10分钟，以中度手法刺激肾上腺、腹腔神经丛反射区各3分钟；以重度手法刺激肺及支气管、甲状旁腺、心、内耳迷路反射区各5分钟；揉按喉与气管及食管反射区3分钟；推压各淋巴结反射区各15～30次。均用重手法。以患者出现明显得气感为宜。每日按摩1次，每次按摩40分钟。主治：肺炎（肺炎链球菌性肺炎）。附记：此法对于该病的早期，症状典型者有一定的疗效。按摩完毕后，嘱患者用热水浸足，并在半小时内喝完200～500毫升温开水。若合并中毒性休克性肺炎要及时送医院中西医结合抢救治疗。

配方二 肾上腺、肾、输尿管、膀胱、肺及支气管、喉与气管及食管、脾、上身淋巴结、胸部淋巴结、额窦。治法：以轻度手法刺激肾上腺、肾、输尿管、膀胱反射区各5次，约8分钟，以重度手法刺激肺及支气管、喉与气管及食管、胸部淋巴结、上身淋巴结、脾反射区各10～15次，约15分钟；以按掐额窦反射区10次，用重度手法刺激。按摩时以患者有得气感为度。每日按摩1次，每次按摩30

分钟,10 次为 1 个疗程。主治:大叶性肺炎及支气管肺炎。附记:用于该病早期轻症有较好的疗效。若属重症,应配合其他疗法,此法仅作为辅助疗法。按摩完毕后,患者应以热水浸足,并在半小时内喝完 200～500 毫升温开水。体质较弱伴有发热的中老年患者应以卧床休息为主,病情缓解期可在早晨室外散步,以不觉疲劳为度。年老及婴幼儿患者手法力度要适度。患者饮食宜多食有营养、易消化的食品,多食水果蔬菜。保持足够睡眠,室内空气流通,温度适宜。

【足部药疗】

十味肺炎膏　组成:苏子 30 克,生麻黄、雄黄、桃仁、金银花、连翘各 9 克,鱼腥草、明矾、桔梗、薄荷各 6 克。用法:上药共研细末,备用。用时每取本散适量,以米醋调和成稠糊状,贴敷于双足底涌泉穴,上盖敷料,胶布固定。每日换药 1 次,5～10 次为 1 个疗程。必要时可加敷胸部(啰音处)、肺俞穴(双)。主治:各型肺炎。附记:多年使用,屡用有效。若于足部按摩后敷贴,则效果更好。若病情严重者,还应配合内治方药为宜。

肺炎浸足方　组成:金银花、黄芩、桑白皮各 15 克,葶苈子 30 克,鱼腥草、桔梗、薄荷各 6 克。用法:上药加清水 500～1000 毫升,煎数沸后,取药液倒入脚盆内,待温浸泡双足 30 分钟。每日 1～2 次。主治:肺炎。附记:屡用有效。临床应用,还可随证加减。

肺　气　肿

肺气肿,古谓“肺胀”,多见于呼吸系统疾病之晚期。老年患者为多。

【病因】　该病常因支气管炎、喘息、咳嗽、百日咳、歌唱过度,使肺部弹性减弱,肺泡内空气胀满,出纳弛缓,肺泡逐渐膨大,造成肺气肿。久咳不愈,必导致肺功能减退,迁延而致。临床所见,尤以慢性支气管炎、支气管喘息转化而成者居多。

【症状】 呼吸异常困难，稍事动作更感呼吸促迫。胸部剑突下心窝、锁骨上皆平坦无凹陷之形，为本病之特征。全身皮肤苍白，频频咳嗽，咳出黏稠之泡沫痰。病到晚期有充血性心力衰竭症状等。

【足部按摩】

配方一 肾、输尿管、膀胱、腹腔神经丛、肺及支气管、喉与气管及食管、胸部淋巴结、心、甲状腺、甲状旁腺、上身淋巴结、下身淋巴结。治法：以轻度手法刺激肾、输尿管、膀胱反射区各5～10次，约8分钟；以轻、中度手法刺激腹腔神经丛、肺及支气管、喉与气管及食管、胸部淋巴结、心、甲状腺、甲状旁腺、上身淋巴结、下身淋巴结反射区各3～5分钟，约30分钟。按摩时以患者有得气感为度。每日按摩1次，每次按摩40分钟，10次为1个疗程。主治：阻塞性肺气肿。附记：坚持按摩，确有一定的疗效，可缓解气喘气憋等症状。按摩完毕后，患者应用热水浸足，并在半小时内喝完200～500毫升温开水。但对危重病人应以中西医结合治疗为宜。同时要注意保暖，锻炼身体，防止感冒；忌食辛辣腥发及生冷之品。戒烟酒，慎起居。

配方二 肾上腺、肾、输尿管、膀胱、肺及支气管、鼻、额窦、脾、胃、喉与气管及食管、胸部淋巴结。治法：以轻度手法刺激肾上腺、肾、输尿管、膀胱反射区各5～10次，约10分钟；以中度手法刺激肺及支气管、鼻、额窦、脾、胃、喉与气管及食管、胸部淋巴结反射区各3～5分钟。按摩时以患者有得气感为度。每日按摩1次，每次按摩40分钟，10次为1个疗程。主治：肺气肿。附记：此法对该病有一定的治疗效果，可改善体质，减轻症状。余同上。

【足部药疗】

扶正平喘膏 组成：党参、白术、茯苓各30克，代赭石50克，苏子15克，前胡、陈皮各9克，五味子6克。用法：上药共研细末，备用。用时每取本散15克以米醋调和成糊状，做药饼2个，分贴敷于双足底涌泉穴上，上盖敷料，胶布固定。每日换药1次，10次为1个疗程。主治:肺气肿。附记:屡用有效。该病为顽固之疾,治非一日,必须坚持治疗,其效始著。若配合足部按摩使用,可缩短疗程,提高疗效。

三子浸足方　组成:苏子、白芥子、莱菔子各10克,生山药60克,元参30克。用法:每日2剂。1剂水煎内服,日服2次;1剂加清水500～1000毫升,煎沸5分钟,取药液倒入脚盆内,待温浸泡双足30分钟,每日浸足2次。主治:肺气肿咳喘。附记:原名“三子养亲汤加味”,为内服方。今加用煎水浸足,为一途二法并施,内外并治,疗效尤佳,实乃老年痰喘之效方也。

肺　结　核

肺结核,中医学称“肺痨”“劳瘵”。是由结核杆菌引起的一种慢性传染病。《严氏济生方》云:“夫劳瘵一证,为人之大患。凡受此病者,传染不一,积年染疾,甚至灭门,可胜叹哉”。

【病因】　多由结核杆菌传染所致。此多因人体虚弱,正气不足,饮食不洁,或与肺结核病人共同生活,或密切接触,或对面谈话等,致使结核杆菌感染而致病。

【症状】　初起一般症状较轻,咳嗽不甚,仅有疲乏无力,食欲缺乏。继则咳嗽加重,午后潮热,两颧微红,唇红口干,咯血盗汗,失眠,身体消瘦,男子多伴梦遗,女子多伴经闭等。临床上一般分为浸润型、纤维钙化型、肺空洞型等。

【足部按摩】

配方　①肾、肾上腺、输尿管、膀胱;②肺和支气管、鼻、喉与气管;③脾、肾、胃、食管。治法:以轻手法刺激①组反射区各3分钟。再重点按摩②组反射区,用轻、中度手法各反复按摩5～7分钟,尤其肺与支气管反射区要多按摩。再以轻手法刺激③组反射区各3～5分钟。每日或隔日按摩1次,每次按摩30分钟,10次为1个疗程。主治:肺结核(各期)。附记:本疗法可作为辅助疗法之用,对于增强机体免疫力、改善临床症状有较好作用。临床治疗应以药物治疗为主，本法为辅，二法并用，可缩短疗程，提高疗效。具体方药可详见《秘方求真》一书。按摩后应嘱患者用温热水浸足，并在半小时内喝完300～500毫升温开水。

【足部药疗】

倍仁膏 组成：酸枣仁、五倍子各50克，煅龙骨、煅牡蛎各15克。用法：上药共研细末，贮瓶备用。每取药末30克，以蜂蜜或米醋适量调和成糊状，分3等份，分别贴敷于双足心涌泉穴和神阙穴（肚脐）。上盖敷料，外以胶布固定。每日换药1次。主治：肺结核、盗汗。附记：本方有养阴、收敛、止汗之功。验之临床，确有较好疗效。

百部参贝汤 组成：百部、元参、黄芪、川贝母各30克，银杏叶、五味子各15克，大蒜汁（后兑入）50毫升。用法：上药加清水1000～1500毫升，煎沸5分钟后将药液倒入浴盆内，待温时再兑入一半大蒜汁，浸泡双足30分钟（浸毕仍倒入药渣内），每日浸足2次。主治：肺结核。附记：多年应用，每获良效。本方有益气养阴、解毒杀虫、润肺止咳之功，故用之多效。笔者临证，常在辨证用药内治的同时，辅以本方外用浸足，屡收良效。临床证明，内外并治比单用一种疗法效果为优。

高血压病

高血压病属中医学“头痛”“眩晕”等病范畴，是一种以体循环动脉血压升高为特征的心血管疾病，多发生在40岁以上中老年人，是临床常见多发病。高血压，可分原发性和继发性两种。继发性高血压是由其他疾病引起，是肾病、糖尿病、内分泌疾病、颅内病变等综合症状所引起的一种症候，而不是一个独立的病。原发性高血压则称为高血压病。

【病因】 多因肝肾阴虚、肝阳上亢，或肾虚、阴虚阳亢，或受精神刺激，大脑紧张所致。可见原发性高血压是由于“阳亢”（或因虚致实）而导致人体大脑皮质功能紊乱而引起的。

【症状】 高血压病，除了血压升高外，还伴有颈后或头部胀痛，头晕眼花、心慌，或胸闷，四肢发麻，或头重脚轻如坐舟中。日久不愈，严重者还可引起动脉硬化或诱发中风等病变。

【足部按摩】

配方一 肾、输尿管、膀胱、肾上腺、大脑(头部)、小脑及脑干、内耳迷路。治法：以轻度手法(揉压)刺激肾、输尿管、膀胱、肾上腺反射区各3～5分钟；以中度手法刺激大脑(头部)、小脑及脑干、内耳迷路反射区各5分钟。按摩时以患者有得气感为度。每日按摩1次，每次按摩40分钟，10次为1个疗程。主治：高血压病。附记：凡无论何种原因引起的高血压，用足部按摩治疗，常可收桴鼓相应之效。按摩完毕后，患者应以热水浸足，并在半小时内喝完200～500毫升温开水。同时还可配合下列辅助疗法：①以拳头用力敲击脚心，每日早、晚各做100次；②左右转动两足脚踝20～30分钟，每日1～2次；③踩踏按摩板，每次15～20分钟，每日1次；④坚持每日用脚尖爬楼梯，开始可少爬几层，以后逐渐增加。

配方二 肾、输尿管、膀胱；脑垂体、腹腔神经丛、甲状腺、甲状旁腺、生殖腺(睾丸或卵巢)、上身淋巴结、下身淋巴结、额窦、前列腺或子宫、内耳迷路；大脑(头部)、三叉神经、小脑及脑干、颈项、心、肾上腺。治法：用中度力度手法刺激肾、输尿管、膀胱反射区各10次，约8分钟；再以中度手法刺激脑垂体、腹腔神经丛、甲状腺、甲状旁腺、生殖腺(睾丸或卵巢)、上身淋巴结、下身淋巴结、额窦、前列腺或子宫、内耳迷路反射区各10次，约12分钟；以重度手法刺激大脑(头部)、三叉神经、小脑及脑干、颈项、心、肾上腺反射区各20次，约10分钟。按摩时以患者有得气感为度。每日按摩1次，每次按摩35分钟。10次为1个疗程。重症每日按摩2次。主治：高血压病。附记：此法作为一种高血压病的辅助治疗方法，能综合调节高级神经中枢的功能，对缓解大脑皮质的紧张程度，调节心血管中枢的兴奋与抑制，调整内分泌功能，具有一定的作用。按摩完毕后，患者应以热水浸足20分钟，擦干，用按摩棒轻轻捶击颈项三角、甲状腺和甲状旁腺反射区之间的区域 30 下，以巩固降压的疗效。并在半小时内喝完 200～500 毫升温开水。同时患者应参加适当的体育活动，并用野菊花、干蚕豆花各少许，用开水冲泡代茶饮用。

【足部药疗】

降压膏 组成：吴茱萸、大蒜各 18 克。用法：将上药共捣烂如泥状。用时每取一半药膏，贴敷于双足底涌泉穴上，上盖敷料，胶布固定。敷 24 小时后取下，每 3 日敷药 1 次。主治：各种高血压。附记：此方有良好的降压作用。此方如去大蒜，以醋调敷足底涌泉穴(双)，敷后血压会很快下降。又此方去大蒜，加槐花、珍珠母各 30 克，共研细末，贮瓶备用。每取 20 克，以米醋调和成膏，分 3 份，2 份贴敷足底涌泉穴(双)，1 份贴脐孔上，上盖敷料，胶布固定。贴后以点燃艾条灸之，每处灸 15～20 分钟，每日 1 次。用治各型高血压，效果很好。

降压汤 组成：吴茱萸、桃仁、丹参、夏枯草、川牛膝各 10～15 克。用法：上药加清水 2000 毫升，煎至 1500 毫升，将药液倒入脚盆内，待药温降至 50～60℃时，先用消毒毛巾蘸药液擦洗双脚(脚掌脚背)数分钟后，再将双足浸泡在药液中 30 分钟。每日浸足1～2 次。洗后卧床休息 1～2 小时，每剂可用 2 次。主治：高血压病。附记：先祖云："本方治验甚多，近期疗效显著"。笔者治疗 25 例，经本方外治 2～3 次，内服药(即本方吴茱萸改用 6 克或不用加龙胆草 12 克)5～15 剂后均获良效，其中 15 例 1 年后血压回升，经用此方治疗仍有良效。此方有活血通络、导热降压之功，故用之效佳。

低 血 压

低血压属中医学"虚损""眩晕"等范畴，是一种以体循环动脉血压低于正常水平的综合征。

【病因】 多因脾肾两亏、气血不足、清阳不升、血不上荣、髓海空虚所致，或因遗传因素所致。

【症状】 低血压、多伴有头晕、耳鸣、目眩、疲劳、四肢酸软无力、食欲缺乏、面色萎黄、心慌气短、足发冷、自汗、盗汗等，甚则当体位变动，特别是突然起立时眼前发黑、头晕欲仆等。有的人一般没有自觉症状。

【足部按摩】

配方一 肾、输尿管、膀胱；大脑（头部）、颈项、心、生殖腺（睾丸或卵巢）、腹腔神经丛、上身淋巴结、下身淋巴结。治法：以轻、中度手法（揉压）肾、输尿管、膀胱反射区各 5 分钟；再以轻度手法（轻揉）刺激大脑（头部）、颈项、心、生殖腺（睾丸或卵巢）反射区各 2 分钟，并对检查中疼痛明显的反射区，每一部位继续按揉 5 分钟。接着以轻、中度手法（揉压）刺激腹腔神经丛、上身淋巴结、下身淋巴结反射区各 3～5 分钟。手法以轻揉为主。按摩时以患者有得气感为度。每日按摩 1 次，每次按摩 30 分钟，10 次为 1 个疗程。主治：低血压。附记：坚持每日按摩，必见其功。按摩完毕后，患者应以热水浸足，并在半小时内喝完 200～500 毫升温开水。同时还可配合下列辅助疗法：①可用塑料空瓶或拳头轻轻敲打足底 15～20 分钟，每日 1 次。②用发夹或牙签刺激足跟 15～20 分钟，每日 2 次。③旋转足踝 15～20 分钟，每日 2 次。④用烟灼法熏灼脚第 3 趾、足心，共 15～20 分钟，每日 1 次。

配方二 肾、输尿管、膀胱、肾上腺、腹腔神经丛、大脑（头部）、心、肺、内耳迷路、甲状腺、生殖腺（睾丸或卵巢）、腹股沟、脑垂体、颈椎、胸椎、骶骨、胃、十二指肠、小肠、上身淋巴结。治法：以轻度手法揉按以上反射区各 3～5 分钟。按摩时以患者有得气感为度。每日按摩 1 次，每次轻揉 40 分钟，10 次为 1 个疗程。主治：原发性直立性低血压。附记：此法对该病有较好的治疗作用。经常按摩，可防治低血压。按摩完毕后，患者要以热水浸足，喝温开水。

治疗低血压，患者应持之以恒，最好每日按摩 2 次。若能配合中医方药内治，则效果会更好。

【足部药疗】

升压汤 组成:桂枝、肉桂各30克,炙甘草15克。用法:每日2剂。1剂水煎服,日服2次或顿服,或频频饮服。1剂煎水泡足,每日1~2次,每次浸泡双足30分钟。主治:低血压。附记:此方原为内服之方。今另增一用,煎水浸足。内外并治,奏效尤捷。此方有温阳升压之功,故用之多效。

桂附膏 组成:党参、桂枝、川附子、炙甘草各15克。用法:上药共研细末,备用。用时每取20克,以生姜汁适量调和成糊状,贴敷于两足底涌泉穴上。上盖敷料,胶布固定。每日换药1次,10次为1个疗程。主治:低血压症。附记:屡用有效,多用效佳。此方可单用,若在足部按摩后、配此方贴敷足心,可缩短疗程,提高疗效。

高脂血症

高脂血症是指由于脂肪代谢异常、使一种或多种血浆脂质浓度超过正常范围的疾病。中医学无此病名。

【病因】 多因肝阴暗耗、肝阳偏亢、化风内动、上扰清窍,或脾虚化源不足,则五脏失养、肾失所藏,肾水不足、肝失滋养,而致偏亢所致。

【症状】 头痛、眩晕、两目干涩、腰膝酸软、心烦胸闷、血脂超标。

【足部按摩】

配方一 肾、输尿管、膀胱、肾上腺、腹腔神经丛、甲状腺、肝、胆囊、胰、膈(横膈膜)、胸部淋巴结、上身淋巴结、下身淋巴结。治法:以轻度手法刺激肾、输尿管、膀胱反射区各3分钟;再以轻、中度手法刺激肾上腺、腹腔神经丛、甲状腺、肝、胆囊、肾、胰、膈(横膈膜)、胸部淋巴结、上身淋巴结、下身淋巴结反射区各3~5分钟。按摩时以患者有得气感为度。每日按摩1次,每次按摩40分钟,10次为1个疗程。主治:高脂血症。附记:此法对该病有一定的疗效。经常按摩，可调节血脂的合成、转运、吸收、消除及排泄，使增高血脂恢复正常。按摩完毕后，患者应以热水浸足，喝温开水。同时要注意锻炼身体、合理膳食、防止肥胖。戒烟酒，多活动。

配方二　肾、输尿管、膀胱、腹腔神经丛、甲状腺、脾、胃、胰、肝、胆囊、下腹部、胸部淋巴结、上身淋巴结、下身淋巴结。治法：以轻度手法对以上反射区各按揉3～5分钟。其中：肾、肝、脾、胰反射区为各5分钟。按摩时以患者有得气感为度。每日按摩1次，每次按摩40分钟，10次为1个疗程。主治：高脂血症。附记：屡用有效。坚持经常按摩，可收到满意疗效。注意要点同上。

【足部药疗】

楂黄降脂膏　组成：生山楂、泽泻、大黄各30克，鲜白萝卜60克，鲜橘叶15克。用法：先将前3味共研细末，备用。同时每取本散15～20克，以后2味捣烂取汁（或煎水取浓汁），以适量调和成糊状，贴敷双足底涌泉穴上。上盖敷料，胶布固定。每日换药1次，10次为1个疗程。主治：高脂血症，肥胖症。附记：多年使用，连用3～5个疗程后多可收到显著疗效。若于足部按摩后贴敷，效果尤佳。

五味桑椹汤　组成：桑椹、丹参、泽泻、生山楂、怀山药各15～30克。用法：上药加清水1000毫升，煎至700毫升，将药液倒入脚盆内，待温浸泡双足30分钟。每日1次。主治：高脂血症。附记：临床验证有效。若配合足部按摩，加用此方水煎服。内外并治、效果尤佳。

糖　尿　病

糖尿病属中医学“消渴”范畴。该病发病率较高，根治颇难。

【病因】《普济本事方》云：“肾虚所致，每发则小便甜。”“盖火炎于上，阴亏于下，水火不相既济所至，真阴亏耗，水源不充，相火偏亢，虚极妄炎，热伤肾阴，精气亏虚，尿频量多；热伤肺阴，津液干竭，渴饮无度；热伤胃阴，消谷善饥，肌肤消瘦。标虽有三，其本则一，一者阴虚也。”论述透彻，确为经验之谈。

【症状】 一般以“三多一少”临床表现和化验检查血糖增高，尿糖阳性为特征。多饮（口干思饮，渴饮无度）、多食（消谷善饥，食不知饱）、多尿（饮一溲二，尿频量多，夜间尤甚）和形体消瘦。其因不一，证有虚实，兼证亦异。临床所见，以虚证、热证为多，实证、寒证较少，尤以虚热和气阴两虚之证居多。

【足部按摩】

配方一 ①肾上腺、肾、输尿管、膀胱；②脑垂体、小脑及脑干、三叉神经、眼、甲状腺、甲状旁腺、胃、十二指肠、小肠、肺、心、腹腔神经丛、生殖腺（睾丸或卵巢）、前列腺或子宫、上身淋巴结、下身淋巴结；③大脑（头部）、胰、坐骨神经（内侧）。治法：先用轻度手法按摩全足反射区一遍，或借助足部按摩器按摩，约20分钟，使双足轻松，微热、舒适。再用中等力度手法刺激①组和②组反射区各20～30次，约20分钟；用重度手法刺激③组反射区各30次，约15分钟。按摩时患者以有酸痛麻胀感为宜。每日按摩1次，每次按摩55分钟，10次为1个疗程。主治：糖尿病。附记：应用此法治疗该病，能调节身体各器官的功能，促进胰腺细胞分泌胰岛素，提高细胞膜上的胰岛素受体对胰岛素的敏感性，增强肾小管的重吸收功能，使血糖较快获得控制，明显缓解自觉症状。在开始阶段，血糖可能出现一时性升高的反跳现象，但坚持按摩，血糖会逐渐下降，取得显著的疗效。按摩完毕后，患者应以热水浸足15分钟，并在半小时内喝完200～500毫升温开水。同时患者应坚持力所能及的体育活动。对轻、中度糖尿病患者，还可试用红皮萝卜若干，捣汁，早、晚各服用100毫升，连服1个月。

配方二 肾、输尿管、膀胱、胰、胃、十二指肠。治法：先两脚对搓5～10分钟；再以轻度手法（揉压）刺激肾、输尿管、膀胱反射区各3～5分钟；以中、重度手法（按压）刺激胰、胃、十二指肠反射区各5～10分钟；重推足正中线3分钟。按摩时以患者有得气感为度。每日按摩2次，每次按摩45分钟，10次为1个疗程。主治：

糖尿病。附记：屡用有效。按摩后患者应以热水浸足，喝温开水。也可用拇、示两指按揉足大蹈趾 5 分钟；按压胰反射区 5～10 分钟；足蹈趾内侧以趾根到趾尖处有硬块，此也是许多糖尿病患者的一种足部表现，故需按揉，将硬块散开，使之柔软。一般每日 2～3 次，每次 10～15 分钟；脚后跟有硬块者，须加以按摩揉散，每日 2 次，每次约 10 分钟。

【足部药疗】

降糖散　组成：天花粉、葛根、地骨皮、山药、黄芪、元参各 30 克，黄连、熟地黄各 15 克，格列本脲（优降糖）10 粒。用法：上药共研细末，贮瓶备用，勿漏气。用时每取本散 1 克，分作 2 份，撒在双足底涌泉穴上，按紧，上盖胶布固定。每日换药 1 次，10 次为 1 个疗程。主治：糖尿病。附记：多年使用，屡收良效。此方可单用，若在足部按摩后贴敷，效果尤佳。

系列足浴方　组成：①党参、苍术、山药、玄参、麦冬、五味子、生地黄、熟地黄、牡蛎各 15 克，黄芪 45 克。②天花粉 30 克，知母 25 克，玄参、麦冬、天冬、白芍、赤芍、生地黄、栀子各 15 克，黄芩、黄连各 10 克，金银花 20 克。③黄芪 45 克，当归、川芎、赤芍、桃仁、丹参、红花、地龙、生地黄、柴胡、甘草各 15 克。④制附片、熟地黄、山茱萸、牡丹皮、山药、茯苓、泽泻、葛根各 15 克，肉桂 10 克，仙灵脾 30 克。用法：随证选方，加清水 1000～1500 毫升，煎沸5～10 分钟，取药液倒入脚盆内，待温浸泡双足。每日 1 次，每次浸泡1～1.5 小时（冷则加温），10～15 日为 1 个疗程。主治：糖尿病。临床辨证分 4 型。

（1）气阴两虚型（多饮、多尿、乏力、消瘦、抵抗力弱、易患外感。舌质暗淡、脉细弱）选方①。

（2）阴虚燥热型（心烦、口渴、多饮、多食、多尿、燥热、身痒。舌红苔黄、脉洪数）选方②。

（3）气虚血瘀型（乏力、口渴、心胸憋气、心前区疼痛。舌质紫暗或有瘀斑、舌体胖、脉沉弱）选方③。

(4)阴阳两虚型(多尿、尿频、夜尿增多、消瘦乏力、大便稀溏、腰膝酸软、性欲减退、阳痿早泄。舌质白苔淡、脉弱)选方④。附记:临床屡用,疗效确切,确有较好的治疗作用。

方①加减法:血糖不降加知母15克,生石膏45克。尿糖不降加天花粉30克,乌梅15克;尿酮体者加黄芩、黄连各10克;皮肤瘙痒加黄柏、知母、苦参各15克;失眠者加何首乌30克,女贞子、白蒺藜各15克。

神经衰弱

神经衰弱涉及中医学“不寐”“心悸”“郁症”“虚损”“遗精”“阳痿”等病症,是大脑皮质兴奋与抑制平衡失调引起的一种功能性疾病。临床所见,大致属功能减退一类病变反应,其证多虚。

【病因】 中医学认为,人的意识、思维、情志等活动,皆属心肝所主,所以神经衰弱一病离不开心肝功能活动的衰退或亢进,但与脾肾有关。所以该病之起多因思虑过度、劳伤心脾;房事不节、肾气亏损;情志不舒、肝气郁滞;肝肾阳虚、虚火上扰;心胆气虚、神志不宁;脏腑失调、阴阳不交所致。

【症状】 症状繁多,临床表现极为复杂。一般常见头痛、头晕、耳鸣眼花、疲劳气短、消化不良、失眠、多梦、心悸健忘、焦虑不安、精神不振、遗精、阳痿或月经不调及其他伴随症状。

【足部按摩】

配方一 ①肾、输尿管、膀胱;②眼、耳、颈项、斜方肌、甲状腺、肺、肝、胃、胰、十二指肠、小肠、胸椎、腰椎、前列腺或子宫、生殖腺(睾丸或卵巢)、尿道与阴道、内耳迷路、腹腔神经丛、上身淋巴结、下身淋巴结;③大脑(头部)、脑垂体、小脑及脑干、额窦、心、脾、三叉神经。治法:以轻度手法快速刺激双足62个反射区各一遍;以轻度手法刺激①组反射区各5次,约5分钟;以中、重度手法刺激②组反射区各5～10次,约20分钟;以重度手法刺激③组反射区各10次,约15分钟。每日按摩1次,每次按摩40分钟,10次为1

个疗程。按摩时患者以有疼痛麻痒感为度。主治：神经衰弱。附记：用此法治疗神经衰弱有显著的疗效。按摩完毕后，患者应以热水浸足，在半小时内喝完 200～500 毫升温开水。同时心理保健亦很重要。

配方二　肾、输尿管、膀胱、大脑（头部）、甲状腺、甲状旁腺、胃、十二指肠、升结肠、横结肠、降结肠、小肠、直肠及肛门。治法：揉按肾、输尿管、膀胱、大脑（头部）、甲状腺、甲状旁腺反射区各 5 分钟；按压胃、十二指肠、升结肠、横结肠、降结肠、小肠、直肠及肛门反射区各 3 分钟。按摩时以患者有得气感为度。每日按摩 1～2 次，每次按摩 50 分钟，10 次为 1 个疗程。主治：神经衰弱。附记：用此法与心理治疗该病，常可收桴鼓之效。按摩后患者应用热水浸足，喝温开水。同时还可选用下列辅助疗法。

（1）用烟灼法熏灼两足心包区点（即横结肠反射区中点）、足 2 趾、足 3 趾，每次 10～15 分钟，每日 1～2 次。

（2）足后跟踩踏足趾。先用右足后跟依次从左足踇趾踩到小趾 5～6 次，然后换足，用相同的方法踩右足趾，如此重复做 10 分钟，每日 2 次。

（3）电吹风脚疗。先用温风对准足心，直到脚部产生灼热感时移开；待灼热感逐渐消失，接着吹第二次，如此反复进行。一般进行 10～15 分钟，每日 1～2 次。

（4）盘腿坐地或坐在椅子上，把一只足放在膝盖上，用拳头不断捶敲脚掌，然后，再换另一只足。每只足敲捶次数最好在 100 次左右。

（5）摆腿疗法。先将两足伸直，然后开始两足前后摆动，且与地面摩擦，摆动次数至脚感觉发热为止。

【足部药疗】

一味膏　组成：吴茱萸 9 克，米醋适量。用法：将吴茱萸研细末，以米醋调成糊状，贴敷于双足底涌泉穴上。上盖敷料，胶布固定。每日换药 1 次。主治：神经衰弱，失眠。附记：此方有交通心肾之功,故用之多效。

养血安神汤 组成:首乌藤 60 克,炒枣仁、合欢皮、柏子仁、丹参各 15 克。用法:上药加清水 1500 毫升,煎沸 10 分钟,将药液倒入脚盆内,待温时浸泡双足 30 分钟,每日 1～2 次。主治:神经衰弱、失眠。附记:多年使用,效果甚佳。若与心理疗法、足部按摩等结合治疗,可缩短疗程,提高疗效。严重者应以中医内治方药为主治疗。或加用本方内服。每日 1 剂,水煎服。

脑血管意外后遗症(中风后遗症)

脑血管意外中医学称“中风”。该病发病急骤凶险。一般可分出血性(脑出血和蛛网膜下腔出血)和缺血性(脑血栓形成和脑栓塞)两大类。该病常见于中老年患者,多数与动脉硬化有关。急性期过后,多留有后遗症。

【病因】 多因“热极生风”或“虚风内动”导致风自内生而致病。在后期多为本虚标实,在本,多为肝肾不足、气血衰少;在标,则为风火相煽、痰湿壅盛,气虚瘀阻。中医学称为中风后遗症。一般可分为中经络(病位较浅,病情较轻)和中脏腑(病位较深,病情较重)两大类。

【症状】 中风后遗症临床所见以口眼㖞斜、舌强语謇、半身不遂(偏瘫)或上下肢瘫痪、肢体疼痛等症为多见。

【足部按摩】

配方一 ①肾、输尿管、膀胱、腹腔神经丛;②额窦、上颌、下颌、三叉神经、肝、心、甲状腺、脑垂体、小肠、胃、肩、肘、膝、髋关节、脊椎各段。治法:以轻、中度手法刺激①组反射区各 3 分钟;以中、重度手法刺激②组反射区 3～5 分钟。按摩时以患者有得气感为度。每日按摩 1 次,每次按摩 45 分钟,10 次为 1 个疗程。主治:脑血管意外后遗症(急性期后)。附记:用此法治疗该病急性期后的半身不遂、失语、口眼㖞斜的恢复有较好的疗效。在后期治疗的同时嘱患者做功能锻炼,以促进肢体功能的恢复。若伴血压过高患者，按摩足反射区手法亦要轻柔。按摩完毕后患者应用热水浸足，喝温开水。

配方二　①肾上腺、肾、输尿管、膀胱；②甲状腺、甲状旁腺、腹腔神经丛、三叉神经、上颌、下颌、内耳迷路、肩、肩胛骨、肘、斜方肌、颈椎、胸椎、腰椎、膝、髋关节、胃、胰、十二指肠、小肠、直肠及肛门、下腹部、上身淋巴结、下身淋巴结、胸部淋巴结；③大脑（头部）、小脑及脑干、脑垂体、额窦、心、肝、脾。治法：以中等力度手法刺激双足反射区一遍；以中、重度手法刺激①组反射区各5～10次，约15分钟；以重度手法刺激②组反射区各10次，约30分钟；以重度手法刺激③组反射区各10～15次，约30分钟。每日按摩1次，每次按摩75分钟，10次为1个疗程。按摩时患者以有酸痛麻痒感为宜。主治：中风后遗症。附记：此法对该病后遗症，如坚持按摩，并配合功能锻炼，有较好的疗效。按摩完毕后，患者应用热水浸足，喝温开水。同时应坚持低脂、低糖、低盐饮食；保持豁达、开朗的心情，严格控制吸烟饮酒；适当参加体育活动；注意劳逸结合与保暖等，循序渐进，使致残肢体最大限度地恢复原有功能。

【足部药疗】

山乌散　组成：穿山甲（代）、大川乌头、红海蛤（如核桃大）各60克。用法：上药共研细末，备用。用时每取药末15克，捣葱白汁调和成药饼2个，贴敷于两足底涌泉穴，用纱布包扎固定后以热水浸足，待身麻汗出，可将药饼去除，每半个月敷1次。主治：中风偏瘫。附记：此方有“温经、祛风、通络”之功，坚持敷用，效果颇佳。

伸筋草汤　组成：伸筋草、透骨草、红花各30克。用法：上药入砂锅内，加清水1500毫升（一般水高出药层3～4厘米即可），煮沸10分钟，将药液倒入足盆内，趁热（温度以50～60℃为宜）将患肢（手足）浸泡在药液中15～20分钟。冷则加热、依法浸泡。如手足拘挛者，先浸泡患手，再浸泡足部。每日浸泡3次。浸泡时，手指与足趾在药液中进行主动伸屈活动。1个月为1个疗程，2个疗程后判定疗效。主治：中风后遗症，手足拘挛。附记：此方功能祛风利湿、温经活血通络。单用此方曾治疗67例,显效35例,好转29例,无效3例。凡用药见效后,宜坚持用药,多收良效。若配用辨证用药汤剂内服,则效果更佳,并可望痊愈。笔者临床验证,足部按摩后即用此方浸足,使之疗程缩短,疗效提高。

面神经麻痹

面神经麻痹简称“面瘫”。中医学称为“口眼歪斜”,多见于青壮年,为脑神经疾病中的常见病。

【病因】 多因面部着凉受风、风邪阻遏经络,致使面神经血管的骨膜发炎肿胀,面神经受压而麻痹所致。

【症状】 口眼歪斜,或口歪斜,眼不能闭合。病侧呈松弛状态,口歪向健侧,笑时口角歪斜更加明显,做鼓腮、吹哨、露齿等动作时则歪斜亦加重。

【足部按摩】

配方一 ①肾、输尿管、膀胱;②脑垂体、肾上腺、甲状腺、上身淋巴结、下身淋巴结、脾、前列腺或子宫、生殖腺(睾丸或卵巢)、尿道及阴道;③大脑(头部)、小脑及脑干、额窦、三叉神经、眼、耳、鼻、上颌、下颌、颈椎、颈项。治法:以中等力度手法刺激①组反射区各5次,约7分钟;以中、重度手法刺激②组反射区各5～10次,约20分钟;以重度手法刺激③组反射区各10次,约25分钟。按摩时患者以有酸痛麻胀感为宜。每日按摩1次,每次按摩50分钟,10次为1个疗程。主治:面神经麻痹。附记:此法对该病有较好的疗效,一般按摩1～2个疗程后即可痊愈或显效。按摩完毕后,患者应用热水浸足,喝温开水。同时患者应保持口腔清洁,常以热水洗脸热敷,在患侧耳前面进行按摩,以利早日康复。

配方二 腹腔神经丛、肾、输尿管、膀胱、大脑(头部)、眼、鼻、三叉神经。治法:以中等力度手法刺激腹腔神经丛、肾、输尿管、膀胱反射区各3～5分钟;以中、重度手法刺激大脑(头部)、眼、鼻、三叉神经反射区各5分钟。按摩时以患者有得气感为度。每日按摩

1次，每次按摩40分钟，5～10次为1个疗程。主治：周围性面神经麻痹。附记：屡用效佳。方中原有面颊、额、颞叶3部位，查足部反射区无此反射区、疑是患部部位，若是亦可用重手法按摩。若每日早晚将双手掌搓热，自行反复按摩面部，促使血液循环，有利于恢复。治疗期间注意保暖，避风寒，出汗时勿马上出门，以免受风。每次足部按摩后患者应以热水浸足，喝温开水。

【足部药疗】

三子膏　组成：蓖麻子、白附子、白芥子、细辛各15克，全蝎1.5克。用法：上药共研细末，备用。用时取药末15克，以米醋调和成糊状，敷于双足底涌泉穴上，外用纱布包扎固定。每日换药1次，5次为1个疗程。主治：面瘫。附记：屡用效佳，一般连敷1～3个疗程即可痊愈或显效。足部按摩后敷用，效果更佳。

五味足浴汤　组成：生麻黄、五加皮、防风、蝉蜕、白附子各15克。用法：上药加清水1000毫升，煎沸10分钟后，将药液倒入脚盆内，待温浸泡双足30分钟。冷则加热。每日浸足1次，5次为1个疗程。主治：面神经麻痹。附记：屡用效佳。

面肌痉挛

面肌痉挛是指阵发性无规律的一侧面部肌肉抽搐，女性多见，多发于中老年人，是一种常见多发病。

【病因】　原因不明。中医学认为，多因外风引动内风，而在疲劳或情绪波动、精神紧张时诱发或加重症状。

【症状】　初起眼轮匝肌间歇性轻微抽搐，逐渐扩展至半侧面肌，尤其牵引口角提肌的抽搐，呈阵发性不规则的痉挛。

【足部按摩】

配方一　腹腔神经丛、肾、输尿管、膀胱、肾上腺；大脑（头部）、脑垂体、肝、眼、鼻、三叉神经、额窦、上颌、下颌。治法：以中等力度手法刺激腹腔神经丛、肾、输尿管、膀胱、肾上腺反射区各3～4分钟；以中、重度手法刺激大脑（头部）、脑垂体、肝、眼、鼻、三叉神经、额窦、上颌、下颌反射区各3～5分钟。患者以有得气感为度。每日按摩1次，每次按摩40分钟，10次为1个疗程。主治：面肌痉挛。附记：坚持按摩，定能收到满意疗效。按摩后患者应以热水浸足，喝温开水。同时饮食宜清淡，少吃肉食、奶油、蛋黄，多吃水果蔬菜；戒烟忌酒。

配方二 ①肾、输尿管、膀胱；②脑垂体、肾上腺、脾、甲状腺、肺、肝、胃、胰、十二指肠、小肠、生殖腺（睾丸或卵巢）、前列腺或子宫、尿道及阴道；③大脑（头部）、小脑及脑干、额窦、三叉神经、眼、耳、鼻、上颌、下颌。治法：以中等力度手法快速刺激双足62个反射区各一遍。然后以中等力度手法刺激①组反射区各5次，约5分钟；以中、重度手法刺激②组反射区各5～10次，约10分钟；以中、重度手法刺激③组反射区各10次，约15分钟。以患者有酸痛麻胀感为度。每日按摩1次，每次按摩30分钟，10次为1个疗程。主治：面肌痉挛。附记：多年使用，疗效满意。按摩后患者应以热水浸足，喝温开水。该病是一种慢性顽疾，因此治疗一要有信心，二要有耐心，坚持按摩，定收全功。同时心情要舒畅、乐观，参加适宜体育活动。

【足部药疗】

蓖麻子膏 组成：蓖麻子、白附子、地龙、防风、丹参各15克。用法：上药共研细末，以生姜汁适量调和成软膏状，贮瓶备用。用时每取本膏15克，贴敷于双足底涌泉穴上。上盖敷料，胶布固定。每日换药1次，10次为1个疗程。主治：面肌痉挛。附记：多年使用，效果甚佳。一般连用2～3个疗程即愈或显效。若与足部按摩配用，即先摩后敷，可缩短疗程，提高疗效。

归风地龙汤 组成：当归、川芎、荆芥、防风、地龙各15克，冰片1.5克。用法：上药加清水1000毫升，煎沸5～10分钟后，将药液倒入脚盆内，待温时浸泡双足30分钟，每日1次。主治：面肌痉挛。附记：屡用效佳。笔者多采用先熏蒸患部再浸泡双足，奏效尤捷。若在足部按摩后，取用此方浸足，可缩短疗程，提高疗效。

冠　心　病

冠状动脉粥样硬化性心脏病（简称冠心病），又称缺血性心脏病，属中医学“胸痹”“真心痛”“胸痛”等范畴，是临床常见多发病，尤以中老年人发病者居多。

【病因】　多因心阳不足、六淫寒邪乘虚侵袭，以致寒凝气滞、拘急收引；或饮食不节、膏粱厚味、变生痰湿、痰湿侵犯、占据清旷之区；或痰热灼络、火性上炎，或气血津液、阴阳不足，以致虚而血行缓慢；或七情内伤、气机郁滞，均可导致气滞血瘀、血脉瘀阻、郁遏于胸所致。西医学认为，是由于胆固醇类脂质沉积在冠状动脉内膜壁下，内皮细胞、平滑肌细胞，结缔组织增生及血小板凝集形成粥样硬化斑块，引起管壁狭窄或闭塞；或者由冠状动脉内膜平滑肌强烈收缩引起冠状动脉痉挛，导致心肌缺血所致。

【症状】　胸痹（心绞痛），或心肌梗死、心律失常、心力衰竭等。正如《金匮要略》所说：“胸痹不得卧，心痛彻背，背痛彻心”；“胸痹胸中气寒短气”；“阳微阴弦，即胸痹而痛”。常伴有面色苍白、神情恐惧、胸闷憋气、呼吸困难、出冷汗等。

【足部按摩】

配方一　肾上腺、肾、输尿管、膀胱、心、腹腔神经丛、脾、胃。治法：按揉两足肾上腺、肾、输尿管、膀胱反射区各 3～5 分钟；揉压心反射区 5 分钟；对腹腔神经丛、脾、胃反射区各揉按 3～5 分钟。按摩时以患者有得气感为度。每日按摩 1 次，每次按摩 30～40 分钟。主治：冠心病。附记：该病在疼痛发作时，应进行紧急抢救，平时则坚持足部按摩疗法，常可收效。按摩完毕后患者应以热水浸足，喝温开水。同时还可配合下列辅助疗法。

(1)用力按压涌泉穴（双）2～3 分钟，将足第 2、3 趾向右旋转各 2～3 分钟，然后捻揉各足趾，推擦足心正中线至皮肤潮红，每日 2 次。

(2)用橡皮膏将米粒贴在泉生足、第二泉生足两穴，隔日换 1

次。

(3)吸尘器吸脚。先把吸尘器口上的其他部件取下,露出软管,把圆形的软管头紧贴着脚掌。然后,凭着吸尘器的吸力"嘬"脚掌的皮肤,当被"嘬"的部位有一种被夹紧或"吸入"的感觉时,拿起软管,再去吸别的部位,如此直到把整个脚底全部吸遍。每日2～3次。

配方二 肾、输尿管、膀胱、肾上腺、腹腔神经丛、心、大脑(头部)、脾、颈椎、甲状旁腺、小肠。治法:以中等力度手法刺激肾、输尿管、膀胱、肾上腺、腹腔神经丛反射区各3～5分钟;按揉心反射区5分钟;以中、重度手法刺激大脑(头部)、脾、颈椎、甲状旁腺、小肠反射区各3～5分钟。患者以有得气感为度。每日按摩1次,每次按摩30～40分钟,10次为1个疗程。主治:冠状动脉粥样硬化性心脏病。附记:此法可缓解或解除冠心病心绞痛症状,改善心肌缺血状态。但在急性期应结合中西药物治疗。又因此法有活血化瘀、软化血管、疏通心脉的作用,故可防治动脉粥样硬化。按摩后患者应以热水浸足,喝温开水。同时应保持心情舒畅,避免过度劳累和精神紧张。饮食宜"三低",即低盐、低胆固醇、低脂肪。忌烟、酒。

【足部药疗】

涌泉膏 组成:党参、丹参、川红花、延胡索各30克,地龙15克,冰片5克。用法:上药共研细末,以生姜汁或食醋适量调和成软膏状,备用。用时每取本膏15克,贴敷于双足底涌泉穴上,上盖敷料,胶布固定。每日换药1次,10次为1个疗程。主治:冠心病。附记:此方有益气活血,通脉止痛之功,故用之多效。同时可随证加减。

二白瓜蒌汤 组成:薤白、瓜蒌、半夏、丹参各30克,白胡椒、细辛、乳香、没药、冰片各9克。用法:上药加清水1500毫升,煎沸10分钟后,将药液倒入脚盆内,先对准心前区熏蒸,待温浸泡双足30分钟。每日2～3次,10天为1个疗程。主治:冠心病。附记:

此方适用于痰湿阻遏，心脉瘀阻之冠心病。用之临床，每收良效。

风湿性心脏病

风湿性心脏病，中医学无此病名，多属“风痨”“怔忡”“喘证”“水肿”“心痛”等病范畴。根治颇难。

【病因】　多因风寒湿邪内侵，久而化热或风湿热邪直犯，内舍于心，乃致心脉痹阻、血脉失畅，或阳虚无以温煦气化，阳虚不布，或水湿不化、内袭肺舍、外溢肌肤四肢或下走肠间而致病。

【症状】　心悸、怔忡、呼吸困难、咳嗽气短、咯血、心绞痛，或四肢逆冷，面色㿠白；或胸闷脘腹痞胀，不能平卧，或浮肿；或恶风发热，下午热甚；或颧面暗红、唇舌青紫等。根据临床表现，一般可分为风湿热心脏病和心脏瓣膜病两种。

【足部按摩】

配方一　肾、输尿管、膀胱、肾上腺、腹腔神经丛、心、胆囊、胸、膈(横膈膜)。治法：以中等力度手法(按揉)刺激肾、输尿管、膀胱、肾上腺、腹腔神经丛反射区各3～4分钟；轻手法(按揉)刺激心反射区5分钟；再以中、重度手法(按压)刺激胆囊、胸、膈(横膈膜)反射区各15～30次。患者以有得气感为度。每日按摩1次，每次按摩35分钟，10次为1个疗程。主治：风湿性心脏病。附记：治疗该病应以中西药内治为主，此疗法为辅。此疗法主要是控制症状，改善心功能。按摩后患者应以热水浸足，喝温开水。同时注意休息，饮食宜清淡。

配方二　肾上腺、肾、输尿管、膀胱、腹腔神经丛、心、胸、上身淋巴结、胸部淋巴结、胸椎。治法：以中等力度手法刺激肾上腺、肾、输尿管、膀胱、腹腔神经丛反射区各4分钟；以轻手法(按揉)刺激心反射区5分钟；以中、重度手法刺激胸、上身淋巴结、胸部淋巴结、胸椎反射区各3～5分钟。患者以有得气感为度。每日按摩1次，每次按摩40分钟，10次为1个疗程。主治：风湿性心脏病。附记：坚持足部按摩，对该病有较好的疗效。本病应以药物内治为主，此疗法仅可作为一种辅助疗法。按摩后患者应以热水浸足，喝温开水。也可配合中药外治。两法并治，可提高疗效。

【足部药疗】

二参膏 组成：桂枝、党参、丹参、红花、秦艽、威灵仙各 30 克。用法：上药共研细末，以生姜汁调和成软膏状，贮瓶备用。用时取本膏 15 克，贴敷于双足底涌泉穴，上盖敷料，胶布固定。每日换药 1 次，10 次为 1 个疗程。主治：风湿性心脏病。附记：屡用有效。此方可随证加减。

三根汤 组成：土牛膝、豨莶草、臭梧桐根、万年青根各 30 克，徐长卿、茶树根各 15 克，灯心草 6 克。用法：上药加清水 1500 毫升，煎沸 10 分钟，取药液 300 毫升，分 2 次口服。将剩余药液倒入脚盆内，待温时浸泡双足 30 分钟。每日 1 剂，日泡 2 次。主治：风湿性心脏病。附记：屡用有效。

肺源性心脏病

肺源性心脏病，中医学无此病名，多属“咳喘”“痰饮”“心悸”“水肿”等病范畴。治疗颇费时日。

【病因】 多因外邪犯肺，或脏腑有病，累及于肺，日久不愈，肺气渐虚，久则影响心脏，必导致血脉瘀阻，心气心血不足而致。再则人为整体，五脏之气相干，又必累及于肝、脾、肾等脏，互为因果，为病尤危。

【症状】 咳喘、心悸、气短、发绀、纳差、腹胀、浮肿、尿少等症状，甚则痰迷心窍，则昏迷，或引起肝风内动等症。

【足部按摩】

配方一 肾、输尿管、膀胱、肾上腺、腹腔神经丛、心、肺及支气管、喉与气管及食管、甲状腺、甲状旁腺、胸部淋巴结、上身淋巴结、下身淋巴结。治法：先以轻、中度手法刺激肾、输尿管、膀胱、肾上腺、腹腔神经丛反射区各 3～4 分钟；以轻手法刺激心反射区 5 分钟；再以中、重度手法刺激肺及支气管、喉与气管及食管、胸部淋巴结、甲状腺、甲状旁腺、上身淋巴结、下身淋巴结反射区各3～5分钟。患者以有得气感为度。每日按摩1次，每次按摩40分钟，10次为1个疗程。主治：肺源性心脏病。附记：此法对该病可作为辅助疗法，对危重患者要及时抢救进行综合治疗。按摩后患者应以热水浸足，喝温开水。同时要慎起居、免风寒、戒烟酒、忌辛辣之食。

配方二 肾、输尿管、膀胱、腹腔神经丛、大脑(头部)、额窦、肺及支气管、心、鼻、喉与气管及食管、胸部淋巴结、胸、甲状腺、上身淋巴结。治法：以轻、中度手法刺激肾、输尿管、膀胱、腹腔神经丛反射区各3～5分钟；以轻、中度手法刺激心、肺及支气管反射区各5分钟；以中、重度手法刺激大脑(头部)、额窦、鼻、胸、喉与气管及食管、胸部淋巴结、甲状腺、上身淋巴结反射区各3～5分钟，按摩时以患者有得气感为度。每日按摩1次，每次按摩40分钟，10次为1个疗程。主治：肺源性心脏病。附记：此法有减轻症状，改善体征，控制病情发展，增强抵抗力作用。可作为该病的辅助疗法，应进行以内治为主的综合治疗。按摩后患者应以热水浸足，喝温开水。多休息，少劳累，多活动，避风寒，戒烟酒，忌食生冷、肥腻及辛辣发物之品。

【足部药疗】

肺心膏 组成：炙麻黄、连翘、淫羊藿、金银花、丹参、红花、车前草各10克，老茶树根30克，广地龙9克，降香5克。用法：上药共研细末，备用。用时每取15克药末，以食醋适量调和成软膏状，贴敷两足心涌泉穴上。以纱布包扎固定，每日换药1次，10次为1个疗程。主治：肺源性心脏病。附记：屡用有效。

桑白皮汤 组成：黄芪、桑白皮、丹参各30克，葶苈子、半夏、杏仁、苏子各10克，桔梗、五味子各5克。用法：上药加清水1200毫升，煎沸10分钟，将药液倒入脚盆内，待温浸泡双足30分钟。每日浸足1次，10次为1个疗程。主治：肺心病咳喘。附记：屡用有效。笔者应用在以内治为主的同时，先进行足部按摩→浸足→

足底贴敷等综合治疗。用之临床，多收良效。

心 绞 痛

心绞痛多见于冠心病患者，是心肌缺血、缺氧、急性发作的结果。该病多见于中老年人，在临床上较为常见，也是诊断冠心病的重要依据之一。

【病因】 多因心阳不振、气血瘀阻、心脉不通所致。根据临床表现，一般可分为劳累性心绞痛和自发性心绞痛两大类型。劳累性心绞痛，多由疲劳、运动、激动或其他增加心肌耗氧量的因素所诱发。

【症状】 心绞痛位于心前区或胸骨后区，表现为突然发作阵发性、收缩性（或压榨性）疼痛感（多为剧痛，状如钻刺）、紧束感和烧灼感，可放射至左肩或左上肢。轻则数秒至 2～3 分钟，甚则 30～40 分钟、缓解后心悸亢进。发作时常伴有胸闷、四肢厥冷、出汗等症。劳累性心绞痛，有发展为急性心肌梗死的危险，而自发性心绞痛，症状较劳累性心绞痛重，持续时间较长，病情较重，不易为硝酸甘油缓解。

【足部按摩】

配方一 ①肾、输尿管、膀胱；②脑垂体、肺及支气管、甲状腺、胃、肝、腹腔神经丛、胸部淋巴结、上身淋巴结、下身淋巴结；③心、肾上腺、脾、胸、肩、肘、膝。治法：用中等力度手法刺激①组反射区各 5 次，约 5 分钟；用中、重度手法刺激②组反射区各 10～15 次，约 20 分钟；用重度手法刺激③组反射区各 20～30 次，约 25 分钟。患者以有酸痛麻痒感为度。每日按摩 1 次，每次按摩 50 分钟，10 次为 1 个疗程。主治：心绞痛。附记：用此法并配合中西药物治疗，能加强心血管系统的功能，改善机体血液循环，预防急性心肌梗死。按摩完毕后患者应以热水浸足，喝温开水，若足部按摩与服药无效，应赶快送医院。同时注意保暖，随身携带急救药；多吃水果蔬菜，适当参加体育活动等也很重要。

配方二　肾、输尿管、膀胱、腹腔神经丛、肾上腺、心、膈(横膈膜)、胃、十二指肠、小肠、甲状腺、脑垂体。治法:用中等力度手法刺激肾、输尿管、膀胱、腹腔神经丛、肾上腺反射区各3～5分钟,以轻手法(揉按)刺激心反射区4分钟;以中、重度手法刺激膈(横膈膜)、胃、十二指肠、小肠、甲状腺、脑垂体反射区各3～5分钟。患者以有得气感为度,每日按摩1次,每次按摩40分钟,10次为1个疗程。主治:心绞痛。附记:用此法治该病有一定的效果,经常按摩可减少心绞痛发作的次数并减轻症状。若疼痛剧烈、持续不止,应去医院。按摩后患者应以热水浸足,喝温开水。同时对心反射区按摩时力度要轻柔,时间略短。

【足部药疗】

丹参止痛膏　组成:丹参、山楂各50克,三七、延胡索各30克。用法:上药共研细末,备用。用时取药末15克,以鲜韭菜根适量,捣汁调和成软膏状,贴敷于双足底涌泉穴上,上盖敷料,胶布固定。每日换药1次。若同时加服本散3～6克,日服2次,开水冲服,效佳。主治:心绞痛。附记:多年使用,治验甚多,内外并用,止痛有效率达100%。若足部按摩后配用,可缩短疗程,提高疗效。

韭白汤　组成:鲜韭菜根、薤白、瓜蒌、桂枝、红花各15克,细辛6克。用法:上药加清水1000毫升,煎沸10分钟后将药液倒入脚盆内,待温时浸泡双足30分钟。每日1次,10次为1个疗程。主治:心绞痛。附记:屡用有效。

病毒性心肌炎

病毒性心肌炎属中医学“心悸”“怔忡”“疲劳”等范畴,可发生于男女老幼,尤以青少年人居多,且女性多于男性。近年来发病率呈上升趋势。

【病因】　多因外感六淫疫毒侵犯心脏、耗伤气阴所致,或以气阴两虚之体,复感六淫疫毒外邪而发病。

【症状】　发热、胸闷、胸痛、心悸、气急、头晕、乏力等,甚则呼吸急促、低血压、心力衰竭、休克等危急症状。

【足部按摩】

配方一 ①肾、输尿管、膀胱;②胃、胰、十二指肠、肝、胆、腹腔神经丛、肺及支气管、鼻、胸、喉与气管及食管;③心、脾、肾上腺、脑垂体、大脑(头部)、甲状腺、甲状旁腺、胸部淋巴结、上身淋巴结、下身淋巴结。治法:按摩以轻手法为主,刺激①组反射区各5次,约5分钟;刺激②反射区各5~10次,约10分钟;刺激③组反射区各5~10次,约15分钟。患者以有酸痛麻痒感为度。每日按摩1次,每次按摩30分钟,10次为1个疗程。主治:病毒性心肌炎。附记:治疗该病应以药物内治为主、此法为辅的综合治疗,方可提高治疗效果。按摩后患者应以热水浸足,喝温开水。该病应卧床休息,增加营养,多吃水果与蔬菜,忌辛辣、戒烟酒、重保暖、免激怒、保睡眠、练气功。

配方二 肾、输尿管、膀胱、腹腔神经丛、心、肺及支气管、胸、膈(横膈膜)、大脑(头部)、鼻、胸部淋巴结。治法:以轻手法(按摩)刺激以上反射区各3~5分钟。患者以有得气感为度。每日按摩1次,每次按摩30分钟,10次为1个疗程。主治:病毒性心肌炎。附记:此法可作为该病的辅助疗法,治疗心肌炎,应以药物内治为主,配合此法可提高疗效。按摩后患者应以热水浸足,喝温开水。禁忌同上。

【足部药疗】

半夏膏 组成:半夏18克,生姜24克,茯苓12克,丹参30克。用法:上药除生姜外共研细末,将生姜捣烂,加米醋适量,与药末调和成软膏状,备用。用时取本膏15克,分贴两足底涌泉穴上。上盖敷料,胶布固定。每日换药1次,10次为1个疗程。主治:病毒性心肌炎后期。附记:屡用有效。

银花解毒汤 组成:金银花、连翘、板蓝根各30克,丹参50克,北五加皮、苦参各9克。用法:上药加清水1500毫升,煎沸5~10分钟后,将药液倒入脚盆内,待温时浸泡双足20~30分钟。每日 1 次,10 次为 1 个疗程。主治:病毒性心肌炎。附记:屡用有效。此方可内服。内外并治,效果更好。

心动过速

心动过速属中医学“心悸”范畴。

【病因】 多因阴虚阳浮、心肾不交所致;或因劳累、活动过度;或精神受刺激所致。

【症状】 心慌、气短、眩晕、倦怠、失眠、健忘、呼吸急促、脉急数无力。

【足部按摩】

配方 肾、输尿管、膀胱、肾上腺、腹腔神经丛、心、甲状腺。治法:以轻手法刺激肾、输尿管、膀胱、心反射区各 3 分钟;以轻、中度手法刺激肾上腺、腹腔神经丛、甲状腺反射区各 3～5 分钟。患者以有得气感为度。每日按摩 1 次,每次按摩 30 分钟,10 次为 1 个疗程。主治:窦性心动过速。附记:此法对于稳定心率有较好的效果。坚持按摩对自主神经功能紊乱引起的心动过速有较好的疗效。按摩后患者应以热水浸足,喝温开水。按摩时,手法宜轻。对其他疾病或药物等引起的心动过速,施用此法有辅助治疗作用。

【足部药疗】

苦参汤 组成:苦参 30 克,黄连 5 克,丹参、酸枣仁各 20 克,炙甘草 5 克。阴虚加玉竹 10 克,生地黄 12 克;阳虚加肉桂 3 克,干姜 4.5 克;气虚加黄芪、党参各 15 克;血瘀加川芎 9 克,红花 5 克;痰阻加菖蒲 5 克,郁金 10 克。用法:每日 2 剂。1 剂水煎服,日服 2 次;1 剂加水 700 毫升,煎沸 10 分钟,将药液倒入脚盆内,待温浸泡双足 30 分钟。每日 1 次,5 次为 1 个疗程。主治:心动过速。附记:此方验之临床,内外并治,效果尤佳。若于足部按摩后配用此方内外并治,可缩短疗程、提高疗效。

参芪膏 组成:黄芪 30 克,肉桂(或桂枝)6 克,人参 10 克,麦冬30克，五味子12克，丹参15克。用法：上药共研细末，贮瓶备用。每取药末30克，以低度白酒或米醋适量调和成糊状，分成3等份，分别贴敷于双侧足心涌泉穴和神阙穴(肚脐)。上盖敷料，外以胶布固定。每日换药1次，或加用本方(上剂量减半)水煎服，每日1剂，则效果尤佳。主治：功能性窦性心动过速。附记：本方系笔者根据彭元成的芪桂参麦汤加丹参而成。改内治为外用。验之临床，效果亦佳。

心动过缓

心动过缓可见于久经体育锻炼或强体力劳动的健康者。该病大多不是心脏病，而是迷走神经兴奋的一种表现。在临床上较为常见。

【病因】 多因心阳不足、心脉失养所致。

【症状】 心动过缓，心率低于60次/分钟。

【足部按摩】

配方一 腹腔神经丛、大脑(头部)、肾和经穴人中、太冲穴。治法：按揉腹腔神经丛反射区3分钟；按揉大脑(头部)、肾反射区和经穴人中、太冲穴各2分钟。按摩时以患者有得气感为度。每日按摩1次，每次按摩15～30分钟。主治：心动过缓。附记：屡用有效。加减：头昏加揉大陵、印堂穴各2分钟；睡眠不稳加揉足三里穴2分钟。预防：经常按揉劳宫穴(双)可强壮心脏。戒烟。

配方二 心、肾、肾上腺、输尿管、膀胱、腹腔神经丛、甲状腺和经穴(足三里、三阴交、阴陵泉、太冲、太溪、照海、涌泉)。治法：用中、重度手法依次点按心、肾、肾上腺、膀胱、腹腔神经丛、甲状腺反射区各100次，用重度手法推按输尿管反射区50次；再用重度手法按揉足三里、三阴交、阴陵泉、太冲、太溪、照海、涌泉穴各100次。按摩时，速度要均匀，力度要适中，以局部有酸麻胀痛感为度。每日1～2次，10次为1个疗程。主治：窦性心动过缓。附记：多年应用，坚持施治，效果甚佳。

【足部药疗】

桂枝汤　组成：桂枝 30 克，丹参 9 克，甘草 6 克，党参 15 克。用法：上药加清水 500 毫升，煎沸 5～10 分钟，将药液倒入脚盆内，待温浸泡双足 30 分钟。每日 1 次。主治：心动过缓。附记：临床应用常在足部按摩完毕后，以本汤剂泡足。坚持治疗，每收良效。

归芍膏　组成：白芍 30 克，生地黄、当归、炒枣仁、木瓜、枸杞子、女贞子各 12 克。气短患者加党参 15 克或孩儿参 20 克；口渴患者加天花粉 15 克；血虚有瘀者重用当归或加川芎、丹参。用法：上药共研细末，贮瓶备用。每取药末 40 克，以蜂蜜或米醋适量调和成糊状，分别贴敷于双侧足心涌泉穴和手心劳宫穴。上盖敷料，外以胶布固定。每日换药 1 次。或用本方煎水浸足。亦可加用本方水煎服，每日 1 剂。主治：窦性心动过缓和窦性心动过速。附记：此方为沈新华方。原为内治方，今移用为外用敷手足。验之临床，效果亦佳。若内外并治，则效果尤佳。

心律失常

由于心脏自律细胞兴奋性紊乱或传导受阻，使心搏失去正常节律性，称为心律失常。中医学无此病名，多属于“心悸”“怔忡”“昏厥”“虚劳”等病。上节介绍的“心动过速”和“心动过缓”也包括在内。在心脏病中较为常见。

【病因】　多因心虚胆怯，心气虚弱，心血不足；或心阳虚弱、水饮内停；或心虚脉阻，情志内伤，痰湿寒邪，气滞，瘀血阻络等因所致。其病在心，与肝、肾、脾三脏有关。

【症状】　心悸、怔忡不安，头晕，甚至昏厥、抽搐。其脉象多为结、代、促、疾、迟和数脉等。

【足部按摩】

配方一　心、肾、输尿管、膀胱、小肠区。治法：根据证之虚实，以轻、中度手法，重点按摩心、肾反射区各 5～7 分钟；再适当按摩输尿管、膀胱、小肠反射区各 3 分钟。每日按摩 1 次，10 次为 1 个疗程。主治：心悸、心律失常。附记：坚持按摩足部，对改善心律失常确有较好的疗效。若心悸、呼吸困难，将脚的第2趾、第3趾向右旋转，想对心脏发生作用时，须用左手按压肾经的涌泉穴，有一定效果。

配方二 ①肾、输尿管、膀胱。②心、肾上腺。③大脑、小脑和脑干、胃、十二指肠、小肠、头颈部淋巴结、胸部淋巴结。治法：根据操作常规，运用按、揉、推、捏等手法，对①组反射区做常规刺激各3分钟，重点按摩②组反射区各5～7分钟，再刺激③组反射区各2～3分钟。每日按摩1次，每次按摩30～40分钟，10次为1个疗程。主治：心律失常。附记：本法对功能性心律失常有较好疗效，而对器质性心律失常可作为辅助治疗。

【足部药疗】

稳心膏 组成：党参30克，黄精30克，缬草15克，琥珀1克，三七1克。用法：上药分别研为细末，混合均匀，贮藏备用。每次取药末40克，以米醋适量，调和成糊状，分成4等份，分别贴敷于双侧涌泉穴和劳宫穴。包扎固定。每日换药1次，10次为1个疗程。主治：各种心律失常。附记：此方为周小萍方。原为散剂，每次服6克，日服3次，温开水送服。今加外用贴敷手足，内外并治，效果尤佳。

苦参浴足汤 组成：苦参30克，丹参30克，益母草15克，炙甘草6克。用法：上药加清水1000～1500毫升，煎沸5～10分钟，将药液倒入浴盆内，待温时浸泡双足30分钟。每日1～2次。主治：心律失常。附记：待足部按摩结束后，即用本方泡足。临床屡用，每收良效。

脑动脉粥样硬化

脑动脉粥样硬化多见于中年以后的男性，以及绝经期的女性，是一种继发性脑病变。

【病因】 多因饮食不节，将息失宜；或七情内伤，以致肝肾亏虚，气血无以上荣于脑；或阻塞经络。或因遗传因素及烟酒中毒所致。高脂血症、高血压、糖尿病是脑动脉粥样硬化的基本病因。

【症状】 发病徐缓，呈进行性。头痛、头重、耳鸣、脑鸣、眩晕、智力下降、健忘、时常失眠、全身不适、易疲劳、精神倦怠、知觉异常、运动障碍、麻痹、血压增高、情绪急躁易怒。经久不愈，可并发脑萎缩、脑血管意外等病变。

【足部按摩】

配方一 ①肾、输尿管、膀胱；②肾上腺、脑垂体、甲状腺、甲状旁腺、生殖腺(睾丸或卵巢)、胰、腹腔神经丛；③大脑(头部)、小脑及脑干、三叉神经、颈项、颈椎。治法：以轻度手法刺激①组反射区各5次，约5分钟；以中、重度手法刺激②组反射区各10～15次，约15分钟；以重度手法刺激③组反射区各10～15次，约20分钟。患者以有酸痛麻痒感为度。每日按摩1次，每次按摩40分钟，10次为1个疗程。主治：脑动脉粥样硬化，兼治健忘症。附记：用此法治疗脑动脉粥样硬化与健忘症有一定的疗效。它能促进脑血液循环，加强神经体液调节功能，改善智力、记忆力及睡眠。按摩完毕后患者应以热水浸足，喝温开水。同时要注意保暖，避免呼吸道感染，适当参加体育锻炼，多吃水果蔬菜，戒烟酒，忌甜食。

配方二 肾、输尿管、膀胱、腹腔神经丛、肾上腺；大脑(头部)、脑垂体、小脑及脑干、三叉神经、肝、颈项、脊椎各段。治法：以轻、中度手法(按揉)刺激肾、输尿管、膀胱、腹腔神经丛、肾上腺反射区各2～3分钟；以中、重度手法(揉按)刺激大脑(头部)、脑垂体、小脑及脑干、三叉神经、肝、颈项反射区各3～5分钟；以中、重度手法(推按)脊椎各段反射区各10～15次，约5分钟。按摩时患者以有得气感为度。每日按摩1次，每次按摩40分钟，10次为1个疗程。主治：脑动脉粥样硬化。附记：若能坚持足部按摩，对该病确有较好的疗效。按摩后患者应以热水浸足，喝温开水。禁忌同上。

【足部药疗】

当归二参膏 组成：党参、当归、丹参各30克，三七9克，冰片

3克。用法:上药共研细末,备用。用时取药末15克,以低度白酒适量调和成软膏状,分贴于双足底涌泉穴上。上盖敷料,胶布固定。每日换药1次,10次为1个疗程。主治:脑动脉粥样硬化。附记:多年应用,屡收良效。必要时,可加敷劳宫穴(双),效果尤佳。

三味丹参汤 组成:丹参、鸡血藤各50克,川红花15克。用法:上药加清水1000毫升,煎沸5～10分钟后将药液倒入脚盆内,待温时浸泡双足30分钟。每日1次,10次为1个疗程,或趁热先熏头部再泡脚。主治:脑动脉粥样硬化。附记:屡用屡验,效佳。

关　节　炎

关节炎,全称风湿性关节炎与类风湿关节炎。属中医学“痹证”范畴,是临床常见多发病。

【病因】 经云:“风寒湿三气杂至,合而为痹,风气胜者为行痹,寒气胜者为寒痹,湿气胜者为着痹”。又三气杂至,非寒不成,虽有风有湿亦附于寒而已。又寒从阳化热,逐成热痹。种种不一,皆因从化之故也。又三气杂至,非虚不受。故经云:“正气存内,邪不可干,邪之所凑,其气必虚”。所以本虚证实而以标为急。邪客关节,痹阻不通,不通则痛,遂成斯疾。

【症状】 关节炎皆以痛、酸、麻、重为主要临床特征。或有屈伸不利,活动受限,或红肿灼热,或关节变形。其痛多游走不定,或固定不移,或沉重胀麻。

【足部按摩】

配方一 腹腔神经丛、肾、输尿管、膀胱、肾上腺、甲状旁腺、胸部淋巴结、上身淋巴结、下身淋巴结、颈项、肩、膝、肘、髋关节、胸椎、腰椎。治法:以轻、中度手法刺激腹腔神经丛、肾、输尿管、膀胱、肾上腺反射区各2～3分钟;再以中、重度手法刺激甲状旁腺等其他反射区各3～5分钟。患者在按摩时以有得气感为度。每日按摩1次,每次按摩50分钟,15次为1个疗程。主治:类风湿关节炎。附记:用此法治疗该病有一定的疗效,早期治疗很重要。按摩后患者应以热水浸足,喝温开水。同时要注意休息,坚持锻炼,以防止肌肉萎缩及关节畸形。

配方二　肾、输尿管、膀胱、甲状旁腺、肾上腺、上身淋巴结、下身淋巴结、腰椎、骶骨、尾骨内侧、尾骨外侧。治法:以轻、中度手法(揉按)刺激肾、输尿管、膀胱、甲状旁腺、肾上腺、上身淋巴结、下身淋巴结反射区各 3～5 分钟;以中、重度手法(推按)刺激腰椎、骶骨、尾骨内侧、尾骨外侧反射区各 5 分钟。按摩时患者以有得气感为度。每日按摩 1 次,每次按摩 35 分钟,10 次为 1 个疗程。主治:类风湿关节炎。附记:屡用有效。按摩后患者应以热水浸足,喝温开水。同时还可辅用下列方法。

(1)压揉足底心、足第 3 趾各 10 分钟,每日 2～3 次。

(2)按揉足部各小关节至踝关节 1～2 遍,重按或重推足底、足背跖骨间隙 5 分钟;捻、拔、摇各趾及踝关节 3～5 分钟,每日 1～2 次。

【足部药疗】

四生膏　组成:生川乌、生草乌、生南星、生半夏、炮穿山甲(代)各 15 克,全蝎 4 克,冰片 1.5 克。用法:上药共研细末,贮瓶备用。用时取药末 20 克以白酒或生姜汁调和成糊状,贴敷于双足底涌泉穴上,上盖敷料,胶布固定。每日换药 1 次。主治:风湿性与类风湿关节炎(久痹)。附记:屡用屡验,效佳。此方有毒,严禁内服。用此方浸酒(白酒 1000 毫升,入药浸泡 7 天后即可使用),外搽痛处,日搽 3 次,效佳。

桑树根熏洗方　组成:桑树根(5 年以上树龄)300～500 克。用法:上药加清水 1000～1500 毫升,文火煮沸 30 分钟,取下盛药陶罐,然后将双足或双手放在陶罐上方,足心或手心向下,熏蒸约 10 分钟,再取白纱布块,用温热的药液洗涤双足或双手,至药液变冷为止,或用药液浸泡双足或双手。每日 1～2 次,7～10 天为 1 个疗程。每剂可用 2 次。主治:类风湿关节炎。附记:屡用有效,久用效佳。

痛风性关节炎

痛风性关节炎是痛风的主要临床表现。痛风是一种嘌呤代谢紊乱导致的疾病。发病大多在 40 岁以上的中、老年人，常有家族遗传史。该病常与肥胖、糖尿病、高血压伴发。

【病因】 多因风寒湿热等外邪侵袭人体、闭阻经络、壅滞气血所致。

【症状】 关节突然疼痛、肿胀、发红、发热，多发生于拇指及第 1 跖趾关节；临床以足踇趾及第 1 跖趾关节为多见。也可见于足跟、踝关节、指、趾关节等。1 周至数周后症状逐渐消退。

【足部按摩】

配方 ①肾上腺、肾、输尿管、膀胱；②胃、肝、脾、膝、上身淋巴结、下身淋巴结、前列腺、生殖腺（睾丸或卵巢）；③脑垂体、甲状腺及①组反射区及脊椎各段。治法：用轻度手法刺激①组反射区各 5 次，约 7 分钟；用中、重度手法刺激②组反射区各 5～10 次，约 15 分钟；用重度手法刺激③组和①组反射区各 10 次，约 20 分钟。按摩时患者有酸痛麻胀感。每日按摩 1 次，每次按摩 40 分钟，10 次为 1 个疗程。主治：痛风（痹证）。附记：此法对该病有一定的疗效。按摩后，在红肿期间患者应以温水浴足，喝温开水。红肿消退以后浴足之水可适当加温。同时勿忘测量血压，适量多饮水，不食动物内脏、禽肉类、蟹贝类、菠菜、豆类等含嘌呤多的食物；多食水果与蔬菜；严禁烟酒、浓茶与辛辣食品；防止受潮与受凉，适当参加体育活动。

【足部药疗】

十三味足疗方 组成：当归 50 克，白芷、防风、荆芥、细辛各 15 克，干姜、吴茱萸、川芎、制川乌、制草乌各 30 克，伸筋草、秦艽、桑树根各 20 克。用法：上药共研细末，贮瓶备用。用时取药末 20 克以陈米醋适量调和成糊状，贴敷于足底涌泉穴（双），上盖敷料，胶布固定。主治：痛风性关节炎（痹证）。附记：反复验证，屡用良效。必要时，此方可加敷阿是穴（痛处），可提高疗效。

秦艽汤　组成：秦艽 100 克，吴茱萸、细辛各 15 克。用法：上药加清水 1500 毫升，煎沸 15 分钟后将药液倒入脚盆内，待温时浸泡双足 30 分钟。每日 1 次，5 次为 1 个疗程。主治：痛风性关节炎（痹证）。附记：屡用有效。笔者临床，常在足部按摩后，配用泡足或贴敷。两法并施，证明可缩短疗程，提高疗效。

肩关节周围炎

肩关节周围炎简称“肩周炎”，又名“肩凝症”，古称“漏肩风”“五十肩”，是临床常见多发病。

【病因】　多因露肩贪凉、风寒湿邪乘虚侵袭、阻滞关节所致。

【症状】　肩关节酸痛，活动则痛剧，甚则活动受限，抬举不能等。

【足部按摩】

配方一　肾、输尿管、膀胱、肾上腺、腹腔神经丛、颈项、肩、斜方肌、小脑及脑干、胸部淋巴结、上身淋巴结、下身淋巴结。配穴：手臂（患部）。治法：以中等力度手法（按揉）刺激肾、输尿管、膀胱、肾上腺、腹腔神经丛反射区各 2～4 分钟，约 15 分钟；用重度手法（按压）刺激颈项、肩、斜方肌、小脑及脑干、胸部淋巴结、上身淋巴结、下身淋巴结反射区各 15～30 次，约 30 分钟。再按摩手臂 5 分钟。按摩时患者以有得气感为度。每日按摩 1 次，每次按摩 50 分钟，10 次为 1 个疗程。主治：肩周炎。附记：此法治疗肩周炎疗效较好。按摩后患者应以热水浸足，喝温开水。平时注意保暖，并坚持功能锻炼，以促进早日康复。

配方二　肾、输尿管、膀胱、心、肝、脑垂体、颈项、颈椎、胸椎、肩、肩胛骨、斜方肌、肘。治法：用中等力度手法刺激肾、输尿管、膀胱、心、肝、脑垂体反射区各 3 分钟；用重度手法刺激颈项、颈椎、胸椎、肩、肩胛骨、斜方肌、肘反射区各 3～5 分钟。按摩肘反射区患者以有得气感为度。每日按摩 1 次，每次按摩 45 分钟，10 次为 1 个疗程。主治：肩凝症。附记：此法对该病疗效显著，但要坚持按摩，其效始著。按摩后患者应以热水泡足，并喝温开水。同时可坚持搓揉足趾、足心（即涌泉穴），多进行肩功能活动，每日坚持走路半小时。

【足部药疗】

桂枝二乌膏 组成：川乌、草乌、桂枝、透骨草、樟脑（后入研）各 30 克。用法：上药共研细末，贮瓶备用，勿漏气。用时取药末 15 克，以葱白、生姜捣汁或白酒适量调和成糊状，外敷双足底涌泉穴（或健侧足心），上盖敷料，胶布固定。每日换药 1 次，10 次为 1 个疗程。主治：肩关节周围炎。附记：屡用屡验。必要时须加敷患肩处，可提高疗效。

桂枝透骨汤 组成：伸筋草、透骨草、桂枝各 30 克，艾叶 50 克。用法：上药加清水 1500 毫升，煎沸数分钟后，将药液倒入脚盆内，待温浸泡两足 30 分钟，也可先熏蒸患部再泡脚。每日 1 次，10 次为 1 个疗程。主治：肩凝症。附记：屡用效佳。

骨性关节炎

骨性关节炎属中医学“骨痹”范畴，是一种退行性关节病。全身各关节均能发生骨性关节炎，以膝关节为最常见。是临床常见多发病，尤以中、老年人发病者居多，女性肥胖者较为多发。

【病因】 多因外感风寒湿邪，或内伤肝肾不足、气血失和；或跌仆损伤，均可使气血运行不畅、阻滞络脉所致。病则肝肾两亏、筋软骨痿。

【症状】 关节疼痛，上下楼梯时疼痛加重，活动受限，或伴有关节挛缩和肌肉痉挛等症状。

【足部按摩】

配方一 ①肾、输尿管、膀胱；②大脑（头部）、脑垂体、甲状旁腺、肝、脾、肾上腺、生殖腺（睾丸或卵巢）、上身淋巴结、下身淋巴结、胃、十二指肠、小肠、腹腔神经丛；③腰椎、髋关节、膝、肘。治法：先用轻度手法快速刺激双足各反射区一遍；然后，以轻度手法刺激①组反射区各5次，约7分钟；以中、重度手法刺激②组反射区各5～10次，约30分钟；以重度手法刺激③组反射区各10次，约10分钟。按摩时患者有酸麻胀感。每日按摩1次，每次按摩47分钟，10次为1个疗程。主治：膝关节骨性关节炎。附记：用此法，并辅之合理的其他疗法进行综合治疗，能够在较短时间内使之恢复正常。按摩后患者应以热水浸足，并喝温开水。同时注意适当休息，患部加以保暖，并节制饮食，适当参加体育活动。

配方二　肾、输尿管、膀胱、肾上腺、膝、甲状腺、甲状旁腺、下身淋巴结。治法：先点按两足膝反射区5分钟；揉按肾、输尿管、膀胱、肾上腺、甲状腺、甲状旁腺、下身淋巴结反射区各3～5分钟。按摩时患者以有得气感为度。每日按摩1次，每次按摩35分钟，10次为1个疗程。主治：退行性膝关节炎。附记：用此法治疗，常可奏效。按摩后患者应以热水浸足，并喝温开水。同时还可辅以下列辅助疗法。

(1)烟灼然谷、水泉穴各3～5分钟，上楼痛者加灼至阴穴3分钟，下楼痛者加灼大敦穴3分钟，每日1次。

(2)洗澡时盘腿抱膝坐于澡盆中，以温水浸泡与擦拭，有助于消除膝部疼痛。

【足部药疗】

吴茱萸膏　组成：吴茱萸、桂枝、桑树根、补骨脂、伸筋草各50克。用法：上药共研细末，备用，用时取药末20克以生姜汁调和成糊状，贴敷于双足底涌泉穴上。上盖敷料，胶布固定。每日换药1次，10次为1个疗程。主治：退行性关节炎(骨痹)。附记：屡用效佳。

三生透骨汤　组成：生附子、生川乌、生草乌、透骨草、秦艽各30克。用法：上药加清水1500毫升，煮沸30分钟后，将药液倒入脚盆内，待温浸泡双足30分钟。每日1次，10次为1个疗程。主治：骨痹。附记：临床屡用，效果颇佳。严重者，应先熏蒸患部(痛处)，再浸泡双足，则奏效尤捷。

坐骨神经痛

坐骨神经痛，其痛点始于臀部，沿股后侧、腘窝、小腿后外侧面而放射至足背，属中医学“痹证”范畴，是临床常见多发病。该病多为慢性，病程缠绵，根治颇费时日。

【病因】 多因风寒湿邪侵袭、阻滞经络所致。或为椎间盘突出，坐骨神经附近各组织的病变如髋关节、骶髂关节疾病，脊椎炎、肌炎，子宫及前列腺癌，腰骶脊髓及其神经根的肿瘤等均能引起该病的发生。前者多属痹证范畴，后者多为继发于其他疾病中。

【症状】 腰和下肢疼痛，多限于一侧，痛先从臀部开始，并向大腿的外侧后面，小腿的外侧后面，外踝、足背等的一部或全部放射，痛为间歇性或持续性，在走路、运动、咳嗽及用力大便时则痛剧，症状夜间比白天严重。

【足部按摩】

配方一 肾、输尿管、膀胱、腹腔神经丛、坐骨神经、髋关节、膝。治法：先以中度手法刺激肾、输尿管、膀胱、腹腔神经丛反射区各3分钟；用重度手法刺激坐骨神经、髋关节、膝反射区各3～5分钟。按摩时患者以有得气感为度。每日按摩1次，每次按摩30分钟，10次为1个疗程。主治：坐骨神经痛。附记：此法对该病有较好的疗效。原发性坐骨神经痛治疗效果更佳。继发性坐骨神经痛应查明病因对症治疗，可提高疗效。按摩后患者应以热水浸足，并喝温开水。同时注意保暖、避风寒。急性期要卧床休息，卧硬板床，配合患肢的局部按摩效果更佳。

配方二 ①肾上腺、肾、输尿管、膀胱、尿道及阴道；②前列腺或子宫、生殖腺（睾丸或卵巢）、脾、胸部淋巴结、上身淋巴结、下身淋巴结、甲状腺、甲状旁腺；③腰椎、骶骨、尾骨内侧、尾骨外侧、腹股沟、下腹部、坐骨神经。治法：用轻度手法刺激①组反射区各5次，约10分钟；用中、重度手法刺激②组反射区各5～10次，约25分钟；用重度手法刺激③组反射区各10次，约30分钟。按摩时患者有疼痛感。每日按摩1次，每次按摩65分钟，10次为1个疗程。主治：坐骨神经痛。附记：此法对该病有较好的疗效。按摩完毕后患者应以热水浸足，并喝温开水。平时注意营养，增强体质，注意保暖，避免潮湿受寒。

【足部药疗】

马钱子膏 组成：制马钱子30克，乳香、没药、麻黄、肉桂、全蝎、木瓜、千年健各20克。用法：上药共研细末，贮瓶备用。用时取药末20克，以生姜汁、白酒各半调和成糊状，外敷足底涌泉穴(健侧)和阿是穴(最痛处)上。上盖敷料，胶布固定。每日或隔日换药1次，10次为1个疗程。主治：坐骨神经痛。附记：多年使用，止痛效果颇佳。药层干了，可加洒白酒湿润药层，以利其发挥药效。

麻黄二藤汤 组成：麻黄、桂枝、透骨草、海风藤、络石藤各30克。用法：上药加清水1500毫升，煎沸5～10分钟后，将药液倒入脚盆内，待温时浸泡双足30分钟。若在按摩后浸泡更好。每日1次，10次为1个疗程。主治：坐骨神经痛。附记：屡用效佳。

肋间神经痛

肋间神经痛属中医学“胁痛”范畴。两胁为肝胆经脉所布，故经云：“肝病者，两胁下痛。”

【病因】 多因情志失调、肝气郁结、或瘀血停留；或复受风寒侵袭而诱发。

【症状】 胁痛多在一侧或两胁俱痛，痛连小腹或胁下结块，刺痛不移，或足寒转筋。

【足部按摩】

配方一 肾、输尿管、膀胱、肾上腺、腹腔神经丛、肋骨、下腹部。治法：用中度手法刺激肾、输尿管、膀胱、肾上腺、腹腔神经丛反射区各3分钟；用重度手法刺激肋骨、下腹部反射区各5分钟。按摩时患者以有得气感为度。每日按摩1次，每次按摩30分钟，

10 次为 1 个疗程。主治:肋间神经痛。附记:此法对该病有较好疗效。按摩后患者应以热水浸足,并喝温开水。注意保持乐观情绪。

配方二 肾、输尿管、膀胱、肾上腺、腹腔神经丛、肝、胆囊、肋骨、腹股沟。治法:用中度手法刺激肾、输尿管、膀胱、肾上腺、腹腔神经丛反射区各 3～4 分钟;用重度手法刺激肝、胆囊、肋骨、腹股沟反射区各 3～5 分钟。按摩时患者以有得气感为度。每日按摩 1 次,每次按摩 35 分钟,10 次为 1 个疗程。主治:肋间神经痛。附记:多年使用,疗效甚佳。若配合梅花针叩刺相应节段的夹脊穴,疗效更佳。按摩后患者应以热水浸足,并喝温开水。同时保持乐观情绪,注意保暖,多活动,忌辛辣食品及发物。

【足部药疗】

二胡止痛膏 组成:丹参、制香附、延胡索各 30 克,三七、柴胡各 9 克。用法:上药共研细末,贮瓶备用。用时取药末 25 克,以陈醋适量调和成软膏状,外敷双足底涌泉穴和阿是穴(痛处)。上盖敷料,胶布固定。每日换药 1 次,5～10 次为 1 个疗程。主治:肋间神经痛。附记:临床屡用,有效止痛率达 100%。

归藤汤 组成:当归、鸡血藤、海风藤、虎杖、制香附各 20 克,柴胡 9 克,细辛 5 克。用法:上药加清水 1500 毫升,煎沸 5 分钟后,将药液倒入脚盆内,待温浸泡双足 30 分钟,每日 1～2 次,每剂可用 2 次。主治:胁痛。附记:屡用皆效,连用效佳。

腰　　痛

腰痛系指腰部一侧或两侧疼痛而言。"腰为肾之府",故腰痛与肾有关,是临床常见多发病。

【病因】 多因风寒湿热等外邪侵袭;或体弱精衰,不能濡养经脉;或负重跌扭,气滞瘀阻所致;或因职业关系,如过度弯腰负重,屈伸过频,日久致劳倦虚损,气血不和,瘀阻经脉而致腰肌劳损。

【症状】 腰部一侧或两侧疼痛,转侧屈伸活动受限,动则痛剧。致因不一，兼症亦异。临床所见，一般分寒湿腰痛、湿热腰痛、肾虚腰痛、瘀血腰痛和腰肌劳损等。

【足部按摩】

配方一　肾、输尿管、膀胱、颈椎、胸椎、腰椎、骶骨、尾骨外侧。治法：重点按揉肾、腰椎反射区各 3～5 分钟，加按压输尿管、膀胱、颈椎、胸椎、骶骨、尾骨外侧反射区各 2～3 分钟。按摩时患者以有得气感为度。每日按摩 1 次，每次按摩 20～30 分钟，10 次为 1 个疗程。主治：慢性腰痛。附记：用此法治疗慢性腰痛有较好的疗效。按摩后患者应以热水浸足，并喝温开水，同时还可采用下列辅助疗法：

(1)烟灼隐白、大敦穴各 5 分钟，每日 2 次。

(2)夜晚临睡前或早晨起床时，采用抱膝正坐法，挺直脊背，抱膝而坐，两脚踇趾互相重叠 2～3 分钟。

(3)双脚自然站立，把脚后跟抬起立定，时间可据自身情况，逐渐增加。或先用右脚尖直立 1～2 分钟，休息 1～2 分钟，再换左脚尖。每日 2～3 次。

(4)高尔夫球健身法。坐在椅子上用脚心踩抱高尔夫球滚动，每次 10 分钟，每日 2 次。

(5)进行倒走 10～20 分钟，每日 2 次。

配方二　肾、腰椎、骶骨。治法：对肾、腰椎、骶骨反射区进行按、揉、压等手法各 5～10 分钟。实证用泻法，手法宜重；虚证用补法，手法宜轻。按摩时患者以有得气感为度。每日按摩 1 次，10 次为 1 个疗程。主治：腰痛。附记：坚持按摩，效果甚佳。

【足部药疗】

腰痛膏　组成：①破故纸、制附子、熟地黄、杜仲、菟丝子、大茴香、川楝子各 30 克；②当归、川芎、桃仁、木香、制香附、延胡索、杜仲各 30 克。用法：上药随证选用共研细末，分贮瓶中备用。用时取药末 30 克，以醋酒各半调和成糊状，外敷足底涌泉穴(双)和双侧肾俞穴上。上盖敷料，胶布固定。每日换药 1 次，10 次为 1 个疗程。主治:慢性腰痛(肾虚腰痛用方①,瘀血腰痛用方②)。附记:屡用屡验,一般连敷3~5个疗程即愈或显效。于按摩后敷用,奏效尤捷。

艾叶伸筋汤 组成:艾叶、苏木、麻黄、伸筋草、千年健各30克,杜仲9克。用法:上药加清水1500毫升,煎沸5~10分钟后,将药液倒入脚盆内。先熏腰部,再泡脚。每日1次,每次30分钟。主治:急、慢性腰痛。附记:屡用皆效。

慢性肝炎

慢性肝炎属中医学的“胁痛”“黄疸”“湿阻”“虚证”和“癥积”等范畴。在临床上较为常见,且病程缠绵、根治颇难。

【病因】 多由急性肝炎失治或治疗不彻底转化而成。病由实致虚,终成肝郁脾虚、肝肾不足、脉络瘀阻、湿热残留等虚实挟杂的病理表现。

【症状】 肝区(或胁)作痛,头昏乏力,面色少华、肝大,口苦胁胀,或脘腹胀满,或纳谷不香,或形体消瘦,或睡眠不佳,或有黄疸。化验检查有肝功能异常。

【足部按摩】

配方一 肾、输尿管、膀胱、腹腔神经丛、肝、胆囊、胃、胸椎。治法:按压肾、输尿管、膀胱反射区各3~5分钟;揉压腹腔神经丛、胃、胸椎反射区各3~5分钟;按揉肝、胆囊反射区各3~5分钟。按摩时患者以有得气感为度。每日按摩1次,每次按摩30分钟,10次为1个疗程。主治:急、慢性肝炎。附记:此法对该病有一定的疗效。按摩后患者应以热水浸足,并喝温开水。治疗急、慢性肝炎,应以中药辨证内治为主。以此疗法为辅,疗效始著。饮食按常规禁忌。

配方二 肾、输尿管、膀胱、腹腔神经丛、肝、胆囊、脾、上身淋巴结、下身淋巴结、胸部淋巴结。治法:用轻度手法刺激肾、输尿管、膀胱反射区各3分钟;用中度手法刺激腹腔神经丛、肝、胆囊、脾反射区各3～5分钟；用中、重度手法刺激上身淋巴结、下身淋巴结、胸部淋巴结反射区各3～5分钟。按摩时患者以有得气感为度。每日按摩1次，每次按摩40分钟，10次为1个疗程。主治：慢性肝炎。附记：此法对该病有一定的疗效，可作为该病的辅助疗法。按摩后患者应以热水浸足，并喝温开水。发作期应适当休息。注意劳逸结合和合理营养。禁饮酒。

【足部药疗】

肝炎膏　组成：党参、白术、茯苓、制香附各15克，柴胡、赤芍、茵陈、虎杖各9克。用法：上药共研细末，贮瓶备用。用时取药末30克，以醋、水各半调和成膏状，外敷足底涌泉穴（双）和肝俞穴（双）上。上盖敷料，胶布固定。每日换药1次，10次为1个疗程。主治：慢性肝炎。附记：坚持敷用，效果甚佳。

茵陈参芍汤　组成：茵陈、赤芍、金银花各30克，党参50克。用法：上药加清水1000毫升，煎沸10分钟后，将药液倒入脚盆内，待温浸泡双足30分钟，每日1次，每剂可用2次。主治：慢性肝炎。附记：屡用有效。笔者临床均以内治为主，再辅以足部按摩加足部药疗等，既可缩短疗程，又能提高疗效。内外并治，效果甚佳。

肝　硬　化

肝硬化是以肝脏损害为主的慢性全身性疾病。根据临床表现，一般分为早期肝硬化和晚期肝硬化（肝腹水）两种。早期其证较轻，晚期其证较重。属中医学“臌胀”“癥积”范畴，是中医内科四大证之一，治疗颇难。至于晚期（中医称为单臌胀），治疗尤为困难。

【病因】　多因肝、脾、肾三脏受病而导致气滞、血瘀、水蓄、蛊毒所致。肝郁脾虚，脉络瘀阻，水湿内停。久病及肾、则肾亦伤。诸因互累，臌胀由起矣。

【症状】　早期肝硬化，则见食欲缺乏，乏力、腹胀、恶心、呕吐、上腹部不适或隐痛（肝区痛），面色萎黄，面颊、上胸、背部、两肩及上肢出现蜘蛛痣，或毛细血管扩张，手掌发红（称为肝掌），肝大、表面光滑，脾脏亦有轻、中度肿大；进而诸症进一步加重、形体消瘦，疲乏无力、面色晦暗，腹胀痛，击之如鼓。鼓之有声者为气聚，鼓之成实者为水停。前者为气、血、蛊，后者为水。故中医学又有“气臌、血臌、蛊臌、水臌”之分。病之早期（即前三臌），多属肝脾，病至晚期（即水臌）腹水形成，病属肝、脾、肾三脏受害，病多危重。

【足部按摩】

配方一 肾、输尿管、膀胱、肾上腺、腹腔神经丛、肝、胰、胆囊、上身淋巴结、下身淋巴结、胸部淋巴结。治法：用轻、中度手法刺激肾、输尿管、膀胱、肾上腺、腹腔神经丛反射区各 3 分钟；用轻度手法刺激肝、胰、胆囊反射区各 5 分钟；用重度手法刺激上身淋巴结、下身淋巴结、胸部淋巴结反射区各3～5 分钟。按摩时患者以有得气感为度。每日按摩 1 次，每次按摩 40 分钟，10 次为 1 个疗程。主治：肝硬化。附记：此法可作为该病的辅助疗法，可提高机体免疫力，减轻发病症状。按摩后患者应用热水浸足，适当喝温开水。同时注意劳逸结合，甚则要卧床休息。宜食有营养，易消化的食物，戒烟酒，少活动。

配方二 ①肾上腺、肾、输尿管、膀胱；②脑垂体、甲状腺、甲状旁腺、上身淋巴结、下身淋巴结、胸部淋巴结、眼；③肝、胆囊、胃、脾、胰、小肠。治法：用中等力度手法刺激①组反射区各 5 次，约 5 分钟；用中、重度手法刺激②组及③组反射区各 10 次，约 30 分钟。患者在按摩时有刺痛麻胀感。每日按摩 1 次，每次按摩 35 分钟，10 次为 1 个疗程。主治：肝炎及肝硬化。附记：此法与药物配合使用，效果显著。按摩后患者应以热水浸足，并喝温开水。同时要学会放松自己，要树立信心。积极治疗，乐观对待。饮食宜清淡，适当活动，严禁烟酒。

【足部药疗】

消坚膏 组成：吴茱萸、蝼蛄各 20 克，甘遂、大黄各 5 克。用法：上药共研细末，贮瓶备用。用时取药末 30 克，以蜂蜜适量调和成膏状，分敷足底涌泉穴（双）和肚脐上。上盖敷料，胶布固定。每日换药1次，10次为1个疗程。主治：早期肝硬化。附记：屡用有效。又晚期肝腹水，可用白芥子30克，白胡椒、甘遂各15克，大戟9克，麝香适量（每次加0.2克）。共研细末，贮瓶备用。用时，取药末5克，加麝香0.2克，和匀，分别撒在双足底涌泉穴和肚脐上，以胶布覆盖固定。每日或隔日换药1次。

五味虎杖汤　组成：虎杖30克，三棱、莪术、苏木各15克，芒硝50克。用法：上药加清水1500毫升，煎沸10～15分钟后，将药液倒入脚盆内，待温时浸泡双足30分钟，冷则加热。每日1～2次，10次为1个疗程。每剂可用3次。主治：早期肝硬化。附记：临床验证有效。该病应以内治为主，足部按摩与药疗，仅为辅助疗法。若能进行综合治疗而相得益彰，可以缩短疗程，提高疗效。

胆囊炎与胆石症

胆囊炎、胆石症有急、慢性之分。多属中医学“胁痛”“黄疸”“结石”等范畴，是临床常见多发病。

【病因】　胆附于肝，互为表里。胆汁是储肝脏之余气，溢入于胆，积聚而成。肝失疏泄，脾失健运，可导致气滞血瘀。湿热内蕴，而致胆囊肿大、发炎；又肝失疏泄，胆汁排泄不畅，日积月累，久受煎熬，聚结成石，结石阻滞，“不通则痛”。

【症状】　右上腹疼痛或绞痛，放射至右肩（胆石症绞痛尤剧）。伴有恶心、呕吐、发热、恶寒、头痛、无力，或有黄疸，或纳呆、口苦等症。

【足部按摩】

配方一　肾、输尿管、膀胱、腹腔神经丛、胃、十二指肠、肝、胆囊、胸部淋巴结、上身淋巴结、下身淋巴结。治法：用中等力度手法刺激肾、输尿管、膀胱反射区各3分钟；用中、重度手法刺激腹腔神经丛、胃、十二指肠、肝、胆囊、胸部淋巴结、上身淋巴结、下身淋巴结反射区各3～5分钟。按摩时患者以有得气感为度。每日按摩

1次，每次按摩35分钟，10次为1个疗程。主治：胆囊炎、胆石症。附记：此法对于急性胆囊炎有即时止痛效果。按摩后患者应以热水浸足，并喝温开水。同时注意饮食有节，宜清淡低脂、低胆固醇饮食。若胆囊及胆管有化脓、坏死，应手术治疗。

配方二 ①肾上腺、肾、输尿管、膀胱；②上身淋巴结、下身淋巴结、小肠、腹腔神经丛、膈（横膈膜）；③胆囊、肝、胃、胰、脾。治法：用轻度手法刺激①组反射区各15次，约5分钟；用中、重度手法刺激②组反射区和③组反射区各30次，约30分钟。按摩时患者以有得气感为度。每日按摩1～2次，每次按摩35分钟，10次为1个疗程。主治：胆囊炎、胆石症。附记：此法对该病有较好的疗效。按摩后患者应以热水浸足，并喝温开水。同时要保持精神愉快，饮食起居有节，避免过饱、油腻；要讲卫生、重清洁，多饮开水，积极参加体育活动。可用玉米须、芦根煎汁，加入黑木耳适量（1把）煮烂，以冰糖调味，早晚饮用见效。

【足部药疗】

三金膏 组成：金钱草、郁金、鸡内金、龙胆草、枳壳各30克。用法：上药共研细末，贮瓶备用。用时取药末30克，以苦猪胆汁调和成软膏状，外敷双足底涌泉穴和阿是穴（痛处）上。上盖敷料，胶布固定。每日换药1次，10次为1个疗程。主治：胆囊炎，胆石症。附记：多年使用，效果颇佳。急性期方中金钱草、龙胆草倍量，加金银花等量；胆石症方中郁金、鸡内金倍量，加海金沙30克。

三金解毒汤 组成：金钱草、海金沙、龙胆草、金银花、蒲公英各30克，川楝子、延胡索、大腹皮各15克。用法：上药加清水1500毫升，煎数沸后，将药液倒入脚盆内，待温时浸泡双足30分钟，冷则加热，每日1～2次，10次为1个疗程。主治：胆囊炎、胆石症。附记：屡用效佳。此方可内服，每日1剂，水煎服。内外并治，效果尤佳。

急、慢性胃炎（呕吐）

急、慢性胃炎属中医学“恶心呕吐”范畴。中医学认为，有声有物为“呕”，有物无声为“吐”，有声无物为“干呕”。在临床上呕与吐常同时出现，故统称“呕吐”。该病无论男女老幼皆可发生，是临床常见多发病。

【病因】 主要是胃失和降、胃气上逆所致。此多因胃腑被外邪所伤，或饮食不洁，过食生冷之物，损伤脾胃；或痰饮内阻、肝气犯胃等脏腑病邪干扰所引起；或因饮食不节、食滞伤胃；或脾胃虚弱、胃阳不足所致。

【症状】 以呕吐为主症。病有急性和慢性之分，证有寒热虚实之辨。病情复杂，兼证颇多。如呕吐清水痰涎、口干渴、喜热饮、四肢厥冷为寒吐；或呕吐酸苦，或嗳气，喜冷饮、口渴、小便短赤为热吐。急性多突然呕吐，慢性多时吐时停，反复发作等。

【足部按摩】

配方一 肾、输尿管、膀胱、腹腔神经丛、脾、胃、肝、内耳迷路。治法：用中度手法刺激肾、输尿管、膀胱、腹腔神经丛反射区各 2～3 分钟；用中、重度手法刺激脾、胃、肝、内耳迷路反射区各 3～5 分钟。按摩时患者以有得气感为度。每日按摩 1～2 次，每次按摩 30 分钟，5 次为 1 个疗程。主治：急、慢性胃炎（呕吐）。附记：此法对单纯性呕吐有较好的疗效。对继发于其他疾病的，应查明原因，对症治疗。按摩后患者应以热水浸足，并喝温开水。同时应注意饮食，凡致病之因，均在禁食之列。

配方二 腹腔神经丛、肾、输尿管、膀胱、胃、十二指肠、内耳迷路、大脑（头部）、膈（横膈膜）。治法：用轻、中度手法刺激腹腔神经丛、肾、输尿管、膀胱反射区各 2～3 分钟；用重度手法刺激胃、十二指肠、内耳迷路、大脑（头部）、膈（横膈膜）反射区各 3～5 分钟。按摩时患者以有得气感为度。每日按摩 1～2 次，每次按摩 30 分钟，5 次为 1 个疗程。主治：呕吐。附记：此法对该症有较好的止吐效果。按摩后患者应以热水浸足，并喝温开水。又用生姜擦足底可止吐。但对颅脑疾病、胃癌等肿瘤所致呕吐者，应由专科救治。

【足部药疗】

敷足方 组成：①吴茱萸 6 克，绿豆粉 9 克；②生地黄 9 克；③明矾 12 克；④明矾、面粉、陈醋各适量；⑤生姜 6 克；⑥绿豆粉 30 克，鸡蛋清 1 枚。用法：方①吴茱萸研粉与绿豆粉和匀，水调敷于足心(双)，外用绷带缠之，每日 1 换；方②生地黄捣烂涂足心；方③明矾研细和米饭做饼贴敷足心；方④诸药共调成糊状，敷两足心，用纱布包扎固定；方⑤生姜捣烂敷足心，纱布包扎；方⑥用蛋清调绿豆粉至糊状敷足心，纱布包扎。主治：呕吐(寒吐用方④～⑤，热吐用方②～③和⑥，一般用方①～④)。附记：随证选用，效果均佳。足心，即涌泉穴。又用大蒜 30～60 克，去衣，捣成泥状；或天南星 30 克，研末以米醋调成糊状或放干地龙 15 克，研末，以温开水调成糊状。均为分敷双侧足心涌泉穴。上盖敷料，外以胶布固定。每日换药 1 次。用之临床，效果均佳。

浴足方 组成：①附子 30 克；②明矾 30 克，生姜 6 克。用法：随证选方用药，加清水 500 毫升，煎沸 10～20 分钟，将药液倒入脚盆内，待温浸泡双足 30 分钟，每日 1～2 次，中病即止。主治：呕吐(寒吐用方①，热吐用方②)。附记：屡用效佳。

胃 脘 痛

胃脘痛简称“胃痛”，是临床常见多发病，男女皆可发生，尤以中年人居多。城市人多于农村人。

【病因】 多因长期饮食不规则，饥饱失常；或饮食不节、喜吃辛辣，过食生冷，损伤脾胃；或因精神刺激，情志不畅，气机逆乱，肝邪犯胃；或外邪内侵，劳累受寒，克犯脾胃等因所致。每遇劳累过度，饮食失节、精神刺激或气候变化而反复发作、迁延不愈或加剧。

【症状】 多以胃脘部(上腹部)疼痛为主症。在背部从膈俞至胃脘部之间俞穴出现压痛点。大多数患者呈胃脘隐痛、神疲乏力，伴泛吐清水等脾胃虚寒症状；或胃脘疼痛、痛及两胁、嗳气吞酸、口苦等肝气犯胃症状；或饥或饱则痛剧。该病发生常与饮食情绪、气候变化有关，多呈节律性。由于致因不同，兼证亦较为复杂。根据中医辨证分型，一般分为脾胃虚寒、肝气犯胃、湿热郁蒸、胃阴不足，瘀血阻络等型。临床所见，尤以肝气犯胃和脾胃虚寒型为多见。

【足部按摩】

配方一　①肾、输尿管、膀胱；②肾上腺、脑垂体、大脑（头部）、腹腔神经丛、胸椎；③胃、脾、胰、十二指肠、小肠、喉与气管及食管、胸部淋巴结、上身淋巴结、下身淋巴结。治法：用中等力度手法刺激①组和②组反射区各 20 次，约 20 分钟；用重度手法刺激③组反射区各 25 次，约 20 分钟。按摩时患者有温性痛感。每日按摩 1 次，每次按摩 40 分钟，10 次为 1 个疗程。主治：慢性胃炎（胃脘痛）。附记：本法对该病有较好的疗效，尤以慢性浅表性胃炎疗效明显。按摩完毕后患者应以热水浸足，并喝温开水。同时要注意饮食卫生，禁忌烟酒及暴饮暴食，避免刺激性或过冷食品。应保持心情舒畅，适当参加体育活动。

配方二　肾、输尿管、膀胱、腹腔神经丛、胃、脾、十二指肠、肝、上身淋巴结。治法：用中度手法刺激肾、输尿管、膀胱、腹腔神经丛反射区各 3 分钟；用重度手法刺激胃、脾、十二指肠、肝、上身淋巴结反射区各 3～5 分钟。按摩时患者以有得气感为度。每日按摩 1 次，每次按摩 30 分钟，10 次为 1 个疗程。主治：慢性胃炎（胃脘痛）。附记：此法对该病有较好的疗效。按摩后患者应以热水浸足，并喝温开水。禁忌同上。同时患者可自行揉搓踇趾和第 2 趾趾腹各 5～10 分钟，每日 2～3 次；或用拇示两指指腹对合着力于八风穴（位于两趾根处），每次 5～10 分钟，每日 1～2 次。

【足部药疗】

温胃膏　组成：高良姜、白芥子、细辛、延胡索各 30 克。用法：上药共研细末，备用。用时取药末 30 克，以生姜汁适量调和成糊状，分敷两足心涌泉穴和中脘穴上。上盖敷料，胶布固定。每日换药1次，10次为1个疗程。主治：胃脘痛(寒性或虚寒型)。附记：屡用效佳。一般在1个疗程内即可止痛。若加服本药末，每次5克，每日服2～3次。可缩短疗程，提高疗效。

止痛汤 组成：艾叶、高良姜、制香附、吴茱萸、川楝子各15克。用法：上药加清水1500毫升，煎沸5～10分钟后，将药液倒入脚盆内，待温浸泡双足30分钟。每日1次。主治：胃脘痛。附记：屡用皆效。凡寒性或肝气犯胃型效果尤佳。

胃及十二指肠溃疡

胃及十二指肠溃疡的形成可能与中枢神经系统功能紊乱和胃液中胃酸和胃蛋白酶的消化作用有关。故该病亦称消化性溃疡，属中医学的“胃脘痛”“胃心痛”“心口痛”范畴，是临床常见多发病。

【病因】 多因情志不舒、饮食失调、气滞血瘀、络脉受损所致；或由慢性胃炎(胃脘痛)转化而成。

【症状】 胃溃疡多在进食后30～60分钟出现疼痛，疼痛位于上腹稍偏左，并可持续1～2小时后方可缓解。十二指肠溃疡，多在空腹饥饿时或饭后2～4小时出现疼痛，疼痛位于上腹稍偏右，进食后缓解。凡溃疡病发作，均有节律性。疼痛有自觉压迫感、膨胀感、多为钝痛、灼痛或剧痛，一般呈周期性，常伴有恶心呕吐、嗳气吞酸，严重者甚至伴有黑粪或吐血。胃俞和膈俞、肝俞穴处出现压痛。

【足部按摩】

配方一 肾上腺、肾、输尿管、膀胱、胃、十二指肠、甲状旁腺、腹腔神经丛。治法：用轻、中度手法刺激肾上腺、肾、输尿管、膀胱、腹腔神经丛反射区各2～3分钟，约12分钟，用中、重度手法刺激胃、十二指肠、甲状旁腺反射区各3～5分钟。按摩时患者以有得气感为度，每日按摩1次，每次按摩30分钟，5～10次为1个疗程。主治：消化性溃疡。附记：此法止痛效果佳。按摩后患者以热水浸足，并喝温开水。同时要注意饮食，少食多餐，以软食，易消化食物为主，忌食生冷、辛辣、过酸之品。但对溃疡穿孔、出血患者忌用，应转医院抢救。

配方二　胃、十二指肠、小肠、腹腔神经丛、胰、颈项、上身淋巴结、下身淋巴结及足二趾、三趾的背面。治法：按揉胃、十二指肠、小肠、腹腔神经丛、胰、颈项、上身淋巴结、下身淋巴结反射区各3～5分钟。推擦足二趾、三趾背面各2～3分钟。按摩时患者以有得气感为度。每日按摩1或2次，每次按摩40分钟，10次为1个疗程。主治：胃及十二指肠溃疡。附记：坚持按摩，确有良效。每次按摩后患者以热水浸足，并喝温开水。或加重擦足内外缘及足底，每次20～30分钟，每日1～2次。

【足部药疗】

二白黄芪膏　组成：黄芪、白术各30克，木香、瓦楞子、桂枝、炮姜各20克，白及50克。用法：上药共研细末，备用。用时取药末30克，以生姜汁适量调和成糊状，外敷于双足底涌泉穴和中脘穴上。上盖敷料，胶布固定。每日换药1次，15次为1个疗程。主治：胃及十二指肠溃疡（虚寒型）。附记：屡用有效，久用效佳。

高良姜汤　组成：高良姜、香附、吴茱萸、延胡索、白及各30克。用法：上药加清水1500毫升，煎沸10分钟后，将药液倒入脚盆内，先对准中脘穴处熏蒸，待温浸泡双足。每次30分钟，每日1次，10次为1个疗程。主治：消化性溃疡。附记：此方亦可内服。1方3用，故用之多效。

胃　下　垂

胃下垂是一种慢性疾病。一般以胃小弯弧线最低点下降至髂嵴连线以下；或十二指肠球部向左偏移时，称为胃下垂。中医无此病名，但在《内经》中有类似胃下垂症状的描述。临床以瘦长体型者为多见。

【病因】　多因暴饮暴食，损伤脾胃；或七情内伤、肝气郁结、横逆犯胃，致脾胃受伤；或脾虚失运、痰湿水饮结聚于胃、积液潴留、脾胃愈虚，终致气虚下陷、升举无力，从而脾气升提之力日薄，下陷之势日增，因而导致内脏下垂，遂成本病。

【症状】 胃下垂。胃部呈凹状，下腹部突出，食后常觉胃脘压重而有饱胀感、嗳气、恶心、呕吐、肠鸣，自觉有胃下坠之感。有慢性腹痛，或伴便秘、腹泻、眩晕、乏力、心悸、失眠、多梦等。在劳动时，腹内有抽掣牵引之感。

【足部按摩】

配方一 腹腔神经丛、肾、输尿管、膀胱、胃、十二指肠、膈(横膈膜)。治法：用中度手法刺激腹腔神经丛、肾、输尿管、膀胱反射区各5～10次，约10分钟；用轻度手法刺激胃、十二指肠、膈(横膈膜)反射区各20～30次，约15分钟。按摩时患者以有得气感为度。每日按摩1次，每次按摩30分钟，10次为1个疗程。主治：胃下垂。附记：此法对该病有一定的疗效，久行有良效。按摩后患者应以热水浸足，并喝温开水。同时生活起居要有规律，少食多餐，忌食生冷、辛辣及不易消化的食物。也可配合腹肌锻炼。做仰卧起坐等运动。

配方二 肾、输尿管、膀胱、胃、脾、十二指肠、下腹部、上身淋巴结、下身淋巴结、甲状旁腺、膈(横膈膜)。治法：用中度手法刺激肾、输尿管、膀胱反射区各3～5分钟；用轻、中度手法刺激胃、脾、十二指肠、下腹部反射区各5分钟；用中、重度手法刺激上身淋巴结、下身淋巴结、甲状旁腺、膈(横膈膜)反射区各3～5分钟。按摩时患者以有得气感为度。每日按摩1次，每日按摩45分钟，15次为1个疗程。主治：胃下垂。附记：屡用有效，久治良效。病为慢性虚证，只宜缓图，坚持按摩，必日见其功。按摩后患者应以热水浸足，并喝温开水。禁忌同上。若能坚持每日重擦足底部各100次，有益康复。

【足部药疗】

升提膏 组成：黄芪30克，枳壳15克，升麻9克。用法：上药共研细末，备用。用时取药末15克，用蓖麻子仁5克捣烂，加水适量与药末调和成软膏状，贴敷于双足底涌泉穴上，上盖敷料，胶布固定。每日换药1次，10次为1个疗程。主治：胃下垂。附记：屡用屡验，久用效佳。此方用治脱肛、阴挺效果亦佳。

艾附汤　组成：艾叶、附子、炒白术各20克，枳壳10克，升麻5克。用法：此药加清水1000毫升，煎沸10分钟后，将药液倒入脚盆内，待温浸泡双足30分钟，每日1次。主治：胃下垂。附记：屡用有效。

胃酸过多症

胃酸过多症属中医学“胃脘痛”范畴。

【病因】　多因急食、快食、咀嚼不充分；或因牙齿有疾，未经细嚼而吞下，损伤脾胃；或脾胃虚弱、肝气犯胃而致；或因神经衰弱、过食淀粉与香味食物、刺激分布于胃腺之分泌神经而发；亦有因惊惧、精神刺激而致者。

【症状】　初起胃部有重压、不适感，有反酸、嘈杂、嗳气，再进而出现胃脘痛。胃脘痛每在食后2小时发生，向背部两肩胛部放射。但患者食欲甚佳，多伴有便秘。如病情进一步发展，而发生胃溃疡症者居多。

【足部按摩】

配方一　肾、输尿管、膀胱、腹腔神经丛、十二指肠、胃、膈（横膈膜）。治法：用中度手法刺激以上反射区各3～5分钟。以有得气感为度。每日按摩1次，每次按摩20～30分钟。主治：胃酸过多。附记：此法有较好的止酸作用。按摩后患者应以热水浸足，并喝温开水。同时注意饮食有节，忌食白薯、韭菜等辛辣甘甜和生冷之品。同时要积极治疗原发病。

配方二　颈、腹腔神经丛、胃、肾、食管。治法：用中等力度手法刺激以上反射区各3～5分钟，以有得气感为度。每日按摩1次，每次按摩30分钟。主治：胃灼热（烧心），此因胃酸过多或胃酸分泌不足所引起。附记:临床验证有效。用治“烧心”还有3法,用之临床效果亦佳。①颈项的反射带也常被用来治疗“烧心”。胃酸过多的人或容易泛酸水的人,大都有脖子歪斜的毛病,因此矫正脖子就能治疗“烧心”。②有“烧心”的症状时,会有强烈的不适感,这时可按摩足中趾,可以奏效。③以淋浴器喷淋头对着足底的中心部位,强力浇淋,刺激足底自主神经末梢。同时也能减轻“烧心”的症状。

【足部药疗】

止酸浴足方 组成:高良姜、制香附、瓦楞子、乌贼骨、广木香各15克。用法:上药加清水1000毫升,煎数沸后,将药液倒入脚盆内,待温时浸泡双足30分钟。每日1～2次。主治:胃酸过多。附记:屡用有效。

膈肌痉挛(呃逆)

膈肌痉挛,中医学称“呃逆”,俗称“打嗝”,是以气逆上冲,喉间呃逆连声、声短而频、令人不能自主的一种症状。该病大多单纯出现,如继发于其他疾病,则为病势转重之预兆。

【病因】 主要是胃气上逆所致,与脾、肾、肝关系密切。多因受寒凉刺激、干扰胃气;或因饮食过急;或饮食不节、过食生冷、损伤胃气;或情志抑郁、肝气犯胃;或脾胃虚弱、中气虚损、脾胃失和所致。亦可因肾气不纳,致使气逆上冲、动膈而作呃逆连声,其病较重。

【症状】 呃逆连声。证有轻重之分,若偶然发作,大多轻微,多可不药而愈;若反复发作,迁延不止者,其证多重;若继发于其他疾病,其证尤重,治当详察。

【足部按摩】

配方一 ①腹腔神经丛、肾、输尿管、膀胱、肾上腺;②膈(横膈膜)、胃、十二指肠;③喉与气管及食管、肺及支气管、胸部、甲状旁腺。治法:用中度手法刺激①组反射区各5次,约7分钟;用重度手法刺激②组反射区各5分钟;用中、重度手法刺激③组反射区各3～5分钟。按摩时患者以有得气感为度。每日按摩1次,每次按摩30分钟,中病即止。主治:膈肌痉挛。附记:用治该病有立竿见影之效。对因病所致呃逆,也有缓解作用。按摩后患者以热水浸足,并喝温开水。

配方二　①肾、肾上腺、输尿管、膀胱;②甲状旁腺、胸、脾、颈项、胸椎、肩胛骨、喉与气管及食管;③膈(横膈膜)、腹腔神经丛、肺及支气管、小肠、胃。治法:用轻、中度手法刺激①组和②组反射区各5次,约20分钟,用重度手法刺激③组反射区各12次,约20分钟。按摩时患者以有温性痛感为度。每日按摩1次,中病即止。主治:呃逆。附记:屡用有效。如遇顽固性呃逆不停,术者可用拇指与示指钳住患者右足的胃、横膈膜反射区,加强刺激,使患者一边吸气,一边伸足向上抬;然后,嘱患者慢慢呼气,术者将患者的足放于原位,停止施术。接着再对患者的左足进行按摩。如此5～10次,即可治愈顽固性呃逆。按摩后患者以热水浸足,并喝温开水。平时少吃辛热煎炒、生冷寒凉的食品,保持性情平和、稳定,即可避免该病发生。

【足部药疗】

苍萸膏　组成:吴茱萸、苍耳子各80克,肉桂5克。用法:上药共研细末,贮瓶备用。每次放药末10克,用米醋适量调为稀糊状,外敷双足心涌泉穴,敷料包扎,胶布固定。每日1换,连敷3天。主治:呃逆。附记:屡用效佳。亦可用丁香3克,置口中咀嚼,待口中有津液时吞下,咀嚼3～5分钟后,呃逆可止。为巩固疗效,可将丁香渣置伤湿止痛膏中央,外敷双足心涌泉穴,固定即可。可连续贴敷4～8小时。可温中止呃,故用之效佳。

夏覆浴足汤　组成:法半夏、旋覆花、紫苏叶、生姜各30克。用法:先将前3味药加温水1000毫升,煎沸5～10分钟,将药液倒入浴盆内,待温时加入生姜汁,拌匀,浸泡双足30分钟,洗毕,将生姜渣置于伤湿止痛膏中央,贴敷于两足心涌泉穴,可连贴5～8小时。每日1～2次，中药即止。主治：呃逆。附记：多年使用，效果甚佳，多1次呃止。

急慢性肠炎

急慢性肠炎属中医学“泄泻”“腹泻”等范畴，是临床常见多发病。男女老幼一年四季皆可发病。

【病因】 多因湿邪侵袭、寒凉内犯、饮食所伤、情志失常、脾胃虚弱、命门火衰等因所致。病在肠胃，但与肝肾有关。

【症状】 腹痛、肠鸣、大便次数增多(一日数次或十数次)、稀便、甚至泻物如水样，但无脓血和里急后重之症。外感，饮食所伤，多为急性肠炎，且发病急骤；脾肾不足，多为慢性肠炎，且反复发作，日久不愈。

【足部按摩】

配方一 腹腔神经丛、肾、输尿管、膀胱、胃、升结肠、乙状结肠、降结肠、胸部淋巴结、上身淋巴结、下身淋巴结。治法：用中等力度手法刺激腹腔神经丛、肾、输尿管、膀胱反射区各2～3分钟；用重度手法刺激胃、升结肠、乙状结肠、降结肠、胸部淋巴结、上身淋巴结、下身淋巴结反射区各3～5分钟。按摩时患者以有得气感为度。每日按摩1次，每次按摩40分钟。中病即止。主治：慢性腹泻及神经官能性腹泻。附记：此法对于胃肠道疾病引起的慢性腹泻和神经官能性腹泻有良效。按摩后患者应以热水浸足，并喝温开水。同时饮食要以清淡为主，忌食辛辣、油腻之品。

配方二 腹腔神经丛、胃、十二指肠、小肠、升结肠、横结肠、降结肠、直肠、下身淋巴结。治法：重揉腹腔神经丛、胃、十二指肠反射区各3分钟；揉压小肠、升结肠、横结肠、降结肠、直肠、下身淋巴结反射区各5分钟。按摩时患者以有得气感为度。需坚持天天做，治愈后也应每周做1～2次，以巩固疗效。主治：泄泻。附记：屡用效佳。按摩后患者应以热水浸足，并喝温开水。也可加用：让患者俯卧位，术者双手拇、示指指腹对合着力，分别作用于跟腱上，一般 0.5～1 分钟，接着捻揉跟腱部位 0.5 分钟，每日 1 次。可提高疗效。

【足部药疗】

桂附膏 组成：盐附子 9 克，肉桂末 5 克。用法：上药共研细末，备用。用时取药末 15 克，以酒、水各半调和成糊状，外敷于两足心涌泉穴处，上盖敷料，胶布固定。每日换药 1 次，5 次为 1 个疗程。主治：脾虚泄泻。附记：屡用效佳。

吴萸二白汤 组成：吴茱萸、白术、茯苓、泽泻、白扁豆各 15 克，丁香 9 克。用法：上药加清水 1000 毫升，煎数沸后，将药液倒入脚盆内，待温浸泡双足，并洗小腿部。每日 1 次，每次 30 分钟，5 次为 1 个疗程。主治：泄泻。附记：屡用效佳。加减，寒泻加干姜 9 克；热泻加黄柏 9 克，车前草 15 克；伤食泻加焦三仙各 15 克，山楂 9 克；惊恐泻加双钩藤、蝉蜕各 6 克。

痢　疾

痢疾又名“滞下”“肠澼”西医学命名与《济生方》谓之痢疾基本一致。该病多发生于夏秋季节，为肠道传染病。

【病因】 根据临床表现，该病虽有“赤痢”“白痢”“赤白痢”之分，皆是湿热为患，或兼暑湿热毒。多因饮食不节、不洁，伤及脾胃，湿热熏蒸，气血凝滞，化为脓血。虽有虚寒，然必素体虚弱，痢下过久，凉泄太过，由湿热转化为虚寒。痢疾初起，断无虚寒。

【症状】 痢下频行不畅，里急后重，赤白黏液。又以赤多为“赤痢”，白多为“白痢”，赤白相兼为“赤白痢”。证属湿热为多。又下痢稀白黏液，且有腥臭气味。四肢厥冷，虽有里急后重而不甚明显，脉象细弱，此属虚寒。

【足部按摩】

配方一 肾、输尿管、膀胱、肾上腺、腹腔神经丛、脾、胃、直肠及肛门、小肠、升结肠、横结肠、降结肠、乙状结肠、下身淋巴结、下腹部。治法：用中等力度手法（揉按）刺激肾、输尿管、膀胱、肾上腺、腹腔神经丛反射区各3分钟；用重度手法（揉压）刺激胃、脾、直肠及肛门、小肠、升结肠、横结肠、降结肠、乙状结肠、下身淋巴结反射区各3～5分钟；用轻、中度手法（揉按）刺激下腹部反射区5分钟。按摩时患者以有得气感为度。每日按摩1次，每次按摩50分钟，5次为1个疗程。主治：痢疾。附记：此法对该病有一定的疗效。但一定要配合中药内外治疗，其效始著。按摩后患者应以热水浸足，并喝温开水。

配方二 ①肾、输尿管、膀胱；②小肠；③大脑、小脑和脑干、升结肠、横结肠、降结肠、乙状结肠、直肠、肺、心脏、头颈部淋巴结、胸部淋巴结、腹腔淋巴结、盆腔淋巴结、腹腔神经丛。治法：用中度手法刺激①组反射区各3～5分钟，再重点用重度手法刺激②组反射区10分钟，然后用中、重度手法刺激③组反射区各3分钟。按摩时以患者有得气感为佳。每日按摩1次，每次按摩40～50分钟，5次为1个疗程。主治：细菌性痢疾。附记：本法除中毒性菌痢外，对其他菌痢均有较好疗效。一般要坚持治疗3个月以上方可巩固疗效。操作时急性菌痢手法宜重，慢性菌痢手法宜适中。运用得法，其效始著。

【足部药疗】

菌痢膏 组成：①大蒜头1或2个；②吴茱萸18克，或加胡椒9克；③吴茱萸、附子各适量。用法：方①捣烂如泥状，备用。用时取泥膏敷于两足心涌泉穴上，1小时后取下，每日贴1次。方②研细末，以食醋调匀成膏状，备用。用时取膏分敷两足心涌泉穴上，以纱布包好，2小时后取下，每日1次。至愈为度。方③共研细末，用米醋调为膏状外敷两足心涌泉穴，每日贴1次。主治：痢疾。方①适用于细菌性痢疾及阿米巴痢疾。方②适用于菌痢、不思饮食、四肢厥冷者。方③适用于噤口痢。附记：民间方。屡用效佳。笔者用方②治疗数例，均获痊愈。

白马汤 组成：白头翁、马齿苋各30克，白木槿花、木香各15克。用法：上药加清水1000～1500毫升，煎沸10分钟，将药液倒入脚盆内，待温时浸泡双足 30 分钟。每日 1 次，至愈为度。主治：痢疾（湿热型）。附记：多年使用，疗效显著。若加用本方内服，每日 1 剂，水煎服，效果更佳。

慢性结肠炎

慢性结肠炎是指结肠的慢性炎症，属中医学"慢性泄泻"范畴。根据临床表现，一般分为慢性特异性结肠炎和慢性非特异性溃疡性结肠炎两种。病为慢性，根治颇难。

【病因】　原因不明。中医学认为，多因脾失健运、湿浊内生、郁而化热；或感受外邪、损伤脾胃、酿成湿热，均可导致湿热蕴结大肠、肠道气血凝滞；或壅而生脓、腑气传导逆乱所致。或情志不畅、郁怒伤肝、肝失疏泄、横逆犯脾，从而导致肝脾不和所致。

【症状】　腹痛、腹泻、便下黏液为主要症状。或伴有便下脓血、里急后重、食欲缺乏、腹胀、恶心、呕吐等症状。

【足部按摩】

配方一　肾、输尿管、膀胱、肾上腺、腹腔神经丛、胃、脾、直肠、升结肠、降结肠、横结肠、乙状结肠、下腹部、下身淋巴结。治法：用轻度手法（揉按）刺激肾、输尿管、膀胱、肾上腺、腹腔神经丛、胃、脾反射区各 2～3 分钟；用中、重度手法（按揉）刺激直肠、升结肠、降结肠、横结肠、乙状结肠、下腹部、下身淋巴结反射区各 3～5 分钟。按摩时患者以有得气感为度。每日按摩 1 次，每次按摩 40 分钟，10 次为 1 个疗程。主治：慢性结肠炎。附记：此法对该病有一定的疗效。按摩后患者应以热水浸足，并喝温开水。同时饮食宜食软而易消化之食物。忌食有刺激性食物，并宜避免食牛奶和乳制品。

配方二　肾、膀胱、腹腔神经丛、大肠、直肠、升结肠、横结肠、降结肠、乙状结肠、输尿管、下身淋巴结和经穴（足三里、三阴交、解溪、涌泉穴）。治法：用重度手法揉按腹腔神经丛、肾、膀胱反射区各 3 分钟；用轻、中度手法揉压大肠、直肠、升结肠、横结肠、乙状结肠、输尿管、下身淋巴结反射区各 3～5 分钟；再用中、重度手法按摩足三里、三阴交、解溪、涌泉穴各100次。每日1次，1个月为1个疗程，治愈后，也应每周做1～2次，以巩固疗效。主治：慢性结肠炎、慢性肠炎。附记：坚持施治确有一定效果，若配合内治，可提高疗效。

【足部药疗】

加味四神汤 组成：诃子肉、赤石脂、吴茱萸、肉豆蔻、五味子各15克，党参、白术、补骨脂各20克，干姜10克。用法：上药加清水2000毫升，煎沸20分钟，去渣取药液倒入脚盆内，待温时浸泡洗双足，每日1剂，早、晚各洗1次，每次浸洗30～40分钟，15日为1个疗程。主治：慢性结肠炎（五更泻）。附记：据报道治疗慢性结肠炎9例，均获得明显疗效。

结肠膏 组成：补骨脂、吴茱萸、党参、怀山药、诃子肉、石榴皮各30克，枯矾、硼砂各10克。用法：上药共研细末，贮瓶备用。用时取药末25克，以侧柏叶15克煎水，取药汁适量调和成软膏状，外敷于双足心涌泉穴和肚脐上。上盖敷料，胶布固定。每日换药1次，15次为1个疗程。主治：慢性结肠炎。附记：屡用效佳。曾用此方治疗慢性非特异性溃疡性结肠炎14例，用药4～6个疗程后，结果：痊愈3例，显效8例，好转2例，无效1例。

胃肠道功能紊乱

胃肠道功能紊乱是一组胃肠综合征的总称。起病缓慢，病程常经年累月，多呈持续性或反复性发作。病程缠绵，根治较难。

【病因】 多因饮食不节，损伤脾胃，以致脾胃虚弱，复因精神因素刺激而诱发所致。

【症状】 腹泻、呕吐、嗳气、厌食等胃肠道症状，常伴有失眠、焦虑、注意力涣散、健忘、神经过敏、头痛等其他功能性症状。病情可随情绪高低而波动。

【足部按摩】

配方一 腹腔神经丛、肾、输尿管、膀胱、额窦、大脑（头部）、小脑及脑干、胃、十二指肠、胰、下腹部。治法：用中等力度手法刺激腹腔神经丛、肾、输尿管、膀胱反射区各2～3分钟；用中、重度手法刺激额窦、大脑（头部）、小脑及脑干、胃、十二指肠、胰、下腹部反射区各3～5分钟。按摩时患者以有得气感为度。每日按摩1次，每次按摩40分钟，10次为1个疗程。主治：胃肠道功能紊乱。附记：此法对该病有较好的疗效。按摩后患者应以热水泡足，并喝温开水。同时，要保持心情舒畅，注意饮食起居规律。饮食以易消化食物为主，忌食刺激性食物。

配方二 肾、输尿管、膀胱、胃、脾、肝、十二指肠、额窦、大脑（头部）、小脑及脑干、下腹部、下身淋巴结。治法：用轻度手法刺激肾、输尿管、膀胱反射区各3分钟；用中、重度手法刺激胃、脾、肝、十二指肠、额窦、大脑（头部）、小脑及脑干、下腹部、下身淋巴结反射区各3～5分钟。按摩时患者以有得气感为度。每日按摩1次，每次按摩45分钟，10次为1个疗程。主治：胃肠道功能紊乱。附记：多年使用，坚持耐心治疗，颇有效验。按摩后患者应以热水浸足，并喝温开水。若能配合辨证治疗，内服汤剂，疗效尤佳。

【足部药疗】

归芍汤 组成：当归、白芍、柴胡、五味子各15克，生姜适量。用法：取上药加清水300毫升，煎至100毫升，取药汁倒入盆内，再加温水至1000毫升，待药温适宜时将双足浸泡在药液中30分钟，每日1次，10天为1个疗程。主治：胃肠道功能紊乱。附记：验之临床，确有疗效。

急性胰腺炎

急性胰腺炎，中医学无此病名。根据临床表现，多属中医学“脾心痛”“脘痛”等范畴。发病急骤。多见于20—50岁青壮年，女性略多于男性。

【病因】 多因情志失调、肝气横逆犯胃克脾；或暴饮暴食，嗜食肥甘、醇酒，损伤脾胃、积滞于中，湿郁化热、邪热与食滞互结、热毒内蕴；或蛔虫内扰，窜入胆道、脾不散精，热毒蕴结所致；或手术创伤，累及胰腺而引起急性炎症。遇受寒着凉、大量饮酒、暴饮暴食、过度疲劳、情绪波动等因尤易诱发。该病可单见，尤以当肝胆脾病变时而累及者居多。

【症状】 突然发作，上腹部持续性剧烈疼痛。发热，持续不退。常伴有恶心、呕吐或黄疸等症。

【足部按摩】

配方一 腹腔神经丛、肾、输尿管、膀胱、胃、胰、十二指肠、胸部淋巴结、上身淋巴结、下身淋巴结。治法：用中度手法刺激腹腔神经丛、肾、输尿管、膀胱反射区各 3 分钟；用重度手法刺激胃、胰、十二指肠、胸部淋巴结、上身淋巴结、下身淋巴结反射区各 3～5 分钟。按摩时患者以有得气感为度。每日按摩 1～2 次，每次按摩 35 分钟。主治：急性胰腺炎。附记：此法对该病有一定的疗效。有较好的止痛、调整胃肠功能、止呕、减少胰腺的分泌作用。此法仅可作为辅助疗法，应以中西医药物治疗或手术治疗为主。按摩后患者应以热水浸足，并喝温开水。同时要注意卧床休息，戒酒，避免饱食等。

配方二 肾、输尿管、膀胱、胃、脾、胰、肝、胆、十二指肠、下腹部、上身淋巴结、下身淋巴结。治法：用中等力度手法刺激肾、输尿管、膀胱反射区各 3 分钟；用重度手法刺激胃、脾、胰、肝、胆、十二指肠、下腹部、上身淋巴结、下身淋巴结反射区各 3～5 分钟。按摩时患者以有得气感为度。每日按摩 1～2 次，每次按摩 45 分钟。主治：急性胰腺炎。附记：该病应以药物内治为主，并辅以此疗法，可提高治疗效果。按摩后患者应以热水浸足，并喝温开水，禁忌同上。

【足部药疗】

解毒止痛膏 组成：生大黄、枳实、延胡索各 30 克，金银花 50 克，木香、柴胡各 9 克。用法：上药共研细末，备用。用时取药末 30 克，以蜂蜜适量调和成膏状，外敷两足心涌泉穴和肚脐（或阿是穴痛处），上盖敷料，胶布固定。每日换药 1 次，5 次为 1 个疗程。

主治：急性胰腺炎。附记：屡用有效。若在药物内治、足部按摩的同时，辅以此方外敷，可提高疗效。

解毒浴足汤　组成：番泻叶 30 克，金银花、蒲公英、败酱草各 50 克。用法：上药加清水 1500 毫升，煎数沸后，将药液倒入脚盆内，待温时浸泡双足 30 分钟，每日 1～2 次。主治：急性胰腺炎。附记：屡用有效。

肾小球性肾炎

肾小球性肾炎简称“肾炎”，属中医学“水肿”范畴，是临床常见多发病。一年四季均可发病，一般来说，急性肾炎多属中医阳水，且多见于儿童及青少年。慢性肾炎，多属中医学“阴水”，多见于中老年人。急性易治，慢性难疗。

【病因】　病关三脏（肺、脾、肾），其本在肾。多因肺、脾、肾三脏功能失调所致。急性肾炎，多由外部犯肺，肺失宣降所致。日久不愈、三脏必虚，“穷必归肾”，而致慢性肾炎。或先由三脏病变，功能失调而致水湿内停，复感风邪所致。

【症状】　起病较急，水肿始自眼睑，次及头面及全身，多伴寒热、咳喘，或腰痛，尿检有红、白细胞及蛋白，或血压增高，或咽喉肿痛，多属急性肾炎，或全身水肿，腹水膨满，肢冷畏寒，重在脾虚；水肿重在下部，腰酸腿软、动辄气喘，重在肾虚；或周身水肿、腹水明显、胸腹胀满，重在三焦壅滞等。多为慢性肾炎。根据家传经验：“凡水肿，重在上部，主在肺；重在下部，主在肾；周身水肿，重在脾。凡肌肤肿胀处，以手指按之，凹陷处，迅即复起，多为阳水；迟缓而复者，多为阴水。阳水责之肺脾；阴水责之肾脾。总之三脏相干，惟各有侧重而已”。

【足部按摩】

配方一　①肾、输尿管、膀胱、尿道与阴道；②肝、胃、小肠、胰、腹腔神经丛；③肾上腺、甲状腺、甲状旁腺、脾、上身淋巴结、下身淋巴结、生殖腺（睾丸或卵巢）。治法：以轻度手法刺激①组反射区各

20次，约10分钟；以轻中等力度手法刺激②组反射区各15～20次，约10分钟；以中等力度手法刺激③组反射区各20～30次，约25分钟；并且再加强刺激①组及肾上腺反射区各10次，约5分钟。在按摩过程中患者可能微有寒冷痛感。每日按摩1次，每日按摩50分钟，10次为1个疗程。主治：慢性肾小球肾炎。附记：用此法治疗慢性肾炎，能够促进血液循环，增强机体免疫系统的功能，改善症状。坚持长期按摩者，定会有较大的疗效。按摩后患者应以热水浸足，并喝温开水。同时饮食宜低盐清淡，忌食辛辣刺激性食物。应注意保暖防湿，预防感冒。如伴有严重高血压患者应卧床休息，并注意个人卫生，避免口腔炎、皮肤感染及尿路感染等疾病的发生。

配方二　肾上腺、肾、输尿管、膀胱、上身淋巴结、下身淋巴结。若伴高血压者配脑垂体、额窦、大脑（头部）、内耳迷路；伴低蛋白血症者配脑垂体、大脑（头部）、小肠、胃。治法：按揉肾上腺、肾、输尿管、膀胱反射区各5～8分钟；揉压上身淋巴结、下身淋巴结反射区各3分钟；或加按脑垂体、额窦、大脑（头部）、内耳迷路反射区各2～3分钟；或加按脑垂体、大脑（头部）、小肠、胃反射区各2～3分钟。在按摩时患者以有得气感为度。每日按摩1次，每次按摩30～40分钟，10次为1个疗程。主治：慢性肾炎。附记：一般前几次治疗效果不太明显，故须每日坚持按摩。按摩后患者应以热水浸足，并喝温开水。禁忌同上。一般此法对该病有一定的疗效，但仅可作为辅助疗法。其治应以药物内治为宜。又如患者两脚相交而坐，用两手握住双脚的踝部，尽力拉脚使脚底朝天，然后放松，如此反复做7次，每日2次。对早日康复也是有益的。

【足部药疗】

蓖蒜膏　组成：紫皮独头大蒜1枚（或石蒜3个），蓖麻子70粒。用法：大蒜除衣，蓖麻子去壳，共捣烂如泥状，然后用以敷两足底涌泉穴上，外以纱布包扎固定。每日换药1次（或12小时后取下），连敷7天。主治：急、慢性肾炎，肾性水肿。附记：一般敷10

小时后小便即见增多，连用1周即可见显效。

浴足汤　组成：①麻黄9克，车前草、陈葫芦壳各30克；②怀山药、白术、茯苓皮、大腹皮各30克；③冬瓜皮、西瓜皮、陈皮、生姜皮、大腹皮各30克，玉米须50克。用法：随证选方，加清水1000毫升，煎数沸后，将药液倒入脚盆内，待温时浸泡洗双足30分钟。每日1次。主治：急性肾炎（用方①），慢性肾炎（用方②），水肿（用方③）。附记：临床屡用多效。

肾盂肾炎

肾盂肾炎属中医学“淋证”中的“劳淋”和“腰痛”范畴。尤其慢性，根治颇难。该病在临床上并不少见。

【病因】　多因身体虚弱，湿热蕴结下焦，病邪内伏，久则伤肾，而致肾虚，膀胱气化失司所致。

【症状】　尿急、尿频、尿痛、腹痛、腰痛、肾区压痛，或伴恶寒发热、肢体轻度水肿等症状。

【足部按摩】

配方一　①肾、输尿管、膀胱；②大脑（头部）、脑垂体、颈项、胃、小肠、肝、胆囊、脾、腹腔神经丛；③肾上腺、甲状腺、甲状旁腺、前列腺或子宫、阴道及尿道、生殖腺（睾丸或卵巢）、上身淋巴结、下身淋巴结、腰椎。治法：用轻度手法刺激①组反射区各5～10次，约5分钟；用中度手法刺激②组反射区各10次，约10分钟；用中、重度手法刺激③组和①组反射区各10～15次，约20分钟。按摩时患者微有刺痛麻胀感为度。每日按摩1次，每次按摩35分钟，10次为1个疗程。主治：肾盂肾炎。附记：用此法治该病，若能坚持数个疗程的治疗，疗效显著。按摩后患者应以热水浸足，并喝温开水，保持每日的饮水量在2500毫升以上。同时应注意个人卫生，防寒保暖，避免劳累。急性期要卧床休息。

配方二　肾上腺、肾、输尿管、膀胱、腹腔神经丛、尿道及阴道；前列腺、生殖腺（睾丸或卵巢）、甲状腺、上身淋巴结、下身淋巴结、下腹部、大脑(头部)、脑垂体。治法:以轻、中度手法刺激肾上腺→尿道及阴道反射区各5分钟;再以中度手法刺激前列腺→脑垂体反射区各3分钟。按摩时患者以有得气感为度。每日按摩1次,每次按摩45分钟,10次为1个疗程。主治:肾盂肾炎。附记:此法对该病有较好的疗效。按摩后患者应以热水浸足,并喝温开水。其余要求同上。

【足部药疗】

五白膏 组成:白僵蚕9克,白果仁5粒,白茅根30克,白术、桑白皮各9克,地肤子、当归各15克,黄芪30克,熟地黄12克,阿胶9克,肉桂5克。用法:上药烘干共研细末,备用。用时每取药末30克,以食醋适量调和成膏状,外敷两足心涌泉穴和肚脐上,上盖敷料,胶布固定。每日换药1次,10次为1个疗程。主治:慢性肾盂肾炎。附记:此方具温肾健脾、利水消肿、填精养血之功。原为内服,今改用敷足,坚持施治,效果亦佳。若加内服,每日1剂,水煎服,效果更佳。

龙蛇黄柏汤 组成:黄柏、龙胆草、白花蛇舌草、大青叶各15克。用法:上药加清水1000毫升,煎沸10～15分钟(文火),将药液倒入脚盆内,待温浸泡双足30分钟,每日1～2次,10天为1个疗程。主治:急性肾盂肾炎。附记:多年使用,疗效显著。

肾结石

肾结石是泌尿系统结石病之一,属中医学“石淋”范畴。该病为慢性病,在临床上并不少见,尤以青壮年发病率较高。

【病因】 多因湿热蕴结下焦、化火灼阴、煎熬尿液、凝结成石,进而使气血滞涩、不通则痛;或热灼脉络,形成血尿。

【症状】 肾结石,常为一侧性,有突发性腰背部或侧腹部剧烈疼痛或绞痛、血尿、尿频、尿急等症状。证分虚实,治当详察。

【足部按摩】

配方一 肾、输尿管、膀胱、尿道及阴道、肝、脾、下腹部、腹股沟、前列腺、大脑(头部)、甲状腺、上身淋巴结、下身淋巴结。治法:用轻、中度手法刺激肾、输尿管、膀胱、尿道与阴道反射区各3～4分钟;用轻、中度手法刺激肝、脾、下腹部、腹股沟、前列腺反射区各3～5分钟;用轻、中度手法刺激大脑(头部)、甲状腺、上身淋巴结、下身淋巴结反射区各3分钟。实证用泻法,虚证用补法。按摩时患者以有得气感为度。每日按摩1次,每次按摩40分钟,10次为1个疗程。主治:肾结石。附记:此法对该病有较好的疗效。按摩后患者应以热水浸足,并喝温开水。平时也要多饮水。若病程长、病情重者加按摩各结肠反射区各5分钟。同时应注意个人卫生,多运动跳跃,忌食油腻与花生等食物。

配方二　①肾、输尿管、膀胱、尿道及阴道;②肾上腺、甲状腺、甲状旁腺、上身淋巴结、下身淋巴结、腹腔神经丛、结肠各段、大脑(头部)、肝、脾;③前列腺或子宫、生殖腺(睾丸或卵巢)、下腹部、腹股沟、肾、输尿管、膀胱、尿道及阴道。治法:用轻度手法刺激①组反射区各10次,约10分钟;用中等力度手法刺激②组反射区各10～15次,约15分钟;用中等力度手法刺激③组反射区各10～15次,约20分钟。按摩时患者以微有寒冷痛感为度。每日按摩1次,每次按摩45分钟,10次为1个疗程。主治:肾结石。附记:此法对该病有较好的疗效。按摩后患者以热水浸足,并喝温开水。同时为防止泌尿系统感染,应注意个人卫生;多饮水,维持日排尿量2000毫升以上。适当运动,忌食花生、豆角等食物,少吃乳制品及高钙食物。

肾结石按症状可分虚实两大类。实证,重点按摩肾、输尿管、膀胱、结肠,以清利湿热、排石通淋;虚证,重点按摩肾、肝、脾反射区,以补益肾气、利于排石。

【足部药疗】

附金膏　组成:熟附子15克,金钱草30克,泽泻10克,熟地黄20克,滑石15克。用法:上药共研细末,备用。用时取药末20克,以葱白捣烂绞汁,调和成膏状,外敷两足心涌泉穴上。上盖敷料,胶布固定。每日换药1次,10次为1个疗程。主治:肾结石,并治肾盂积水。附记:多年使用,坚持缓图,屡收良效。

苎麻金黄汤 组成:苎麻根60克,海金沙30克,金钱草、生大黄各15克。用法:上药加清水1500毫升,煎沸5~10分钟后,将药液倒入脚盆内,待温浸泡双足30分钟,每日浸泡1~2次,10次为1个疗程。主治:肾结石,兼治输尿管结石,肾、输尿管多发性结石,膀胱结石。附记:屡用有效,多用效佳。

膀 胱 炎

膀胱炎属中医学"淋证"范畴,是临床常见多发病。

【病因】 多属湿热下注所致。

【症状】 小腹胀满、疼痛,尿意频数而少。排尿时尿道有灼热、疼痛,排尿不畅或觉尿闭。急性多伴有发热恶寒、食欲缺乏、烦渴;慢性则无寒热现象,但病程缠绵,日久不愈。

【足部按摩】

配方 ①肾、输尿管、膀胱;②胸椎、腰椎、腹腔神经丛、脾、上身淋巴结、下身淋巴结、小肠;③即①组加肾上腺、尿道及阴道。治法:用轻度手法刺激①组反射区各10次,约5分钟;用中等力度手法刺激②组反射区各10~15次,约15分钟;用重度手法刺激③组反射区各20次,约20分钟。按摩时患者稍有温热痛感。每日按摩1次,每次按摩40分钟,10次为1个疗程。主治:膀胱炎。附记:此法对该病有较好的疗效。按摩后患者应以热水浸足,并喝温开水。同时应卧床休息,禁忌性生活;注意保持个人卫生,小儿宜勤换尿布;多饮水,多吃蔬菜与瓜果,忌食辛辣酸味或有刺激性食物。

【足部药疗】

海龙膏 组成:海金沙、龙胆草、黄柏各30克。甚者加车前草30克。用法:上药共研细末,备用。同时取药末20克,以食醋调和成糊状,外敷于两足心涌泉穴上。上盖敷料,胶布固定。每日换药1次，10次为1个疗程。主治：膀胱炎。附记：屡用屡验，疗效显著。

苦参汤　组成：苦参30克，明矾、滑石粉各15克。用法：上药加清水1 000毫升，煎数沸后，将药液倒入脚盆内，待温时浸泡双足30分钟。每日浸洗1～2次，10次为1个疗程。主治：膀胱炎。附记：屡用效佳。一般连用1～2个疗程即愈或显效。

尿路感染

尿路感染又称泌尿系统感染，是一种由细菌侵袭而引起的泌尿系统疾病。多属中医学“淋病”“腰痛”病范畴。女性多见。临床上又分泌尿道感染（输尿管炎、肾盂肾炎）和下尿道感染（尿道炎、膀胱炎）。

【病因】　多因下焦湿热素盛，复受外邪菌毒侵袭，以致湿热蕴积，蕴结不解，下注膀胱；或久延不解，热盛伤及肾阴，肾阴不足、虚火上扰；或正气亏虚、伤及脾肾所致。

【症状】　尿频、尿急、尿痛，偶有血尿、腰痛；急性期多伴见恶寒发热；慢性期多伴见低热。急性期以湿热蕴毒为主；慢性期多兼肾阴亏虚，或脾肾气虚。

【足部按摩】

配方一　腹腔神经丛、肾、输尿管、膀胱、脾、尿道及阴道、下身淋巴结、胸部淋巴结。治法：用轻、重度手法（由轻到重，逐渐加力）刺激以上反射区各3～5分钟。按摩时患者以有得气感为度。每日按摩1次，每次按摩35分钟，10次为1个疗程。主治：尿路感染。附记：此法对该病有较好疗效，对改善尿路刺激症状较显著。按摩后患者应以热水浸足，并喝温开水。女性应注意外阴部清洁及经期卫生，婴儿要勤换尿布。

配方二　肾上腺、肾、输尿管、膀胱、尿道及阴道、下腹部、下身淋巴结。治法：用轻、重度手法（力度由轻到重，逐渐加力）刺激以上反射区各5分钟。按摩时患者以有得气感为度。每日按摩1

次，每次按摩35分钟，10次为1个疗程。主治：泌尿系统感染。附记：一般连用1～3个疗程即可见效或痊愈。按摩后患者应以热水浸足，并喝温开水。忌食油腻、辛辣及生冷之食物。余同上。

【足部药疗】

解毒膏 组成：槐角、龙葵、蒲公英、车前草、苦参各60克。用法：上药共研细末，备用。用时，取药末30克，以蜂蜜调和成膏状，外敷于双足心涌泉穴和肚脐上，上盖敷料，胶布固定。每日换药1次，10次为1个疗程。主治：尿路感染。附记：屡用效佳。

参龙白马汤 组成：苦参、龙胆草、马齿苋、白茅根各30克。用法：上药加清水1500毫升，煎数沸后，将药液倒入脚盆内，待温浸泡洗双足30分钟，冷则加热。每日1～2次，10次为1个疗程。主治：泌尿系统感染。附记：临床屡用，疗效显著。

淋　症

凡小便频数、淋沥不爽，尿时疼痛者，统称为淋症。包括西医学的肾盂肾炎、输尿管炎、膀胱炎、尿道炎、肾结石及泌尿系统结石等病在内。根据临床表现不同，习惯上将淋症分为石淋、气淋、血淋、膏淋、劳淋五种，故又有五淋之称。除石淋、膏淋另述外其他分述如下。

【病因】 多因湿热蕴结、结于下焦，或肾虚而膀胱蕴热所致。或素有慢性肾疾病，又感受湿热之邪而致病。同时与嗜食辛辣、油腻等食物也有一定关系。病变主要在肾、膀胱与尿道，但与肝、脾有关。

【症状】 血淋、湿热淋、劳淋、气淋。根据临床表现：以尿急红紫，或如丝如条，尿时热涩疼痛、小腹急痛或腰部疼痛、舌红苔薄黄腻、脉数者为血淋（又名尿血）；以尿频、尿急、尿痛、小便浑浊黄赤、尿道灼热、小腹坠胀或有腰痛，或恶寒发热汗出而热不适，舌红苔白腻或黄腻，脉滑数者为湿热淋；以小便涩滞、欲溺难出，小腹胀痛，舌淡苔薄白，脉沉弦者为气淋；淋症经久不愈，或时愈时发，每遇劳累即小便频急或尿痛、腰酸痛，或有低热、精神倦怠、头晕耳鸣、舌红少苔、脉弦细，或无明显症状者为劳淋。

【足部按摩】

配方　肾、输尿管、膀胱。配穴区：若急性肾盂肾炎（尿频、尿急、尿痛、畏寒发热，体温在38～40℃，身疲乏力，恶心呕吐，腰痛，尿液浑浊或脓尿、血尿等）加肾上腺、上身淋巴结、下身淋巴结、腰椎、脾；慢性肾盂肾炎（多有急性肾盂肾炎史，并反复发作，发作时，以尿路刺激症状为主，全身症状较轻，可有轻度发热、腹痛及肾区叩击痛）延长刺激主反射区。急性膀胱炎（主要是尿路刺激症状）加尿道及阴道、上身淋巴结、下身淋巴结；尿道炎（排尿时不畅，有压痛）加上身淋巴结、下身淋巴结，前列腺或子宫，尿道及阴道；泌尿系统结石（腰痛，时或绞痛、放射痛，或尿血）加肾上腺。治法：按揉肾、输尿管、膀胱反射区各5～8分钟。急性肾盂肾炎，加按压肾上腺、上身淋巴结、下身淋巴结、腰椎、脾反射区各3～5分钟。慢性肾盂肾炎，对肾、输尿管、膀胱反射区按压时间各增长至10分钟。急性膀胱炎，加按压尿道及阴道、上身淋巴结、下身淋巴结反射区各3～5分钟。尿道炎，加按上身淋巴结、下身淋巴结、前列腺或子宫、尿道及阴道反射区各3～5分钟。泌尿系统结石，加按肾上腺反射区15分钟。按摩时患者以有得气感为度。每日按摩1次，每次按摩40分钟，10次为1个疗程。主治：淋症。附记：此法对该病有较好的疗效。但仍为辅助疗法，治疗应以药物内治为主，内外并施，其效始著。按摩后患者应热水泡足，并在水中活动足小趾和四趾。并喝温开水。患者亦可取下蹲位，臀部离地面30厘米左右，两手以外侧经膝弯下由小腿内侧伸到足背上，立即用手握住1只脚的5个脚趾，尽力握1次，使五趾向内弯，每脚如此做5次，每日1～2次，有利于早日康复。

【足部药疗】

贴足膏　组成：土茯苓、黄柏、大黄、滑石粉各30克。石淋砂淋加金钱草50克；血淋加白茅根50克，泽兰30克；湿热淋加龙胆草、车前草各30克，热毒盛者再加蒲公英60克；劳淋加黄芪50克，菟丝子、杜仲各20克；气淋加枳壳30克，木通15克。用法：上药共研细末，备用。用时取药末30克，以食醋或鸡蛋清调和成膏状，外贴敷两足心涌泉穴和肚脐上。上盖敷料，胶布固定。每日换药1次，10次为1个疗程。主治：淋症。附记：屡用效佳，一般连用1～3个疗程即可见效或痊愈。若配合足部按摩与内治，疗效更著。

五草汤 组成：葎草、车前草、龙胆草、金钱草、地丁草各30克。用法：上药加清水1500毫升，煎数沸后，将药液倒入脚盆内，待温时浸泡洗双足30分钟。冷则加热。每日浸泡1～2次，10次为1个疗程。每剂可用3次。主治：淋症。附记：屡用效佳。

阳　　痿

阳痿又名“阴痿”，属西医学之性功能障碍或性神经衰弱，是男科常见病症。

【病因】 多因肾虚、惊恐、精神刺激所致；或因纵欲过度、精气虚损；或少年手淫、思虑忧郁；或湿热下注、宗筋弛纵等因素所致。尤以肾阳虚和精神因素者居多。

【症状】 阳事不举，或举而不坚。常伴有头晕、目眩、心悸、耳鸣、夜寐不安、纳谷不化、腰酸腿软、面色不华、气短乏力等症。

【足部按摩】

配方一 肾、输尿管、膀胱、肾上腺、腹腔神经丛、心、脾、肝、生殖腺(睾丸)、前列腺、尿道及阴道、腹股沟、脑垂体。治法：以轻度手法(揉按)刺激肾、输尿管、膀胱、肾上腺、腹腔神经丛反射区各3～5分钟；用中度手法(按压揉)刺激心、肝、脾、生殖腺(睾丸)、前列腺、尿道及阴道、腹股沟、脑垂体反射区各3分钟。按摩时患者以有得气感为度。每日按摩1次，每次按摩45分钟，10次为1个疗程。主治：阳痿。附记：此法对该病有一定的疗效。按摩后患者应以热水浸足，并喝温开水。该病大多为功能性的，故消除心理障碍为患者首务。

配方二　①肾、输尿管、膀胱、肾上腺、前列腺、生殖腺(睾丸)、颈项;②肝、脾、十二指肠、上身淋巴结、下身淋巴结、大脑(头部)。治法:以轻→中→重度手法刺激①组反射区各3～5分钟;以中度手法刺激②组反射区各3分钟。按摩时患者以有得气感为度。每日按摩1次,每次按摩45分钟,10次为1个疗程。主治:阳痿。附记:该病应以药物内治为主,以此疗法与心理治疗为辅。配合为治,效果颇佳。按摩后患者以热水浸足,并喝温开水。若能坚持做单脚尖直立,先用右脚尖直立1～2分钟,休息1～2分钟后,再用左脚尖直立1～2分钟,如此反复做多次,或用脚尖(或倒退)走路。对增强体质,促进早日康复是有益的。

【足部药疗】

硫黄膏　组成:硫黄、蛇床子、仙茅、韭菜子各30克,枸杞子、当归各15克,蜈蚣4条。用法:上药共研细末,备用。用时取药末30克,以蜂蜜或黄酒调和成膏状,外敷于双足心涌泉穴和神阙穴上。上盖敷料,胶布固定。每日换药1次,10次为1个疗程。主治:阳痿。附记:屡用有效,久用效佳。

附仙汤　组成:韭菜子、仙茅、蛇床子、制附片、当归、白芍各15克。用法:上药加清水1000毫升,煎数沸后,将药液倒入脚盆内,待温浸泡双足30分钟,每日浸1次,10天为1个疗程。主治:阳痿。附记:屡用皆效。

遗　　精

遗精是指不因性交而精液自行外泄的一种疾病。古谓:“有梦而遗精者,名曰遗精,无梦而遗精者,甚则醒时精液流出者,称为滑精。”因系精液外泄,故统称遗精,为男科常见多发病。

【病因】　多因性器官及性神经功能失调所致。其因有三:一是烦劳过度,阴血暗耗;或由于多思妄想,恣性纵欲,损伤肾阴,以致阴液不足,“阴虚生内热”,热扰精室,因而发生遗精。二是手淫频繁或早婚，损伤肾阴、肾精，肾虚失藏，精关不固，因而遗精。三是饮食不节、醇酒厚味，损伤脾胃、内生湿热、湿热下注、热扰精室所致。

【症状】 遗精次数过频，每周 2 次以上，或梦时而遗，或醒时外溢。伴有精神萎靡、腰酸腿软、心慌气喘等症状者，属于病理性遗精。如成年男子，如果偶尔有遗精，一般每周不超过 2 次，且次日无任何不适者，则属于生理现象，不需治疗。

【足部按摩】

配方一 腹腔神经丛、肾、输尿管、膀胱、肾上腺、甲状腺、心、脑垂体、生殖腺（睾丸）。治法：以轻、中度手法刺激腹腔神经丛、肾、输尿管、膀胱、肾上腺反射区各 3～5 分钟；用中度手法刺激甲状腺、心、脑垂体、生殖腺（睾丸）反射区各 3 分钟。按摩时患者以有得气感为度。每日按摩 1 次，每次按摩 35 分钟，10 次为 1 个疗程。主治：遗精。附记：此法对该病有较好疗效。按摩后患者应以热水浸足，并喝温开水。同时要注意性器官卫生，不穿紧身裤。睡眠时宜侧卧位，注意摄生、保养，并保持心情舒畅。治疗期间严禁行房。若因器质性病变所致遗精者，应治疗原发病。

配方二 肾、肾上腺、生殖腺（睾丸）、甲状腺、下身淋巴结、大脑（头部）、脑垂体、心、肝、脾、下腹部。治法：用轻、中度手法揉按肾、肾上腺、生殖腺（睾丸）反射区各 5 分钟；用中度手法按压甲状腺、下身淋巴结、大脑（头部）、脑垂体、心、肝、脾、下腹部反射区各 3 分钟。按摩时患者以有得气感为度。每日按摩 1 次，每次 40 分钟，10 次为 1 个疗程。主治：遗精。附记：屡用有效。若病程长而病情重者，应以药物内治为主，再辅以此疗法，其效始著。按摩后，患者以热水浸足，并喝温开水。注意事项同上。

【足部药疗】

固精膏 组成：五倍子、煅龙骨、益智仁各 15 克，菟丝子 30 克。用法：上药共研细末，备用。用时，取药末 30 克，以陈醋适量调和成膏状，外敷于两足心涌泉穴和肚脐上。上盖敷料，胶布固定。每日换药1次，5～10次为1个疗程。主治：遗精（肾虚精关不固）。附记：一般用之多效，2～4个疗程可愈。若系重症，应以内治为主，内外并治，可收全功。同时应避免思虑，保持舒畅心理，禁看黄色书刊与影视，忌食辛辣与饮酒等。

参猬汤　组成：元参、刺猬皮各30克，五倍子15克。用法：上药加水1000毫升，煎沸10分钟后，将药液倒入脚盆内，待温时浸泡两足30分钟，冷则加温。每日浸泡1次，10次为1个疗程。主治：遗精（热扰精室）。附记：反复验证，效果颇佳。

早　泄

早泄一症，介于阳痿与遗精之间，均比二症较轻，在临床上并不少见。

【病因】　多因肾虚所致。

【症状】　早泄，是行房时阴茎插入或未插入阴道而射精，导致阴茎萎软不能进行性交，可有或无性高潮射精的现象。常伴有腰酸背痛、乏力等症状。

【足部按摩】

配方一　肾、输尿管、膀胱、肾上腺、腹腔神经丛、大脑（头部）、小脑及脑干、前列腺、生殖腺（睾丸）、下腹部。治法：用轻、中度手法刺激肾、输尿管、膀胱、肾上腺、腹腔神经丛反射区各3～5分钟；以中度手法刺激大脑（头部）、小脑及脑干、前列腺、生殖腺（睾丸）、下腹部反射区各3分钟。按摩时以有得气感为度。每日按摩1次，每次按摩40分钟，10次为1个疗程。主治：早泄。附记：此法对该病有较好疗效。应坚持按摩，其效始著。按摩后患者应以热水浸足，并喝温开水。注意事项同"阳痿""遗精"中所述。

配方二　①肾上腺、肾、输尿管、膀胱；②生殖腺、前列腺；③大脑、小脑和脑干、脑垂体、甲状腺、甲状旁腺、胰腺。治法：用轻、中度手法刺激①组反射区各3～5分钟，再以轻、中度手法重点刺激②组反射区各5～7分钟；然后以轻度手法刺激③组反射区各3分钟。按摩时以有得气感为度。每日按摩1次,每次按摩40分钟,10次为1个疗程。主治:早泄。附记:临床屡用,均可收到较好疗效。

【足部药疗】

三子仙茅汤 组成:枸杞子、仙茅、蛇床子、五倍子各15克。用法:上药加清水1000毫升,煎沸10分钟后,将药液倒入脚盆内,待温浸泡双足30分钟。每日浸泡1～2次,5～10次为1个疗程。主治:早泄。附记:多年使用,屡获良效。

二仙膏 组成:仙茅、仙灵脾、五倍子各30克。用法:上药共研细末,贮瓶备用。每次取药20克,以米醋适量调和成糊状,分成2份,外敷于双足心涌泉穴,上盖敷料,胶布固定。每日换药1次,5次为1个疗程。主治:阳痿早泄。附记:临床屡用,效果甚佳。

射精不能症

射精不能症是指患者在性交时阴茎虽能维持较坚硬的勃起,但不能射精而无法产生性欲高潮的男性疾病。

【病因】 多因泌尿生殖系统先天性解剖异常、脊髓损伤、腰交感神经节损伤及某些药物影响所致,但多数是因缺乏健康的性知识和性观念所致。

【症状】 性交中不射精,无性高潮,伴有不育症。

【足部按摩】

配方一 ①肾上腺、肾、输尿管、膀胱;②前列腺、生殖腺、阴茎;③大脑、小脑和脑干、脑垂体、甲状腺、甲状旁腺、心、肝、脾、肺。治法:用轻、中度手法刺激①组反射区各3～5分钟,再用中、重度手法重点刺激(按揉)②组反射区各5～7分钟,然后以中度手法刺激(按、揉、捏)③组反射区各3分钟。每日按摩1次,每次按摩30～40分钟,10次为1个疗程。主治:射精不能症。附记:临床屡用,均有较好疗效。同时在性交中女方应配合做好:①多做提肛运动以促使男方射精。②用拇、示二指轻轻捏揉男方双侧乳头(乳中穴)1 至数分钟,直至男方射精为止。

配方二　①肾上腺、骨、输尿管、膀胱;②生殖腺、前列腺、阴茎、下腹部;③心肝、脾、肾、大脑、脑垂体。治法:用中度手法刺激①组反射区各 3～5 分钟;再用重手法(按、揉、捏)重点刺激②组反射区各 5～7 分钟,然后以轻、中度手法刺激③组反射区各 3 分钟。每日按摩 1 次,每次按摩 40 分钟,10 次为 1 个疗程。主治:射精不能症。附记:多年使用,坚持治疗,确有较好疗效。按摩后用热水浸足 30 分钟,并嘱喝完 300～500 毫升温开水。女方配合方法同上。

【足部药疗】

麻黄散　组成:麻黄 50 克,蜈蚣 2 条,冰片 1.5 克。用法:上药共研细末,贮瓶备用。每次取药末 15 克(或用米醋适量调成糊状),分成 3 份,外敷于双足心涌泉穴和肚脐上,外用麝香止痛膏固定。每日换药 1 次,10 次为 1 个疗程。主治:射精不能症。附记:屡用屡验,效佳。

留行膏　组成:王不留行子 30 克,干地龙 15 克,冰片 5 克。用法:上药共研细末,贮瓶备用。每次取药末 10 克(或用米醋调成糊状),分成 3 份,撒(敷)于双足心涌泉穴和肚脐上,外用麝香止痛膏固定。每日换药 1 次,10 次为 1 个疗程。主治:射精不能症。附记:临床验证有效。

强　　中

强中,又称"阳强",是指阴茎异常勃起,长时间不软的一种男性疾病。本病可发生于任何年龄的男性,尤以青壮年居多。

【病因】　一般分虚实两种:虚证多因房事过度,肾阴耗损,阳乏亢盛;或妄服壮阳之品,消灼肾阴所致;实证多因湿热下注,或跌打损伤致使瘀血停积阴部所致。

【症状】　发病突然,阴茎持续性勃起,肿胀疼痛。并伴有情绪紧张,急躁等症。

【足部按摩】

配方一 ①肾上腺、肾、输尿管、膀胱；②阴茎；③大脑、小脑和脑干、脑垂体、甲状腺、甲状旁腺、生殖腺。治法：用轻、中度手法刺激①组反射区各3～5分钟。再以中、重度手法重点刺激②组反射区10分钟；然后以轻度手法刺激③组反射区各3分钟。每日按摩1～2次，每次按摩30～40分钟，中病即止。主治：阴茎异常勃起。附记：临床屡用，均有一定效果。同时阴茎及阴茎周围可置冰袋或冷敷处理。必要时应配合药物治疗为宜。

配方二 ①肾上腺、输尿管、膀胱；②阴茎、生殖腺、下腹部；③大脑、小脑和脑干、脑垂体、肝、肾、脾、心。治法：用轻、中度手法刺激①组反射区各3～5分钟；再用中、重度手法重点刺激②组反射区各5～7分钟；然后以轻或重度手法刺激③组反射区各3分钟。实证手法宜重、虚证手法宜轻。每日按摩1～2次，每次按摩30～40分钟，中病即止。主治：强中。附记：屡用有效。治疗强中，应以综合治疗为宜，一是药物治疗，二是实证配用刺血疗法点刺会阴穴，出血5～10滴；阴茎背静脉怒张处或海绵体膨胀部放血5～10毫升；虚证配合艾灸疗法用艾条灸次髎、三阴交穴各3～5分钟。如此治疗1次必效。按摩后以温热水泡足30分钟，并喝温开水300～500毫升。

【足部药疗】

水蛭三香膏 组成：水蛭9条，麝香0.3克，苏合香1克。用法：将水蛭烘干，研为细末，再加入后2味同研和匀，加入蜂蜜适量调为稀糊状备用。当阴茎勃起时取药糊适量，贴敷于双足心涌泉穴，外加包扎固定。用后阴茎随之痿软。主治：强中（阳强）。附证：屡用屡验，效佳。

四味白芷煎 组成：补骨脂（即破故纸）、韭菜子各20克，白芷10克，大豆衣40克。用法：上药煎水贮汁备用。用洁净纱布蘸药水（汁）擦洗双足心涌泉穴和丹田穴，反复擦洗，反复擦洗湿敷。每次10～15分钟。每日1次，中病即止。主治：强中（虚火妄动型）。

附记:屡用有效,久用效佳。

前列腺炎

前列腺炎属中医学"白浊"范畴,在临床上较为常见。

【病因】　多因饮酒过度,会阴损伤;或手淫、房事不节、下元虚惫,从而导致湿热之邪乘虚入肾、下注膀胱,与气血壅滞、结滞会阴。

【症状】　尿急、尿频、尿痛,终至血尿,尿道口常有乳白色或无色黏液分泌物,晨起时有的被黏液封闭尿道口。急性期多伴有恶寒发热,头痛乏力,腰骶部会阴区及大腿内侧有不适感等;慢性多伴有腰部酸痛,小腹及会阴区有坠胀不适感,以及性欲减退、遗精等症状。尿检时有大量脓细胞。

【足部按摩】

配方　①肾、输尿管、膀胱;②心、脾、肝、胆囊、胃、胰、肺、十二指肠、腹腔神经丛、下腹部;③肾上腺、脑垂体、甲状腺、甲状旁腺、生殖腺(睾丸)、前列腺、上身淋巴结、下身淋巴结、腹股沟、尿道、尾骨外侧、尾骨内侧、腰椎、骶骨。治法:以轻度手法刺激①组反射区各5次,约5分钟;以中、重度手法刺激②组反射区各10～15次,约20分钟;以重度手法刺激③组反射区各15～20次,约25分钟。按摩时患者微有温热痛感。每日按摩1次,每次按摩50分钟,10次为1个疗程。主治:前列腺炎。附记:此法对该病有较好疗效。按摩后患者应以热水浸足,并喝温开水。同时要养成早起早睡,适当活动;尤要注意性生活规律,不可过频;忌食带有刺激性食物。

【足部药疗】

琥珀麝香膏　组成:琥珀、黄柏、胡椒、半夏各15克,麝香1克。用法:上药除麝香外,共研细末,再入麝香同研和匀,贮瓶备用,勿漏气。用时取药末25克,以醋适量,调和成膏状,分敷于两足心涌泉穴和肚脐上。上盖敷料,胶布固定。每日换药1次,10次为1个疗程。主治:慢性前列腺炎。附记:坚持贴敷,确有良效。

龙胆草汤　组成：龙胆草、土茯苓、马齿苋各30克，川楝子15克，川萆薢、薄荷各9克，金银花20～50克。用法：上药加清水1500毫升，煎沸5～10分钟后，将药液倒入脚盆内，待温，浸泡双足30分钟，冷则加温。每日浸泡1～2次，每日可用2次，或加用此方内服，每日1剂，水煎服。主治：急性前列腺炎。附记：屡用效佳。

前列腺肥大

前列腺肥大又称前列腺增生，属中医学“癃闭”范畴。该病多发于老年人，中青年人亦有发生。

【病因】　多因肺热气壅，不能通调水道、下输膀胱；或三焦火热、气道不降、水道不通；或脾失健运，不能升清降浊，湿热下注膀胱；或肾阳不足，下焦气化失司而致开阖不利所致。与脾、肺、肾三脏（三焦）功能失调有关。

【症状】　前列腺肥大，症见小便不通或不利。若伴见头脑暴胀、口渴、胸闷、气粗、心烦、小腹胀痛、舌红苔黄、脉弦数，多为三焦火热；伴咽干烦渴、呼吸急促、苔黄、脉数者，多属肺热气壅。

【足部按摩】

配方一　①肾上腺、肾、输尿管、膀胱、尿道；②前列腺、大脑（头部）、脑垂体、甲状旁腺、生殖腺（睾丸）、上身淋巴结、下身淋巴结、骶骨。治法：用轻、中度手法刺激①组反射区各3～5分钟；用重度手法刺激②组反射区各3分钟。按摩时患者以有得气感为度。每日按摩1次，每次按摩40分钟，10次为1个疗程。主治：前列腺肥大。附记：此法对该病有一定的疗效。按摩后患者应以热水浸足，并喝温开水。

配方二　前列腺、生殖腺（睾丸）、肾上腺、肾、输尿管、膀胱、尿道、脑垂体。治法：揉压前列腺、生殖腺（睾丸）反射区各5分钟；推压肾上腺、肾、输尿管、膀胱、尿道、脑垂体反射区各3～5分钟。按摩时患者以有得气感为度。每日按摩1～2次，每次按摩35分钟，

10次为1个疗程。主治:前列腺肥大。附记:此法不失为一种简便有效的方法,一般连续治疗3天便多取效。取效后排尿次数减少,尿量增加,此时患者会出现倦怠感,但不必担心,乃是病情好转的表现。按摩后患者应以热水浸足,并喝温开水。同时还可加用下列辅助疗法。

(1)用烟灼法灼两足肾上腺、生殖腺、肾、输尿管、膀胱、腰椎、尾骨反射区,每次20～30分钟。每日1～2次。

(2)两脚相交而坐,用两手握两脚的踝关节,尽力拉脚抬头,反复做7次。每日2次。

【足部药疗】

黄芪膏　组成:黄芪100克,滑石30克,琥珀、木通各15克。用法:上药共研细末,备用。同时取药末30克,以蜂蜜适量调和成膏状,分敷于双足心涌泉穴和肚脐上。上盖敷料,胶布固定。每日换药1次,10次为1个疗程。主治:慢性前列腺肥大。附记:屡用效佳。一般连用4～5个疗程即可见效或痊愈。若与足部按摩法配用,效果更佳。

浴足汤　组成:①生大黄、生山栀、龙胆草各30克,滑石15克;②黄芩、桑白皮各30克,桔梗、黑白丑各6克。用法:上药(随证选方)加清水1000毫升,煎数沸后将药液倒入脚盆内,待温浸泡双足。每日1次,每次浸泡30分钟,10次为1个疗程。主治:前列腺肥大(三焦火盛型用方①,肺热气壅型用方②)。附记:屡用皆效。上两方,方中剂量减半,可用于内服,每日1剂,水煎服。奏效尤捷。

睾丸炎与附睾炎

睾丸炎(古称癞疝)以少年儿童为多;附睾炎多见于成年人。它们是两种男性疾病,在临床上并不少见。

【病因】　多因淋菌(湿热)侵入睾丸或附睾而发,尤以尿道炎之继发附睾炎者为最多。

【症状】 睾丸肿大、疼痛下坠、肿甚如拳，痛甚可从精系向腹下部放散。多在一侧，两侧者少。急性多伴有恶寒、发热、头痛；慢性则痛剧，经久不愈。附睾炎，有急、慢性之分。急性发病突然，附睾肿大，疼痛放射至腹股沟、下腹及会阴部，多伴寒热，慢性则微肿微痛，阴囊有下坠感。

【足部按摩】

配方一 ①腹腔神经丛、肾上腺、生殖腺（睾丸）、前列腺；②脑垂体、甲状腺、脾、胸部淋巴结、上身淋巴结、下身淋巴结、腹股沟、大脑（头部）、脊椎各段。治法：用中度手法刺激①组反射区各 3～5 分钟；用中、重度手法刺激②组反射区各 2～3 分钟。按摩时患者以有得气感为度。每日按摩 1 次，每次按摩 35～40 分钟，5 次为 1 个疗程。主治：睾丸炎、附睾炎。附记：用此法治疗睾丸炎、附睾炎有一定疗效。按摩后患者应以热水浸足，并喝温开水。患者应卧床休息。

配方二 ①肾、输尿管、膀胱、肾上腺、前列腺、生殖腺（睾丸）；②脑垂体、大脑（头部）、下腹部、腹股沟、下身淋巴结、骶骨、尾骨外侧、尾骨内侧。治法：用中、重度手法刺激①组反射区各 3～5 分钟；用中度手法刺激②组反射区各 2～3 分钟。按摩时患者以有得气感为度。每日按摩 1 次，每次按摩 40 分钟，5 次为 1 个疗程。主治：睾丸炎、附睾炎。附记：屡用有效。按摩后患者应以热水浸足，并喝温开水。治疗该病，应以药物内治为主，再辅以包括足部按摩在内的外治法进行综合治疗，其效始著。

【足部药疗】

吴茱萸膏 组成：吴茱萸 30 克，广木香、川楝子、小茴香各 15 克。用法：上药共研细末，备用。用时，取药末 15 克，以醋调和成膏状，外敷于双足心涌泉穴上。上盖敷料，胶布固定。每日换药 1 次，5 次为 1 个疗程。主治：睾丸炎、附睾炎。附记：屡用有效。

贯众汤 组成：贯众 60 克，广木香 15 克。用法：上药加清水 1000 毫升，煎数沸后，将药液倒入脚盆内，待温，浸泡双足。每日浸洗1～2次,每次浸泡30分钟。或加洗患部,或加用此方内服;每日1剂,水煎服。主治:急性睾丸炎、附睾炎。附记:屡用效佳。

泌尿系统结石

泌尿系统结石包括肾结石、输尿管结石、尿道结石和膀胱结石等病在内,属中医学五淋中的石淋(颗粒细小的称砂淋),是临床常见多发病。但肾结石前已论述的除外。

【病因】 多因脾虚湿聚、肝郁气滞、肾虚(包括肾阴虚和肾阳虚)、膀胱气化失权,而致湿热下注、蕴结不解,与气血瘀滞、日久煎熬、郁结而成。又因人的体质强弱和邪郁部位不同,故又有多种结石之名。

【症状】 胀痛,疼痛部位随病而异,如痛在下腹部为膀胱结石,并向外阴及会阴部放射痛,且排尿中断;在尿道,为尿道结石,伴尿流不畅,且多见于男性。绞痛发作时,可坐立不安,出现恶心、呕吐等症。输尿管结石,结石所在部位出现绞痛,并向大腿内侧、腹股内放射;男性累及阴茎、阴囊;女性累及阴唇。如继发感染,则伴有尿频、尿急、尿痛、血尿等尿道刺激症状。

【足部按摩】

配方一 ①肾、输尿管、膀胱、肾上腺、腹腔神经丛、尿道及阴道;②胸部淋巴结、上身淋巴结、下身淋巴结、小肠。治法:用中、重度手法刺激①组反射区各3～5分钟;用中度手法刺激②组反射区各3分钟。用泻法,手法宜重。按摩时患者以有得气感为度。每日按摩1次,每次按摩40分钟,5次为1个疗程。主治:泌尿系统结石。附记:此法在缓解该症的疼痛上有较好的效果。按摩后患者应以热水浸足,并喝温开水。同时患者多做肢体跳跃活动,多饮水,有利于小结石的排出。

配方二 ①肾、输尿管、膀胱、肾上腺、尿道及阴道;②下腹部、腹股沟、下身淋巴结、小肠。治法:用重度手法刺激①组反射区各

5 分钟；用中度手法刺激②组反射区各 3 分钟。用泻法，手法宜重。按摩时患者以有得气感为度。每日按摩 1 次，每次按摩 40 分钟，5 次为 1 个疗程。主治：泌尿系统结石。附记：屡用效佳。一般连用 1～2 个疗程即可止痛，并缓解症状。按摩后患者应以热水浸足，并喝温开水。同时患者要多跳多活动、多饮水。可用金钱草 30 克煎水，代茶饮用。

【足部药疗】

琥硼二金膏 组成：芒硝、金钱草、海金沙各 30 克，琥珀、硼砂、川牛膝各 15 克。用法：上药共研细末，备用。用时取药末 30 克，以醋适量调和成膏状，外敷于两足心涌泉穴和肚脐上。上盖敷料，胶布固定。每日换药 1 次，10 次为 1 个疗程。主治：泌尿系统结石。附记：屡用屡验。一般连用 1 个疗程后即可见效。坚持施用，可收全功。

威灵仙汤 组成：威灵仙、金钱草、白茅根、芒硝各 30 克。用法：上药加清水 1500 毫升，煎沸 5～10 分钟后，将药液倒入脚盆内，待温浸泡双足。每日浸泡 1～2 次，每次 30 分钟，10 次为 1 个疗程。主治：泌尿系统结石。附记：屡用有效。该病重证应以药物内治为主，以外治为辅，综合治疗，可缩短疗程，提高疗效。

甲状腺功能亢进

甲状腺功能亢进简称“甲亢”，属中医学“气瘿”范畴，是一种由多种原因引起的甲状腺激素分泌过多所致的常见内分泌疾病。无论男女老幼皆可发生。

【病因】 多因肝郁脾虚、肝郁化火，脾虚聚湿生痰，痰气交结，蕴结于颈项，或凝结于眼部。肝火盛则耗气伤阴，或下灼肾阴，或横逆克犯脾胃，故兼见多种症状。

【症状】 甲状腺(颈项)肿大，甚至目突，常伴有多食、消瘦、怕热、心悸、急躁易怒。久则可引起多种并发症。

【足部按摩】

配方一　①肾、输尿管、膀胱；②脾、胃、小肠、心、腹腔神经丛、前列腺、眼、肝；③甲状腺、甲状旁腺、脑垂体、生殖腺（睾丸或卵巢）、上身淋巴结、下身淋巴结、颈项、颈椎。治法：先以轻度手法快速刺激全足一遍，然后以轻度手法刺激①组反射区各5次，约5分钟；以中度手法刺激②组反射区各5～10次，约15分钟；以重度手法刺激③组反射区各10～15次，约20分钟；在按摩时患者有刺痛感。每日按摩1次，每次按摩40分钟，10次为1个疗程。主治：甲状腺功能亢进。附记：此法对该病有一定的疗效。按摩后患者应以热水浸足，并喝温开水（少量）。同时应适当休息，室外散步，保持精神愉快、轻松，忌大运动量，忌饮酒，忌暴饮暴食，宜食以高钙低磷盐为主，有利于调养与康复。

配方二　①肾、输尿管、膀胱、肾上腺；②甲状腺、甲状旁腺、眼、颈项、颈椎；③肝、脾、胸部淋巴结、上身淋巴结、脑垂体、心。治法：用轻度手法（反复揉按）刺激①组反射区各2～3分钟；用重度手法刺激②组反射区各5分钟；用中度手法刺激③组反射区各3分钟。按摩时患者以有得气感为度。每日按摩1次，每次按摩45分钟，10次为1个疗程。主治：甲状腺功能亢进及甲状旁腺功能亢进。附记：此法对该症早期有较好的疗效。至中期后应以药物内治为主，并辅以本疗法，可提高疗效。按摩后患者应以热水浸足，并少喝温开水。同时应戒烟酒，宜高钙低盐，忌多饮多食。

【足部药疗】

甲亢膏　组成：夏枯草、香附子、生牡蛎、黄药子各30克，柴胡、当归、白芍各10克，生半夏15克。用法：上药共研细末，备用。同时取药末30克，以醋和鸡蛋清各半调和成软膏状，外敷两足心涌泉穴和阿是穴（患部）。上盖敷料，胶布固定。每日换药1次，10次为1个疗程。主治：甲亢。附记：屡用屡验。若配合中药内治，疗效尤佳。若在足部按摩后贴敷，可提高疗效。

甲亢汤　组成：夏枯草、生牡蛎、昆布、海藻、生半夏、香附各

30 克,柴胡 9 克,黄芪、白芍各 25 克。用法:上药加清水 1500 毫升,煎沸 10～15 分钟后,将药液倒入脚盆内,待温浸泡双足。每日 2 次,每次泡足 30 分钟,10 次为 1 个疗程。也可头煎内服,二、三煎外用。若内服,方中生半夏改用法半夏,并随证加减。主治:甲状腺功能亢进。附记:多年使用,效果甚佳。内外并治,效果更好。忌食辛辣,戒烟酒,免恼怒。

甲状腺炎

甲状腺炎为甲状腺组织发生变性、坏死、渗出增生等炎症病理改变引起的一系列临床病症。属中医学“瘿瘤”“气瘿”范畴。在临床上并不少见。

【病因】 多因痰气交结,凝结于颈项;或风火客于肺胃,内有肝气郁胃、积热上壅、挟痰蕴结,以致气血凝滞而成。

【症状】 甲状腺肿大(一般为对称性肿大,亦可一侧肿大显著)。根据临床表现,一般分为急性、亚急性和慢性类型。急性和亚急性多伴有寒热、头痛、咽痛等症状;慢性则仅甲状腺肿大,无痛,或伴心悸、乏力等症。

【足部按摩】

配方 ①腹腔神经丛、肾、输尿管、膀胱;②脑垂体、喉与气管及食管、心;③甲状腺、甲状旁腺、各淋巴结。治法:用轻度手法刺激①组反射区各 3 分钟;用中度手法刺激②组反射区各 3～4 分钟;用重度手法刺激③组反射区各 4～5 分钟。按摩时患者以有得气感为度。每日按摩 1 次,每次按摩 35 分钟,10 次为 1 个疗程。主治:单纯性甲状腺肿。附记:此法对该病有一定的疗效。按摩后患者以热水浸足,并喝温开水(少量)。对于地方性甲状腺肿,应增含碘剂内服,以增强疗效。

【足部药疗】

贝蛎散 组成:浙贝母、生牡蛎各 30 克,青木香、三棱、莪术各 15 克。用法:上药共研细末,备用。用时取药末 30 克,以醋适量调和成软膏状，外敷于两足心涌泉穴和阿是穴（患部）。上盖敷料，胶布固定。每日换药1次，10次为1个疗程。主治：慢性甲状腺炎。附记：此方化痰软坚、理气散结作用甚强，故用之多效。一般连用3～5个疗程即可痊愈或显效。严重者应配合内治，以增强疗效。

夏枯草汤　组成：夏枯草、钩藤、黄药子、海浮石各30克，浙贝母、香附各50克，薄荷9克，金银花、连翘各15克。用法：上药加清水1500毫升，煎数沸后，将药液倒入脚盆内，待温浸泡双足。每日浸泡1～2次，每次泡30分钟，冷则加热。主治：急性、亚急性甲状腺炎。附记：屡用效佳。

肥　胖　症

肥胖症古称“肉人”“肥人”，是指人体脂肪积聚过多，形态壅肿的一种疾病。

【病因】　多因嗜食肥甘厚味，胃肠积热；或饮食不节，过食晚餐；或肝郁脾虚；或气（阳）虚弱等因所致。故谓肥人多湿、多痰、多气虚。气虚为病之本、痰湿为病之标。

【症状】　形态壅肿、体重明显增加。伴有行动迟缓、体力下降，动辄汗流浃背、气喘吁吁，易疲劳及打盹，记忆力减退，且失健美（形态美）。一般分为单纯性肥胖和继发性肥胖两类。

【足部按摩】

配方一　①腹腔神经丛，肾上腺、肾、输尿管、膀胱；②甲状腺、甲状旁腺、脾、心、脑垂体、食管。治法：用中等力度手法刺激①组反射区各4～5分钟；用中度手法刺激②组反射区各3～5分钟。按摩时患者以有得气感为度。每日按摩1次，每次按摩45分钟，10次为1个疗程。主治：肥胖症。附记：此法对于单纯性肥胖症的治疗有较好的疗效。但须坚持，治疗手法以强刺激为主。按摩后患者应以热水浸足。同时应控制饮食，不食或少食高脂肪、高糖类、高热量饮食。适当参加运动。进食要细嚼慢咽，减慢进食速度。

配方二 ①肾、输尿管、膀胱；②生殖腺（睾丸或卵巢）、前列腺或子宫、肋骨、胸椎、小肠、直肠及肛门、腹腔神经丛；③大脑（头部）、脑垂体、小脑及脑干、额窦、肾上腺、甲状腺、甲状旁腺、心、肺、脾、胃。治法：以轻度手法全足快速按摩 10 分钟；然后以轻度手法刺激①组反射区各 5 次，约 5 分钟；以中、重度手法刺激②组反射区各 10 次，约 20 分钟；以重度手法刺激③组反射区各 15～20 次，约 20 分钟。以患者有麻木沉重痛感为度。每日按摩 1 次，每次按摩 55 分钟，10 次为 1 个疗程。主治：肥胖症。附记：此法对该病有较好疗效。按摩后患者应以热水浸足，并喝温开水。同时应控制饮食，不吃零食，限制脂肪及糖类食物，多参加体育运动。减肥是一个长期而又艰苦的过程，欲速而不达，持之以恒，定有裨益。

【足部药疗】

减肥散 组成：党参、清半夏、泽泻、生山楂、枳壳各 30 克。用法：上药共研细末，备用。用时取药末 30 克，以荷叶 30 克煎水取汁，调和成膏状，外敷于双足心涌泉穴和肚脐上。上盖敷料，胶布固定。每日换药 1 次，30 天为 1 个疗程。主治：肥胖症。附记：坚持施治，疗效显著。若加服此方（方中泽泻倍量，或加荷叶半量）。每日服 3 次，每次服 5 克，温开水送服，效果尤佳。

减肥汤 组成：茯苓、泽泻、猪苓、清半夏、生山楂、荷叶各 20 克，生大黄 15 克。用法：上药加清水 1500 毫升，煎沸 10 分钟后，将药液倒入脚盆内，待温浸泡双足。每日 1～2 次，每次 30 分钟，10 次为 1 个疗程。每剂可用 2～3 次。主治：肥胖症。附记：屡用有效。治非一日之功，须坚持治疗，定见其功。此方亦可内服。有消脂肪，逐痰饮之功。重在治标。

再生障碍性贫血

再生障碍性贫血属中医学“虚劳”“血虚”“血证”范畴，是血液携氧功能不足为共同表现的一类血液系统疾病的总称。根治颇难。

【病因】 中医学认为，血液的生成与心、脾、肝、肾四脏功能正常与否有关。主要是先天不足、后天失养，以致脏腑功能失调或虚弱所致。或因饮食摄入不足，营养缺乏，或久病体虚、失血过多等因所引起。

【症状】 身倦体疲、头晕、眼花、耳鸣、面色苍白，活动后则心悸、气急。或伴有失眠、四肢麻木、月经紊乱或闭经，甚则晕厥。

【足部按摩】

配方一 ①腹腔神经丛、肾、输尿管、膀胱；②脾、心、胃、胰、十二指肠、小肠、肝、胸椎、腰椎、骶骨。治法：用轻度手法刺激①组反射区各3～5分钟；用轻、中度手法刺激②组反射区各3分钟。按摩时以患者有得气感为度。每日按摩1次，每次按摩45分钟，10次为1个疗程。主治：贫血。附记：此法对该病有一定的疗效。有调整脏腑功能，增强免疫力作用。按摩后患者以热水浸足，并喝温开水。

配方二 肾、输尿管、膀胱、肾上腺、心、脾、肝、胃、胰、大脑(头部)、内耳迷路。治法：用轻、中度手法(揉按)刺激以上反射区各3～5分钟。按摩时以患者有得气感为度。每日按摩1次，每次按摩40分钟，10次为1个疗程。主治：再生障碍性贫血。附记：坚持按摩，确有一定效果。按摩后患者应以热水浸足，并喝温开水。治疗贫血，应以药物内治为主，再辅以外治法进行综合调理，对恢复造血系统功能是有益的，应持之以恒，必日见其功。同时应注意合理饮食起居，增强营养与运动。

【足部药疗】

参芪桂附膏 组成：党参、黄芪、白术、熟地黄、制附子、补骨脂各30克，当归、肉苁蓉各15克，肉桂5克。用法：上药共研细末，备用。用时取药末15克。以蜂蜜适量调和成软膏状，外敷于双足心涌泉穴处，上盖敷料，胶布固定。每日换药1次，10次为1个疗程。主治：贫血。附记：此方有健脾温肾、益气生血之功，故用之多效。但须久治,定有效益。可同时加服参茸散(红参粉 30 克,鹿茸粉 3 克,和匀即成),每日服 2～3 次,每次服 1.8 克,温开水送服。内外并施,确有较好的生血效果。

参附汤 组成:党参 60 克,制附片、吴茱萸各 30 克。用法:上药加清水 1500 毫升,煎沸 15 分钟后,将药液倒入脚盆内,待温浸泡双足。每日浸泡 1～2 次,每次浸泡 30 分钟,10 次为 1 个疗程。主治:再生障碍性贫血。附记:屡用有效。

缺铁性贫血

缺铁性贫血是一种因体内储存铁缺乏、影响血红蛋白合成而导致的小细胞低色素性贫血,是贫血中最常见的一种类型。属中医学“血虚”“虚黄”“黄肿”等范畴。

【病因】 脾胃为后天之本,因脾胃虚弱、运化乏力、气血生化之源不足,加之肾阳不足,命门火衰、脾失温煦,互为因果而致脾肾阳虚、气血愈亏所致。病关脾肾。

【症状】 头晕眼花,疲乏耳鸣,心悸气短,皮肤干燥、发皱和萎缩,指甲脆裂,毛发干燥脱落。

【足部按摩】

配方一 ①肾、输尿管、膀胱;②胃、脾、肝、心;③颈项、气管、支气管与肺、十二指肠、小肠、胰。治法:用轻度手法刺激①组反射区各 3～5 分钟;再以中度手法刺激(按、揉)②组反射区各5～7 分钟;然后以轻、中度手法刺激③组反射区各 2～3 分钟。每日按摩 1 次,每次按摩 40 分钟,10 次为 1 个疗程。主治:缺铁性贫血。附记:屡用有效,久治效佳。按摩后用温热水泡足 30 分钟,并嘱患者喝完 400 毫升温开水。

配方二 ①肾上腺、输尿管、膀胱;②肾、脾、胃、肝、心、胰;③肺与气管、食管、小肠、胸。治法:用轻度手法刺激①组反射区各 3～5 分钟,再以轻、中度手法重点刺激②组反射区各 5～7 分钟。然后用轻、中度手法刺激③组反射区各 3 分钟。每日按摩 1 次,每次按摩 30～40 分钟，10 次为 1 个疗程。主治：缺铁性贫血。附记：屡用有效。治疗贫血应以药物治疗为主，本法为辅，内外并治，效果尤佳。按摩后应以热水泡足 30 分钟，并嘱患者喝温开水，多食含铁量高食物。

【足部药疗】

黄丹膏　组成：土大黄 30 克，丹参 15 克，鸡内金 10 克，山楂 30 克，硝石 15 克。用法：上药共研细末，贮瓶备用。每次服药末 30 克，以陈米醋适量调和成糊状，贴敷于双足心涌泉穴。上盖敷料，胶布固定。每日或隔日换药 1 次，10 次为 1 个疗程。主治：缺铁性贫血。附记：本方具有健脾导滞、凉血补血、活血祛瘀之功，故用之多效。

参矾浴足汤　组成：皂矾、硝石、党参、白术各 30 克。用法：上药加清水1000毫升，煎沸 10 分钟，将药液倒入浴盆内，待温浸泡双足 30 分钟，每日 1～2 次。主治：缺铁性贫血。附记：坚持用本汤浴足，确有很好疗效。

老年性痴呆症

老年性痴呆原指老年期（男 65 岁以上，女 55 岁以上）发生的慢性进行性智能缺损，并有脑组织特征性病理改变的一种精神疾病。起病于中年或老年前期者，称为“阿尔茨海默病”或称为“老年前期精神病”。

【病因】　本病与年老肾阳不足、脾失温煦、湿以内生有关。又瘀血既可留着一处，亦可随血脉循行，一旦蒙蔽神明，则脑力心思为之扰乱，遂致老年性痴呆，同时，可能与遗传因素有关。

【症状】　初起主动性不足，活动减少，孤僻，自私，不喜欢变换环境，对周围环境兴趣减少，待人缺乏热情。继则对人冷漠，情绪不稳，易激惹，因小事而暴怒，有时吵闹，无故打骂，不注意卫生，甚至不能料理自己的生活，不知饥饱，低级意向增强，当众裸体，性欲亢进，出门不知回家，常收集纸屑、布条等废物加以珍藏……

【足部按摩】

配方一 ①肾上腺、肾、输尿管、膀胱；②大脑、小脑和脑干、三叉神经、脑垂体、肾；③胃、脾、肝、胆、肺、大肠、心、小肠、甲状腺、甲状旁腺、额窦。治法：用中度手法刺激①组反射区各3～5分钟；再以中、重度手法，重点刺激②组反射区各5～7分钟；然后以轻、中度手法刺激③组反射区各3分钟。每日按摩1次，每次按摩30～40分钟，10次为1个疗程。主治：老年性痴呆。附记：临床屡用，坚持治疗，均有一定效果。必要时应配以药物治疗为宜。按摩后应以热水泡足，并嘱患者喝温开水1杯。

配方二 脾、肾、肾上腺、输尿管、膀胱、大脑(头部)、肝、肺和支气管。治法：用中度手法刺激以上反射区各3～7分钟，并重点按摩头部(大脑)、肾、脾、肺反射区。可每日进行有效按摩。每日按摩1次，每次按摩30分钟，10次为1个疗程。主治：老年性痴呆。附记：坚持按摩，有调节大脑、内分泌的功效，久治有效。对足底涌泉穴、癫痫点强力按压也有效果。老年人要多给大脑新鲜的刺激，防止大脑衰退，可经常按压手足。

【足部药疗】

复苏膏 组成：桃仁、生大黄、川红花、桂枝各15克，石菖蒲、远志各25克，蜈蚣3条。用法：上药共研细末，贮瓶备用。每次服药末20克，以米醋适量调和成糊状，分敷于双足心涌泉穴。上盖敷料，胶布固定。每日或隔日换药1次，10次为1个疗程。主治：老年性痴呆。附记：屡用有效。

温肾健脾汤 组成：党参、炙黄芪、熟附块、益智仁、淮山药、越鞠丸各12克，淡干姜3克，生白术、石菖蒲各9克，陈皮、姜半夏各6克。夜寐不安，加酸枣仁9克，首乌藤30克；气滞胸闷，加柴胡6克，郁金9克，佛手6克。用法：每日2剂。一剂水煎服，每日服2次。一剂加清水800～1000毫升，煎沸5～10分钟，将药液倒入脚盆内，待温浸泡双足30分钟，每日1～2次。主治：老年性痴呆。兼治轻度脑萎缩，脑动脉硬化。附记：临床屡用，疗效颇佳。今加浴足一途。验之临床,有助于提高疗效。

神经官能症

神经官能症,中医学无此病名,是一组大脑功能活动暂时性失调疾病的总称,不属于精神病。

【病因】　多因心阴不足、虚火上扰;或阳不入阴、虚阳上越,或痰热内扰,或惊吓,或情志不舒、精神抑郁等因所致。又可常因各种精神因素引起。

【症状】　根据临床表现,除前面介绍的神经衰弱外,还有下列几种:①焦虑性神经官能症;②歇斯底里神经官能症;③强迫性神经官能症;④抑郁性神经官能症;⑤胃肠性神经官能症等。

【足部按摩】

配方一　①腹腔神经丛、肾、输尿管、膀胱;②大脑(头部)、脑垂体、小脑及脑干、额窦、肝、胃、十二指肠、生殖腺(睾丸或卵巢)、前列腺、甲状腺;③颈项、颈椎、胸椎、腰椎、骶骨、尾骨、上身淋巴结、下身淋巴结、内耳迷路。治法:用轻度手法刺激①组反射区各2～3分钟;用重度手法刺激②组反射区各3～5分钟;用中度手法刺激③组反射区各3分钟。按摩时以患者微有得气感为度。每日按摩1次,每次按摩50分钟,10次为1个疗程。主治:神经官能症。附记:此法对该病有较好疗效,但须坚持按摩。按摩后患者应以热水浸足,并喝温开水。同时进行心理治疗也很重要。

配方二　①肾、输尿管、膀胱;②甲状腺、甲状旁腺、小肠、心、脾、腹腔神经丛、上身淋巴结、下身淋巴结、胸部淋巴结、扁桃体;③大脑(头部)、小脑及脑干、脑垂体、额窦、生殖腺(睾丸或卵巢)、胃、肝。治法:用轻度手法快速按摩双足一遍;用中等力度手法刺激①组反射区各5次,约7分钟;用中、重度手法刺激②组反射区各5～10次,约25分钟;用重度手法刺激③组反射区各10次,约25分钟。按摩时以患者有寒凉痛感为度。每日按摩1次,每次按摩57分钟,10次为1个疗程。主治:抑郁症(抑郁性神经官能症)。

附记:此法能改善患者的精神症状,而且安全有效。按摩后患者应以热水浸足,并喝温开水。同时对患者安全看护,进行心理治疗,适当参加体育活动;宜食清淡平和食物,多饮水,保持大便畅通。

【足部药疗】

理气安神膏 组成:香附、郁金、枳壳各15克,炒枣仁30克,柴胡9克,紫丹参30克。用法:上药共研细末,备用。用时,取药末20克以食醋适量调和成软膏状,外敷于双足心涌泉穴,上盖敷料,胶布固定。每日换药1次,10次为1个疗程。主治:神经官能症。附记:屡用有效。

验恐浴足煎 组成:五味子、肉桂、黄连、柴胡各10克,珍珠母、磁石各30克。用法:上药加清水1000毫升,煎沸10分钟后,将药液倒入脚盆内,候温,每晚临睡前泡足10～15分钟。主治:强迫症(强迫性神经官能症)。附记:屡用有效。

心血管神经官能症

心血管神经官能症是以心血管、呼吸和神经系统症状为主要临床表现的综合征。多见于中青年女性,年龄在20—40岁。

【病因】 多因心阴不足、气血虚弱、心脉瘀阻所致。

【症状】 心悸、心动过速,偶有期前收缩,心前区疼痛,胸闷、气短等症。有的有呼吸困难、多汗、手足发凉、上腹胀、尿频、腹泻或便秘;失眠、乏力、低热、头昏、头痛、肌肉痛等。

【足部按摩】

配方一 ①腹腔神经丛、肾、输尿管、膀胱、肾上腺;②心、甲状旁腺、大脑(头部)、膈(横膈膜)、小肠、胸部淋巴结。治法:用中度手法刺激①组反射区各3分钟;用中、重度手法刺激②组反射区各3～5分钟。按摩时以患者有得气感为度。每日按摩1次,每次按摩40分钟,10次为1个疗程。主治:心血管神经官能症。附记:屡用效佳。按摩后患者应以热水浸足,并喝温开水。同时注意保持心情舒畅,锻炼身体,去除诱因。

配方二　腹腔神经丛、胃、脾、肺、小肠、肾上腺、肾、输尿管、膀胱、心、大脑、横膈膜、胸部淋巴结。治法：用中度手法刺激腹腔神经丛、肾上腺、肾、输尿管、膀胱反射区各3～5分钟；再以中、重度手法重点刺激心、大脑、横膈膜、小肠、胸部淋巴结反射区各5～7分钟；然后以轻、中度手法刺激脾、胃、肺反射区各3分钟。若为胃肠性神经官能症，则重点刺激反射区去心，加脾、胃反射区，余同上。每日按摩1次，10次为1个疗程。主治：心血管性神经官能症，兼治胃肠性神经官能症。附记：坚持治疗，多可收到较好疗效。按摩后，患者应以热水泡足，并嘱喝温开水适量。

【足部药疗】

桂参膏　组成：吴茱萸（米醋炒）、桂皮各30克，丁香6克，枸杞子12克，远志9克，丹参35克。用法：上药共研细末，贮瓶备用。每次取药末40克，以米醋适量调和成糊状，分成5等份，分别贴敷于双侧涌泉穴、劳宫穴和肚脐上。上盖敷料，胶布固定。每日换药1次，10次为1个疗程。主治：心脏神经官能症。附记：用本方配合足部按摩治疗15例，经连续治疗2～5个疗程后，痊愈3例，显效8例，有效3例，无效1例。

银花赤芍汤　组成：金银花20克，防风、川芎、栀子、元参各10克，麦冬5克，土茯苓、白鲜皮、赤芍、生地黄各15克，甘草3克。若手、足烧灼感加重者，可加牡丹皮、黄芩各15克，白茅根10克。用法：每日1剂，头二煎内服，每日服2次，第三煎（加水500毫升）煎沸10分钟，待温，泡洗双足。主治：灼热足综合征。附记：该病是一种血管神经功能紊乱性疾病。在临床上较为多见。此方内外并施，效果颇佳，一般连用15～30天后即愈。

癔　　症

癔症属中医学的“郁症”“脏躁”范畴，是常由明显精神因素引起的一种急性神经官能症。多发于青少年，且女性居多。

【病因】　多因怒气伤肝或情志不遂所致。

【症状】 多突然发作，可持续数小时至数日。发作后如常人。一般常见症状有哭笑无常、乱说乱唱、手舞足蹈，或情志抑郁、闷闷不乐、恐惧多疑、表情淡漠，或喉间有异物感，有时类似癫痫发作。在发作时喊叫、撕破衣物，及运动和感觉障碍等。

【足部按摩】

配方一 ①腹腔神经丛、肾、输尿管、膀胱；②大脑(头部)、小脑及脑干、额窦、肾上腺。治法：用中度手法刺激①组反射区各3分钟；用重度手法刺激②组反射区各5分钟。按摩时以患者有得气感为度。每日按摩1次，每次按摩35分钟。10次为1个疗程。主治：癔症。附记：屡用效佳，但须坚持疗之。按摩后患者应以热水浸足，并喝温开水，同时要配合心理治疗。

配方二 ①肾、输尿管、膀胱、腹腔神经丛、肾上腺；②大脑(头部)、脑垂体、小脑及脑干、心、肝、额窦。治法：用中度手法刺激①组反射区各3分钟；用重度手法刺激②组反射区各3～5分钟。按摩时以患者有得气感为度。每日按摩1次，每次按摩40分钟，10次为1个疗程。主治：癔症。附记：此法对该症有较好疗效。按摩后患者应以热水浸足，并多喝温开水。该症要做心理治疗，配合药物内治等综合治疗，可缩短疗程，提高疗效，可望得到根治。

【足部药疗】

镇静安神膏 组成：石决明、代赭石、制香附、枳壳、炒枣仁各30克。用法：上药共研细末，备用。用时取药末30克以黄酒适量调和成膏状，外敷于两足心涌泉穴和肚脐上。上盖敷料，胶布固定。每日换药1次，10次为1个疗程。主治：癔症。附记：屡用有效，久用效佳。

浴足煎 组成：①艾叶20克，肉桂、白芷各10克。②合欢皮、首乌藤、远志各30克。用法：随证取方。上药加清水适量，先浸泡5～10分钟后，再煎沸10分钟，将药液倒入脚盆内，方①先擦洗涌泉穴而后足浴，每日1次，每次10～20分钟：方②待温浸泡双足。每日2～3次，每次10～20分钟。主治：癔症(失语用方①，烦躁失眠多梦用方②）。附记：屡用有效，久用效佳。

眩　　晕

眩是眼花，晕是头昏，头昏眼花常同时并见，故统称"眩晕"。该症既可并发于其他疾病之中，亦可单独出现，是临床常见多发症。

【病因】　多因心脾不足、气血两虚、清窍失养；或肝肾阴虚、肾精亏乏、髓海不足，此多见于虚证，且多责之于心、肝、肾阴血亏少为患；实证多为风阳上扰清窍；或为水饮阻滞、浊阴上犯清窍；或为痰浊中阻、清阳不升；或为气滞血瘀、瘀血停着；或为下寒上热，扰及清窍等因所致。

【症状】　眩晕，轻者低头闭目即止，重者如坐舟车，旋转不定，以致不能站立，更为严重者常伴有恶心呕吐、心悸、出冷汗等症状。

【足部按摩】

配方一　①肾、输尿管、膀胱、肾上腺；②大脑（头部）、小脑及脑干、内耳迷路、耳、眼。治法：用中度手法（按揉）刺激①组反射区各 3～5 分钟；用重度手法（揉压）刺激②组反射区各 5 分钟。按摩时以患者有得气感为度。每日按摩 1 次，每次按摩 40 分钟，10 次为 1 个疗程。主治：眩晕。附记：屡用效佳，且取效甚捷。按摩后患者应以热水浸足，并喝温开水。

配方二　①肾、输尿管、膀胱；②大脑（头部）、小脑及脑干、额窦、内耳迷路、肝、脾、耳、眼、颈项。治法：用中度手法刺激①组反射区各 3 分钟；用中、重度手法刺激②组反射区各 3～5 分钟。按摩时以患者有得气感为度。每日按摩 1 次，每次按摩 45 分钟，10 次为 1 个疗程。主治：眩晕。附记：屡用有效，久用效佳。证分虚实，虚证当补，手法宜轻；实证当泻，手法宜重。按摩后患者应以热水浸足，并喝温开水。病情重者，应以药物内治为主，此法为辅，内外并治，疗效始著。

【足部药疗】

眩晕膏　组成：①吴茱萸（胆汁拌制）100 克，龙胆草 50 克，土硫黄20克，朱砂15克，明矾30克，小蓟根汁适量；②山栀20克，大黄、黄连各10克，肉桂5克。用法：上两方分别共研细末，备用。用时取药末15～30克，方①用小蓟根汁，调和成糊，外敷于神阙、涌泉穴(双)。上盖敷料，胶布固定。2日1换，1个月为1个疗程。方②用食醋调和成饼，贴于涌泉穴(双)。余同上法。主治：肝阳上亢之眩晕。附记：屡用皆效。

止眩汤 组成：①桑叶、菊花各15克，石决明(先煎)30克；②茯苓、天麻、半夏各15克，白术10克。用法：随证选方。加清水1000毫升，煎沸5～10分钟后，将药液倒入脚盆内，待温，浸泡双足。每早、晚各1次，每次30分钟，5～10次为1个疗程。主治：眩晕(肝热型用方①，痰浊中阻型用方②)。附记：临床屡用，效果均佳。上二方均可内服。若内外并治，效果尤佳。

癃　闭

癃闭又名尿潴留，是指排尿困难，甚则闭塞不通，多属危候。古有："大便七日，小便一日，过则危。"之谓。

【病因】 多因肾虚不化、膀胱不利所致。且与肺、脾、肾三脏功能失调有关。如上焦肺热气壅、中焦湿热壅阻、下焦肾阳不足，均可导致膀胱气化无度而致病。或由前列腺肥大而引起。

【症状】 小便短涩，点滴而下，小腹坠胀不舒；或小便突然闭塞不通，小腹胀急欲死，多属危候。

【足部按摩】

配方一 ①肾、输尿管、膀胱；②大脑(头部)、脑垂体、心、颈椎、腰椎、胸椎、骶骨、尾骨、肾上腺、甲状腺、甲状旁腺、胸部淋巴结、上身淋巴结、下身淋巴结、肺、胆囊、肝、脾；③即①组反射区加尿道及阴道、生殖腺(睾丸或卵巢)、下腹部。治法：用轻度手法刺激①组反射区各5～10次，约5分钟；用中等力度手法刺激②组反射区各10～15次，约20分钟；用重度手法刺激③组反射区各15～20次，约20分钟。按摩时患者有刺痛麻胀感。每日按摩1～2

次，每次按摩45分钟。主治：尿潴留。附记：一般按摩数次后即可见效。按摩后患者以热水浸足，并喝温开水。急性期患者不宜多喝水。尿潴留患者应消除紧张情绪；可以热水坐浴，以热毛巾敷于脐部或下腹部，或以手按摩脐下腹部和膀胱区域，加强促进排尿，或以持续点滴流水声，诱导排尿。

配方二　①腹腔神经丛、肾、输尿管、膀胱、肾上腺；②大脑（头部）、小脑及脑干、尿道及阴道、生殖腺（睾丸或卵巢）、前列腺、下腹部。治法：用中等手法（揉按）刺激①组反射区各3分钟；用重度手法（按压）刺激②组反射区各15～20次，约30分钟。按摩时以患者有得气感为度。每日按摩1～2次，每次按摩40分钟。主治：尿潴留。附记：此法对于神经性、功能性尿潴留有较好的疗效，特别是对于产后尿潴留有立竿见影疗效。按摩后患者应以热水泡足。

【足部药疗】

外敷方　组成：①满天星、车前草各100克（均为鲜品）；②鲜青蒿300克；③独头大蒜2个，栀子6粒，食盐0.5克。用法：方①、方②和方③均捣烂如泥状，外敷于涌泉穴（双）和肚脐上，上盖敷料，胶布固定。方①、方②每日换药1次，方③1日2换，连敷3～4天。主治：各种尿潴留。附记：随证选用，疗效颇佳。

通溺浴足汤　组成：①制附子、吴茱萸各30克，车前子15克；②桑白皮、黄芩各15克，桔梗6克，滑石30克。用法：随证选用。上药加清水1000毫升，煎沸5～15分钟，将药液倒入脚盆内，待温泡足。每日2次，每次20～30分钟。中病即止。主治：癃闭（肺热气壅型用方②，肾虚不化型用方①）。附记：屡用效佳。

尿　失　禁

尿失禁是指尿液不能控制，从膀胱经尿道自行外溢的一种病症。在临床上并不少见，尤以老年人及病后体弱者为多。以白天为多见。

【病因】　多因肾虚不能固摄所致。

【症状】 小便失禁或频数。根据临床表现，一般可分为压力性尿失禁、急迫性尿失禁、反射性尿失禁和充盈性尿失禁等多种。

【足部按摩】

配方 ①腹腔神经丛、肾、输尿管、膀胱、肾上腺；②大脑（头部）、脑垂体、小脑及脑干、上身淋巴结、下身淋巴结、脊椎各段。治法：用轻度手法（按揉）刺激①组反射区各3～5分钟；用中度手法（按、推、揉）刺激②组反射区各15～20次，约25分钟。按摩时以患者有得气感为度。每日按摩1次，每次按摩40分钟。主治：各种尿失禁。附记：屡用有效。按摩后患者应以热水浸足，并喝温开水。该病多为虚证，应以补法为主，手法宜轻柔缓图。重者应以药物内治为主，此法为辅，综合治疗，可提高疗效。

【足部药疗】

固肾缩泉膏 组成：生附子、吴茱萸、益智仁、芡实各30克，党参50克，上肉桂5克，滑石15克。用法：上药共研细末，贮瓶备用。用时取药末30克，以陈醋适量调和成糊状，外敷于涌泉穴（双）和肚脐上，上盖敷料，胶布固定。每日换药1次，10次为1个疗程。主治：尿失禁。附记：多年应用，效果甚佳。此方有毒，切忌入口。

附子汤 组成：生附子15克，益智仁50克。用法：上药加清水700毫升，煎至500毫升，将药液倒入脚盆内，待温泡足。每日1～2次，每次泡足30分钟，10次为1个疗程。主治：尿失禁。附记：屡用有效。此方有毒，切忌入口。

食欲缺乏

食欲缺乏又称食欲不振，是消化系统疾病常见症状之一，也是许多疾病的前期症状，中医学称为“纳呆”。在临床上较为常见。

【病因】 多因饮食不节，偏食，过食生冷或油腻之物，损伤脾胃，以致脾胃不和所致。

【症状】 腹胀，食少无味，不思饮食，或伴有腹痛、腹泻、恶心、呕吐等症状。

【足部按摩】

配方一　①肾、输尿管、膀胱；②大脑(头部)、脑垂体、甲状腺、胸椎、腰椎；③胃、肠、胰、肝、脾、腹腔神经丛。主治：用中等力度手法刺激①组和②组反射区各10次，约15分钟；用重度手法刺激③组反射区各20次，约20分钟。按摩时患者有温热痛感。每日按摩2次，每次按摩35分钟，10次为1个疗程。主治：食欲缺乏。附记：此法对该症有较好疗效。按摩后患者应以热水浸足，并喝温开水。同时注意身体保健，保暖，加强锻炼，早起早睡。又要注意饮食保健，饮食宜清淡，多吃水果。也可采用民间粥疗：如鲜白扁豆、粳米同煮为粥，或用鲜白萝卜适量，同粳米煮粥，食用之，有健脾、养胃、消食作用。

配方二　①肾、输尿管、膀胱、肾上腺、腹腔神经丛；②大脑(头部)、小脑及脑干、脾、胰、胃、十二指肠。治法：用轻、中度手法刺激①组反射区各3分钟；用中、重度手法刺激②组反射区各3～5分钟。按摩时以患者有得气感为度。每日按摩1～2次，每次按摩40分钟，10次为1个疗程。主治：食欲缺乏。附记：一般连用1～2个疗程即效。按摩后患者应以热水浸足，并喝温开水。同时患者要解除精神压力，保持心情舒畅，吃饭要多咀嚼，以多产生唾液，细嚼慢咽，能促进消化吸收。

【足部药疗】

和胃膏　组成：党参、白术、茯苓各30克，佩兰叶50克，焦三仙各100克，砂仁、枳壳各15克。用法：上药共研细末，备用。用时取药末30克，以生姜汁适量，调和成糊状，外敷于双足心涌泉穴(双)和肚脐上。上盖敷料，胶布固定。每日换药1次，10日为1个疗程。主治：食欲缺乏。附记：屡用屡验，效佳。

醒胃汤　组成：藿香、佩兰、香薷、砂仁各25克。用法：上药加清水1000毫升，煎数沸后，将药液倒入脚盆内，先用口鼻吸之，熏蒸5～10分钟，待温浸泡双足。每日1～2次，每次20～30分钟。主治：食欲缺乏，饮食无味。附记：屡用有效。

便　　秘

便秘又称功能性便秘，或称习惯性便秘。在临床上较为常见，尤以年老体弱者为多。

【病因】　多因排便动力缺乏，或津液枯燥所致。如年老体弱，气血两虚，津液不足，肾阳虚衰；或忧愁思虑、情志不畅、日久伤脾，脾运功能低下；或多食辛辣厚味，胃肠积热；或饮食太少，水分缺乏，食物缺乏纤维素；或多次妊娠，过度肥胖，或缺乏定时排便习惯等因素，皆可导致便秘。也可继发于其他疾病中。

【症状】　大便秘结不通(2 天以上未排便 1 次)，时发时止；或干燥坚硬，状如羊屎。中医学一般分为热秘、寒秘、气秘、血秘、虚秘。前 2 种多为实证，后 3 种多为虚证。

【足部按摩】

配方一　①腹腔神经丛、肾、输尿管、膀胱；②胃、十二指肠、小肠、直肠及肛门、尾骨内侧、腰椎、骶骨。治法：用中度手法刺激①组反射区各 3 分钟；用重度手法刺激②组反射区各 3～5 分钟。按摩时患者以有得气感为度。每日按摩 1 次，每次按摩 40 分钟。中病即止。主治：便秘。附记：用此法治疗便秘，效果甚佳。按摩后患者应以热水浸足，并喝温开水。同时要多吃纤维素、维生素多的食物，合理调配饮食和排便习惯。

配方二　胃、小肠、升结肠、横结肠、降结肠、直肠及肛门。治法：用拇指揉压胃反射区 5 分钟；用手鱼际部推揉小肠反射区 3～5 分钟；用拇指从下向上推右足升结肠反射区 3～5 分钟；用拇指从外向内推右足横结肠反射区 3～5 分钟；用拇指从内向外推左足横结肠反射区 3～5 分钟；用拇指从上向下推按左足降结肠反射区 3～5 分钟；用示指单钩法从外向内按压直肠和肛门反射区 5 分钟。按摩时患者以有得气感为度。每日按摩 1 次，每次按摩 30 分钟。中病即止。主治：便秘。附记：此法方便有效，无不良反应。按摩后患者应以热水浸足，并喝温开水。同时还可采用下列辅助疗法以提高疗效。

(1)转动两足踝关节,每次5～10分钟,每日2次。

(2)用拳头轻敲臀部10分钟,每日2次。

(3)用烟灼法熏灼各脚趾和脚掌,每日2次,每次10分钟。

(4)采用摆腿法。坐在椅子上,将两小腿下垂,且与地面摩擦。每次以脚底发热为适度,每日1～2次。

【足部药疗】

通便膏　组成:①番泻叶10克,枳实15克。②麻仁30克,肉苁蓉15克。用法:随证选方,共研细末,备用。用时取药末30克,以食醋(方②用蜂蜜)调和成膏状,外敷于肚脐和涌泉穴(双)上。上盖敷料,胶布固定。每日换药1次,5次为1个疗程。主治:便秘(热秘用方①,虚秘用方②)。附记:屡用皆效。

润肠汤　组成:黑芝麻梗100克,当归60克,白芍9克,火麻仁30克,郁李仁、肉苁蓉各20克,大黄6克。用法:上药加清水2000毫升,煎至1500毫升,将药液倒入盆内,待温浸泡双足30分钟,每日1～2次。主治:老年性、习惯性便秘,或久病体虚便秘。附记:多年使用,疗效显著。一般连用5次左右即通。若加用此方内服,效果尤著。

酒　　醉

酒醉,西医学称急性酒精中毒,是指由一次性饮入过量酒精或酒类饮料所引起的中枢神经系统由兴奋转为抑制状态的病症。在临床上较为多见。

【病因】　多因饮酒过量所致。

【症状】　眼部充血、面部潮红或苍白、眩晕、步履不稳、言语不清、神志错乱,或兴奋舒坦,或喜怒无常,或侃谈高论,或安然沉睡,或呕吐如泥……

【足部按摩】

配方一　①肾、输尿管、膀胱;②胃、脾、肝、肾、小肠、尿道及阴道;③大脑(头部)、小脑及脑干、额窦、三叉神经。治法:用中等力度手法刺激①组反射区各5次,约7分钟;用中、重度手法刺激②组反射区各5～10次,约20分钟;用重度手法刺激③组反射区各10次,约15分钟,按摩时患者有酸痛麻胀感。一般1次,最多2次必效。主治:酒醉。附记:一般来说,一次按摩后,大多数患者都有不同程度的症状缓解。按摩后患者应以热水浸足,并喝温开水。饮酒应节制,少饮有益,多饮有害。忌饮烈性酒,不宜空腹饮酒,切忌豪饮、劝饮和连饮。

配方二 ①腹腔神经丛、肾、输尿管、膀胱;②胃、十二指肠、小肠、肝、胆囊、胰、脾、大脑(头部)、内耳迷路、脊椎各段。治法:用中度手法刺激①组反射区各3～5分钟;用重度手法刺激②组反射区各3～5分钟。按摩时以患者有得气感为度。每日按摩1～2次。中病即止。主治:酒醉。附记:此法有较好的解酒作用。一般连用1～2次可解。按摩后患者应热水浸足,并喝温开水。

【足部药疗】

解酒浴足煎 组成:干葛花30克,蒲公英60克,木通、黑丑各5克。用法:上药加清水1000毫升,煎数沸后,将药液倒入脚盆内,待温浸泡双足20～30分钟,隔2小时1次,中病即止。主治:酒醉。附记:试治多例,均收到一定的解酒作用。此方有解毒利水之功,故用之有效。患者可多饮水,促进排泄。

帕金森病

帕金森病又名震颤麻痹。属中医学“风证”“颤证”范畴,是一种锥体外系慢性、退行性变性疾病。好发于50岁以上中老年人。

【病因】 多因肝肾阴虚、气血不足、筋脉失和、虚风内动,或挟痰阻滞络道而致。

【症状】 起病缓慢,逐渐加重。初起多在一侧上肢,在静态时出现手指震颤,继而波及下肢,亦可波及另一侧肢体,激动、疲劳、焦虑时加重,睡眠时消失;震颤肢体僵硬,动作迟缓,早期步伐拖曳、步态慌张，精细动作常不能完成，如梳理、书写等，严重时咀嚼、吞咽、说话均困难，面部无表情，无嬉笑、少眨眼等。

【足部按摩】

配方一 ①肾上腺、肾、输尿管、膀胱；②肾上腺、前列腺或子宫、生殖腺（睾丸或卵巢）、甲状腺、甲状旁腺、上颌、下颌、腹腔神经丛、髋关节、膝、肘、肩、肩胛骨、坐骨神经、心、肝、脾、胃、小肠、上身淋巴结、下身淋巴结、胸部淋巴结、内耳迷路；③大脑（头部）、小脑及脑干、三叉神经、脑垂体、额窦、脊椎各段。治法：以中等力度手法快速刺激双足 62 个反射区各一遍；以中等力度手法刺激①组反射区各 5～8 次，约 7 分钟；以中、重度手法刺激②组反射区各 5～10 次，约 20 分钟；以重度手法刺激③组反射区各 10 次，约 25 分钟。按摩时患者有酸痛麻胀感，每日按摩 1 次，每次按摩 55 分钟，10 次为 1 个疗程。主治：帕金森病。兼治帕金森综合征。附记：用此法早期坚持治疗，治愈康复是有可能的；中、晚期只要坚持足部按摩，也能改善症状，延缓病情发展。按摩后患者应以热水浸足，并喝温开水。同时要树立信心，稳定情绪，多锻炼，多活动。总之该病一定要早治，切勿拖延。有条件的患者，每日可按摩 2 次。

配方二 ①腹腔神经丛、肾、输尿管、膀胱、肾上腺；②喉与气管及食管、肺及支气管、鼻、脾、扁桃体、甲状旁腺、上身淋巴结、下身淋巴结、胸部淋巴结、脊椎各段。治法：用中度手法刺激①组反射区各 3 分钟；用重度手法刺激②组反射区各 3～5 分钟。按摩时患者以有得气感为度。每日按摩 1 次，每次按摩 50 分钟，10 次为 1 个疗程。主治：帕金森病。附记：此法对该病有一定的疗效，可稳定病情，缓解症状。按摩后患者以热水泡足，并喝温开水。治疗该病，应以药物治疗为主，此疗法为辅，内外并治，可提高疗效。

【足部药疗】

熄风止痉膏 组成：紫丹参、熟地黄、枸杞子各 30 克，蜈蚣、全蝎、干地龙各 6 克，蝉蜕 9 克，冰片 1.5 克。用法：上药共研细末，贮瓶备用。用时取药末 30 克，以麻油适量，调和成膏状，分贴敷于两足心涌泉穴和肚脐(或双侧肝俞穴)上。上盖敷料,胶布固定。每日换药1次,10次为1个疗程。主治:震颤麻痹。附记:屡用有效,久用效佳。

元参汤 组成:元参60克,钩藤30克,地龙9克。用法:上药加清水1000毫升,煎沸10分钟后,将药液倒入脚盆内,待温浸泡双足。每日浸泡1次,每次泡足30分钟,10次为1个疗程。主治:帕金森病。附记:屡用有效。

晕车、晕船、晕机

晕车、晕船、晕机是指人们在旅途中,乘坐交通工具时出现不适反应。在临床上较为常见。

【病因】 多因胃肠虚弱、睡眠不足或过度疲劳,加之交通工具在运行中的震动;或因受气流、油味、音响、废气等刺激,使自主神经功能失调所致。

【症状】 头晕、胸闷、烦躁、反酸、恶心、呕吐等。

【足部按摩】

配方一 ①肾上腺、肾、输尿管、膀胱;②耳、内耳迷路、小脑和脑干;③大脑、脑垂体、颈项、胸椎、腰椎、骶椎、尾骨。治法:用轻度手法刺激①组反射区各3~5分钟,再以中、重度手法,重点刺激②组反射区各5~7分钟;然后以中、轻度手法刺激③组反射区各2~3分钟。按摩时患者以有得气感为度。每日按摩1次,每次按摩30~40分钟,中病即止。主治:晕动病(晕车船、晕机)。附记:屡用效佳,多1~2次即止。

配方二 大脑(头部)、肝、胆、胃、十二指肠、内耳迷路、耳。治法:可用较重手法,重点刺激以上反射区各3~5分钟。每次按摩30分钟。每日1~2次,中病即止。主治:晕车、船和晕机。附记:屡用屡验,多1~2次即愈。

其他疾病

配方一　①肾、输尿管、膀胱；②胃、十二指肠、升结肠、横结肠、降结肠、乙状结肠、直肠、小肠；③大脑、小脑和脑干、脑垂体、腹腔神经丛、心、肺、脾。治法：用轻度手法刺激①组反射区各20次，约10分钟；以中等力度手法刺激②组反射区各15～20次，约10分钟；再以中等力度手法刺激③组反射区各20～30次，约25分钟。每日按摩1次，中病即止。主治：胃肠痉挛。附记：屡用效佳，多1～2次见效。必要时可加重刺激②组反射区，可提高治疗效果。

配方二　①肾、输尿管、膀胱；②肝、胆；③胃、脾、胰、小肠、腹腔淋巴结、盆腔淋巴结、胸部淋巴结、脑垂体、甲状腺、甲状旁腺、腹腔神经丛、胸椎。治法：用轻度手法刺激①组反射区各20次，约10分钟；用较重手法刺激②组反射区各15～20次，约10分钟；再以中等力度手法刺激③组反射区各10～15次，约15分钟。每日按摩1次。主治：胆绞痛。附记：临床屡用，止痛效果好。

配方三　①肾、输尿管、膀胱；②大脑、小脑和脑干、心、肾上腺；③额窦。治法：用轻度手法刺激①组反射区各15～20次，约10分钟；以中、重度手法刺激②组反射区20次，约15分钟；再以中等力度手法刺激③组反射区30次，约15分钟。每日按摩1次。主治：晕厥。附记：屡用效佳，多1～2次见效。

配方四　①肾、输尿管、膀胱；②大脑、小脑和脑干、心、肾上腺；③额窦。治法：用轻度手法刺激①组反射区各20次，约10分钟；以重力度手法刺激②组反射区各20次，约15分钟；再以中等力度手法刺激③组反射区20次，约5分钟。每日按摩1～2次，中病即止。主治：休克。附记：屡用效佳，多1次见效。

配方五　①肾上腺、肾、输尿管、膀胱；②上颌、下颌；③大脑、小脑和脑干、三叉神经、额窦、颈项、颈椎、头颈部淋巴结。治法：用轻度手法刺激①组反射区各20次，约10分钟；以中、重度手法刺激②组反射区各20～30次，约10分钟；再以中等力度手法刺激③组反射区各20次，约10分钟。每日按摩1次。主治：颞下颌关节功能紊乱综合征。附记：屡用效佳。

二、妇科疾病

月经不调

《医学心悟》云："经者，常也，一月一行，循乎常道，以承有盈则亏也。经不行，则反常而灾至矣，方书以超前为热，退后为寒，其理近似，然不可尽拘也。"说明月经未按月而反至者谓之月经不调。它是妇科常见多发病。

【病因】 多因情志内伤（如思虑伤脾、恼怒伤肝、过劳伤气等），或嗜食辛热、肠胃积热，或因吐血下血，而致营血损伤、血海不充，或因产后、多产，或流产、冲任受损等因所致。病因虽多，但概括言之，不外乎是血热、寒凝、气滞、瘀血、气血阴虚5种因素所引起。

【症状】 月经先期、后期，或先后无定期，但月经之色、质、量等亦随之出现异常。

【足部按摩】

配方一 ①肾、输尿管、膀胱；②大脑（头部）、小脑及脑干、腹腔神经丛、腰椎、骶骨、尾骨、上身淋巴结、下身淋巴结；③子宫、生殖腺（卵巢）、尿道及阴道、脑垂体、肾上腺、甲状腺、腹股沟。治法：先以轻度手法快速按摩双足一遍，然后以轻度手法刺激①组反射区各5次，约5分钟；以中等力度手法刺激②组反射区各10次，约15分钟；以重度手法刺激③组反射区各10～15次，约25分钟。按摩时患者有寒凉痛感。每日按摩1次，每次按摩50分钟，10次为1个疗程。主治：月经失调。附记：此法安全可靠，疗效显著。按摩后患者应以热水浸足，并喝温开水。同时应注意休息及个人卫生；经期不宜参加剧烈活动，禁止游泳或涉水；忌食生冷及辛辣食物。在经期按摩，手法宜轻柔。

配方二　①肾、输尿管、膀胱、肾上腺、腹腔神经丛；②大脑（头部）、脑垂体、心、肝、脾、子宫、生殖腺（卵巢）、腰椎、骶椎、下腹部。治法：用轻、中度手法刺激①组反射区各2～3分钟；以中、重度手法刺激②组反射区各3～5分钟。经前用泻法，手法宜重，经期手法宜轻柔。按摩时以患者有得气感为度。每日按摩1次，每次按摩45分钟，10次为1个疗程。主治：月经不调。附记：屡用效佳。手法力度应随证之虚实而定，恰到好处，其效始著。按摩后患者应以热水浸足，并喝温开水。同时应注意休息与个人卫生，忌食生冷、辛热等食物；注意心理调摄。

【足部药疗】

调经膏　组成：丹参、益母草、制香附各30克。用法：上药共研细末，备用。用时取药末30克，寒证以生姜汁、热证以食醋适量，调和成膏状，分敷两足心涌泉穴和脐下（如关元穴）。上盖敷料，胶布固定。每日换药1次，5次为1个疗程。主治：月经不调。附记：屡用有效。

加味四物汤　组成：当归、白芍、熟地黄、川芎各15克，益母草30克。血热加牡丹皮15克，生地黄20克；寒凝加艾叶30克，生姜10克；气滞加制香附30克；血瘀加川红花20克。用法：每日2剂，1剂水煎服，每日服2次；1剂加水1000毫升，煎沸10分钟，将药液倒入脚盆内，待温浸泡双足。每日2次，每次30分钟。也可每日用1剂，头煎内服，每日服2次，二、三煎泡足，每日2次。主治：月经不调。附记：内外并用，效果颇佳。

痛　　经

痛经是指月经来潮及行经前后出现下腹部疼痛而言。它属月经病范畴，是妇科常见病症。

【病因】　多因气滞血瘀、寒湿凝滞、气血虚损等因所致。气血瘀阻、冲任失调,“不通则痛”故发生痛经。

【症状】 行经期或经前、经后小腹疼痛,或伴腹胀、乳房胀痛,或胸胁胀痛。大抵经前痛,多属寒凝气滞;痛在经期,多属气滞血瘀;痛在经后,多属气血虚损。

【足部按摩】

配方一 ①肾、输尿管、膀胱、肾上腺;②大脑(头部)、脑垂体、生殖腺(卵巢)、子宫、肝、脾、下腹部、腰椎、骶椎。治法:先以轻度手法快速按摩双足反射区一遍,然后以中度手法刺激①组反射区各3分钟;用重度手法刺激②组反射区各3~5分钟。按摩时患者以有得气感为度。于每次月经前1周开始按摩。每日按摩1次,每次按摩45分钟。主治:痛经。附记:屡用有效。一般连续按摩3个月经周期(每周期5~7天)即可见效或痊愈。按摩后患者以有得气感为度。同时在治疗期间应忌恼怒,忌生冷与辛辣酸涩,忌烟酒等。

配方二 ①腹腔神经丛、肾、输尿管、膀胱;②肾上腺、脑垂体、子宫、生殖腺(卵巢)。治法:用中度手法刺激①组反射区各3分钟;用重度手法刺激②组反射区各5分钟。按摩时以患者有得气感为度。一般在月经前1周开始治疗至经行停止。每日按摩1次,每次按摩35分钟。主治:痛经。附记:此法对原发性痛经疗效好,不仅止痛效果好,而且可以调整月经周期。按摩后患者应以热水浸足,并喝温开水。同时要注意心理调节;注意劳逸结合;避免剧烈运动;忌食生冷酸涩食物;注意经期卫生。

【足部药疗】

归萸膏 组成:当归、香附各30克,吴茱萸、艾叶各15克。用法:上药共研细末,备用。用时,取药末30克,以醋或黄酒调和成膏状,分敷于两足心涌泉穴和肚脐上。上盖敷料,胶布固定。每日换药1次。于月经前1周开始治疗至经行停止。主治:痛经。附记:屡用效佳。一般连用3个月经周期可愈。

艾叶益延煎 组成:艾叶、益母草、延胡索各15~30克。用法：上药加清水1000毫升，煎沸10分钟后，将药液倒入脚盆内，待温浸泡双足。每日浸泡1次。于月经前1周开始治疗至经行停止，也可每日1剂，头煎内服，每日服2次，二、三煎泡足。主治：痛经。附记：屡用效佳。

闭　　经

闭经是指在经期而停经3个月以上者，是妇科常见病症。

【病因】　多因气血不足、肝肾亏虚、气滞血瘀和痰湿阻遏等因所致。

【症状】　闭经，或伴有厌食、消瘦或肥胖等症。

【足部按摩】

配方一　①腹腔神经丛、肾、输尿管、膀胱；②肾上腺、脑垂体、生殖腺(卵巢)、子宫、阴道。治法：用中度手法刺激①组反射区各3分钟；用重度手法刺激②组反射区各5分钟。按摩时患者以有得气感为度。每日按摩1次，每次按摩40分钟，10次为1个疗程。主治：闭经。附记：此法对功能失调所致的闭经疗效较好。按摩后患者应以热水泡足，并喝温开水。对因病所致者须治原发病。

配方二　①肾、输尿管、膀胱、肾上腺；②大脑(头部)、脑垂体、生殖腺(卵巢)、子宫、肝、脾、阴道、下腹部、腰椎、骶椎。治法：用中度手法刺激①组反射区各3分钟；用重度手法刺激②组反射区各3～5分钟。每日按摩1次，每次按摩50分钟，10次为1个疗程。主治：闭经。附记：屡用有效。按摩后患者应以热水浸足，并喝温开水。治疗闭经，应以药物治疗为主，此疗法为辅，综合治疗，其效始著。

【足部药疗】

通经膏　组成：当归、益母草、川红花各30克，三棱、莪术各10克，麝香1.5克，䗪虫6克。用法：上药除麝香外，共研细末，再入麝香同研、和匀，贮瓶备用，勿漏气。用时取药末25克，以白酒调和成膏状，分别敷于涌泉(双)、神阙穴上。上盖敷料，胶布固定。每日换药1次，10次为1个疗程。主治：闭经。附记：多年应用，屡收良效。尤以原发性闭经疗效为优。

二草艾叶汤 组成：马鞭草、益母草、艾叶、川牛膝各30克。用法：上药加清水1500毫升，煎至1000毫升，将药液倒入脚盆内，待温浸泡双足。每日浸泡1～2次，每次浸泡20～30分钟。每剂可用3次。主治：闭经。附记：临床屡用效佳。

经前期紧张综合征

经前期紧张综合征是指少数妇女在月经期前出现一系列症状，多散见中医学文献中的"脏躁""不孕""经前乳胀""经行泄泻""经行水肿""经行头痛、身痛"等症。在临床上较为常见，且多为中年妇女。

【病因】 多因肝郁气滞、肾水不足所致。又因病理互累而累及心、脾，诸症丛生。

【症状】 乳房（或乳头）胀痛，面浮肢肿，头痛、身痛，月经先期，烦躁易怒、精神亢奋，或抑郁，或经行泄泻等症。

【足部按摩】

配方一 ①肾、输尿管、膀胱；②生殖腺（卵巢）、子宫、阴道。治法：用中等力度手法刺激①组反射区各5分钟；用中、重度手法刺激②组反射区各5～7分钟。按摩时患者以有得气感为度。每日按摩1次，每次按摩35分钟，10次为1个疗程。主治：经前期紧张综合征。附记：此法对该病有一定的疗效。按摩后患者应以热水浸足，并喝温开水。同时应保持精神愉快，注意经期避免过度疲劳及精神刺激。

配方二 ①肾、输尿管、膀胱、肾上腺；②大脑（头部）、脑垂体、生殖腺（卵巢）、子宫、尿道及阴道、下腹部、腰椎、骶椎、肝。治法：用中度手法刺激①组反射区各3分钟；用重度手法刺激②组反射区各3～5分钟。按摩时患者以有得气感为度。每日按摩1次，每次按摩40分钟，10次为1个疗程。主治：经前期紧张综合征。附记：此法对该病有一定的疗效。按摩后患者应以热水浸足，并喝温开水。该病致因甚多，临床表现复杂，故临证治疗，应以药物内治为主，此疗法为辅，内外并治，其效始著。

【足部药疗】

柴归膏　组成：柴胡、当归、香附子、广郁金各15克，白芍、夏枯草、苏子、露蜂房、川楝子、八月扎各30克。用法：上药共研细末，备用。用时每取药末20克，以黄酒、醋各半调和成膏状，贴敷于双足心涌泉穴上。上盖敷料，胶布固定。每日换药1次，10次为1个疗程。主治：经前期综合征之经前乳胀、胁痛、精神抑郁等症。附记：临床验之多效。

参术浴足汤　组成：党参、白术、茯苓、姜半夏、泽泻、车前子、薏苡仁各30克，生姜、苏梗各15克，柴胡、黄芩各9克。用法：上药加清水1500毫升，煎沸5～10分钟，将药液倒入脚盆内，待温浸泡双足。每日浸泡1次，每次浸泡20～30分钟。主治：经前期综合征之泄泻、水肿、恶心、呕吐等。附记：屡用皆效。本方可随证加减。

倒　　经

倒经是指月经期在子宫以外部位，如鼻黏膜、胃、肠、肺、乳腺等部位发生出血，谓之倒经。临床所见，尤以鼻出血为常见。

【病因】　多因过食辛辣，脾胃蕴热、血热妄行；或肝郁气滞、郁而化火、气逆火炎；或阴虚内热、损伤血分；或瘀血内阻、血不循经所致。

【症状】　倒经。

【足部按摩】

配方　①肾、输尿管、膀胱；②大脑（头部）、鼻、肺及支气管、生殖腺（卵巢）、子宫、肝、胃、十二指肠、额窦、胸部、下腹部、腰骶椎。治法：用中度手法刺激①组反射区各3分钟；用重度手法刺激②组反射区各3～5分钟。按摩时患者以有得气感为度。每日按摩1～2次，每次按摩45分钟。于经期前1周开始治疗。主治：倒经。附记：屡用有效。按摩后患者应以热水浸足，并喝温开水。病情重者应以药物内治为主，此疗法为辅，配合应用，其效始著。

【足部药疗】

凉血导热膏 组成：芒硝、牡丹皮、川牛膝、生甘草各30克。用法：上药共研细末，备用。同时每取药末20克，以童尿或食醋适量，调和成膏状，贴敷两足心涌泉穴上。上盖敷料，胶布固定。每日换药1次，中病即止。主治：倒经。附记：屡用效佳。此方也可内服，即方中芒硝减半，水煎服，每日服2次，服时兑童尿1盅。

益母草汤 组成：益母草、牛膝、生地黄各15克。用法：上药加清水1000毫升，煎沸数分钟，将药液倒入脚盆内，待温泡足。每日1次，每次30分钟。主治：倒经（经期吐血，鼻出血）。附记：屡用效佳。此方也可水煎服，每日服2次，或共研细末，醋调敷足心。若内外并施，疗效尤佳。

更年期综合征

更年期综合征，中医学无此病名，是指妇女月经将绝未绝，肾气渐衰，脏腑功能日趋减退之际所出现的一系列症状和体征综合征。是50岁左右妇女常见多发病。

【病因】《内经》云："七七任脉虚，太冲脉衰少、天癸竭……"，说明多因肾阴虚阳衰弱；或肾虚肝旺；或心脾两虚所致。

【症状】 眩晕、耳鸣、腰酸膝软、背痛、潮热汗出、情绪易激动、烦躁易怒、心悸、失眠多梦、浮肿、食欲缺乏、精神倦怠、口干唇燥、月经异常。

【足部按摩】

配方一 ①大脑、颈项、甲状腺、胰、腹腔神经丛；②肾上腺、脑垂体、子宫、生殖腺（卵巢）。治法：用重度手法（按压）刺激①组反射区各3分钟；用中、重度手法（按揉）刺激②组反射区各5分钟。按摩时患者以有得气感为度。每日按摩1次。每次按摩35分钟，10次为1个疗程。主治：更年期综合征。附记：此法对该病有较好疗效。按摩后患者应以热水浸足，并喝温开水。或辅以上下弯曲各个脚趾，左右转动脚踝。每次20分钟，每日1次。配合施治，可提高疗效。

配方二　①肾、输尿管、膀胱；②肾上腺、甲状腺、甲状旁腺、心、脾、肝、胃、胰、十二指肠、小肠、膈（横膈膜）、胸椎、腰椎、骶骨、尾骨外侧、尾骨内侧、直肠及肛门、下腹部、胸、上身淋巴结、下身淋巴结；③大脑（头部）、小脑及脑干、脑垂体、子宫、生殖腺（卵巢）、腹腔神经丛。治法：先用轻度手法刺激全足反射区一遍，约10分钟；以轻度手法刺激①组反射区各5次，约5分钟；以中等力度手法刺激②组反射区各5～10分钟，约25分钟；以重度手法刺激③组反射区各10次，约20分钟。按摩时患者有微觉酸痛麻痒感。每日按摩1次，每次按摩60分钟，10次为1个疗程。主治：更年期综合征。附记：此法对该病有显著的疗效。按摩后患者应以热水浸足，并喝温开水。同时应注意劳逸结合，适当参加体育锻炼，保持良好的心理状态。

【足部药疗】

养血安神膏　组成：当归、生地黄、白芍、川芎各15克，玄参、珍珠母各30克，杭菊花9克，丹参、炒枣仁各15克。用法：上药共研细末，备用。用时每次取药末30克，以醋调和成膏状，外敷于两足心涌泉穴和肚脐上。上盖敷料，胶布固定。每日换药1次，10次为1个疗程。主治：更年期综合征。附记：此方有滋阴潜阳、养血安神之功，故用之多效。

解郁汤　组成：柴胡、白芍、香附各15克，枳壳、郁金各30克，陈皮、木香各9克。用法：上药加清水1000毫升，煎沸15分钟，将药液倒入脚盆内，待温浸泡双足。每日1次，每次25分钟。主治：更年期综合征。附记：此方适用于肝气郁结型患者，对证用之，效果甚佳。

带　下

带下是指妇女经常从阴道流出黏液如涕，如唾液样分泌物的一种妇科病症，是临床常见多发病。西医学称为阴道炎。

【病因】 多因脾虚生湿、湿郁化热、湿热下注，或气血虚弱、外邪入侵所致。

【症状】 带下有白、黄、青、赤、黑五带。临床所见，以白带、黄带为多，或伴有种种兼症。

【足部按摩】

配方一 ①肾、输尿管、膀胱、肾上腺；②甲状腺、甲状旁腺、上身淋巴结、下身淋巴结、腹腔神经丛；③脑垂体、生殖腺（卵巢）、子宫、尿道及阴道、下腹部。治法：用中度手法（揉按）刺激①组反射区各3分钟；用中度手法（揉按）刺激②组反射区各3～5分钟；用重度手法（按压）刺激③组反射区各5分钟。按摩时患者以有得气感为度。每日按摩1次，每次按摩55分钟，10次为1个疗程。主治：单纯性阴道炎（白带、黄带）。附记：此法对该病有较好的疗效。按摩后患者应以热水浸足，并喝温开水。同时注意忌食生冷、辛辣刺激性食物，戒烟酒，避恼怒。

配方二 ①肾、输尿管、膀胱；②尿道及阴道、脾、胸部淋巴结、上身淋巴结、下身淋巴结、甲状腺、甲状旁腺、下腹部。治法：以轻度手法刺激①组反射区各3分钟；用中度手法刺激②组反射区各3～5分钟。按摩时患者以有得气感为度。每日按摩1次，每次按摩45分钟，10次为1个疗程。主治：老年性阴道炎。附记：坚持按摩，效果颇佳。按摩后患者应以热水浸足，并喝温开水。

【足部药疗】

止带方 组成：淮山药、木槿花、白鸡冠花、马齿苋各30克，虎杖根15克。用法：上药共研细末，备用。用时取药末30克，以醋调和成膏状，外敷于两足心（涌泉穴）和肚脐上。上盖敷料，胶布固定。每日换药1次，5次为1个疗程。主治：白带、黄带。附记：屡用效佳。

苦参汤 组成：苦参、白鸡冠花各30克。脾虚加党参、白术。用法：上药加清水1000毫升，煎沸数分钟，将药液倒入脚盆内，待

温浸泡双足。每日 1 次，每次 30 分钟。主治：各种阴道炎。附记：民间方。临床验证有良效。

妊娠恶阻

妊娠恶阻又名妊娠呕吐。

【病因】　多因三焦气机不畅、胃气失于下降而上逆所致。若挟肝热，或痰湿，其证尤重。

【症状】　一般在受孕 40 余日后，出现形寒、嗜酸、择食、恶心呕吐，甚则食入即吐，不能饮食。多日不愈，呈全身性虚弱状态。

【足部按摩】

配方一　①腹腔神经丛、肾、输尿管、膀胱、肾上腺；②胃、肝、生殖腺(卵巢)、甲状腺。治法：用轻度手法(揉)刺激①组反射区各 3 分钟；用轻度手法(轻轻按揉)刺激②组反射区各 3～5 分钟。按摩时患者以有得气感为度。每日按摩 1～2 次，每次按摩 35 分钟，中病即止。主治：妊娠呕吐。附记：用此法治该病，见效快，疗效高。按摩后患者以热水浸足，并喝温开水。不应，可加按压百会穴(位于两耳尖连线的中点)3～5 分钟，每日 2～3 次，必效。

配方二　①腹腔神经丛、肾、输尿管、膀胱、肾上腺；②甲状腺、肝、胃、颈项、膈(横膈膜)。治法：用轻度手法刺激①组反射区各 3 分钟；用轻度手法刺激②组反射区各 3～5 分钟。按摩时患者以有得气感为度。每日按摩 1～2 次，每次按摩 40 分钟。手法要轻，中病即止。主治：妊娠剧吐。附记：屡用效佳，且无不良反应。按摩后患者应以热水浸足，并喝温开水。同时要给予安慰，解除焦虑情绪。

【足部药疗】

伏龙膏　组成：伏龙肝 100 克。用法：上药研细末，备用。用时取药末 30 克，以生姜汁调和成稀糊状，外敷于两足心(涌泉穴)和肚脐上。上盖敷料，胶布固定。每日换药 1 次，中病即止。主治：妊娠恶阻(寒性)。附记：屡用皆效。又用半夏、干姜、胡椒各 3 克，共研细末，以清水调成糊状；或用吴茱萸 5 克，研细末，以清水调为糊状；或用苏叶、生姜各适量，共捣为糊状；或用鲜橘叶、生姜各适量，共捣为糊状。上方均为外敷双足心涌泉穴，上盖敷料，胶布固定，每日换药1次。任选一方，效果均佳。

连茹止呕汤 组成：川黄连9克，竹茹30克，姜半夏9克。用法：上药加清水600毫升，煎数沸。将药液倒入脚盆内，待温泡足。每日泡足1～2次，每次25分钟。主治：妊娠呕吐（热性）。附记：屡用皆效。若加用此方水煎服，每日服2次。内外并治，效果更好。

难　产

临产时，因交骨不开，胎位不正；或身体虚弱、气血不足等因而致难产，可用足疗助之以催产。

【足部按摩】

配方一 ①肾、输尿管、膀胱、肾上腺；②生殖腺（卵巢）、子宫、甲状旁腺、下身淋巴结。治法：以中度手法刺激①组反射区各3分钟；用中、重度手法刺激②组反射区各3～5分钟。按摩时患者以有得气感为度。每日按摩1～2次。主治：滞产。附记：此法对于产力异常引起的滞产有催产作用。同时嘱产妇临产时精神要放松，临产前按摩本组反射区可防止滞产。

配方二 ①肾、输尿管、膀胱；②子宫、生殖腺（卵巢）、肾上腺、下身淋巴结。治法：用轻度手法刺激①组反射区各3分钟；用轻、中度手法刺激②组反射区各3～5分钟。按摩时患者以有得气感为度。每日按摩1次，每次按摩25分钟，10次为1个疗程。主治：胎位不正。附记：屡用有效。又艾灸至阴穴矫正胎位疗效佳。施灸至阴穴，须令患者放松腰带，坐在靠背椅上或仰卧床上，以艾条灸两侧至阴穴15～20分钟，每日1～2次，至胎位转正为止。以妊娠7个月者成功率最高，8个月以上者效果较差。必须说明的是：滞产、胎位不正，都是导致难产的两个类型，尤以后者为重。上列各法在边远地区不妨一试。有条件者，应以剖宫产为上策。

【足部药疗】

枳芎催生汤　组成：枳壳 30 克，川芎 15 克。用法：上药加清水 600 毫升，煎数沸后，将药液倒入脚盆内，待温泡足。每日 1～2 次，每次 30 分钟。主治：难产。附记：一般情况用之皆效。若加用此方，水煎服，效果更佳。重者应去医院。

蓖麻膏　组成：蓖麻子 100 粒，雄黄 3 克。用法：先将蓖麻子去壳，取其仁与雄黄混合研碎为末，取药末加黄酒适量涂足心（涌泉穴、双足心同时涂药），外加胶布固定。涂敷至胎儿娩出为止。主治：妇人难产、滞产。附记：屡用有效。又《寿世保元》方，即此方去雄黄。用法、主治同上。兼治死胎不下，效果亦佳。

产后腰腹痛

产后腰痛、腹痛，是指产妇分娩后，由于子宫收缩而引起的腰痛，或下腹痛，是产后常见病症。

【病因】　多因肾虚、血虚、血瘀、复受风寒侵袭所致。

【症状】　腰痛，或小腹胀痛。或伴心悸、头晕等症。

【足部按摩】

配方　①肾、输尿管、膀胱；②腹腔神经丛、生殖腺（卵巢）、子宫、下身淋巴结、下腹部、腰椎、骶椎。治法：用轻度手法刺激①组反射区各 3 分钟；用中度手法刺激②组反射区各 3～5 分钟。按摩时患者以有得气感为度。每日按摩 1 次，每次按摩 35 分钟。中病即止。主治：①产后腹痛；②产后腰痛。附记：屡用皆效。按摩后患者应以热水浸足，并喝温开水。同时忌食生冷食品，注意保暖，免受风寒。

【足部药疗】

腰痛膏　组成：①附子 30 克，白酒适量；②老鹳草 20 克，伸筋草、透骨草各 30 克。用法：选方①研末，白酒调敷，贴于足心涌泉穴（双）和八髎穴。或用方②捣烂加食盐炒热，贴于上述穴位。每日换药 1 次。主治：产后腰痛。附记：屡用效佳。

艾叶煎 组成:艾叶 30 克,干姜、荆芥各 15 克。用法:上药加清水 1000 毫升,煎至 700 毫升,将药液倒入脚盆内,待温浸泡双足 30 分钟。每日 1 次。主治:产后腹痛。附记:屡用效佳。又用艾叶、桑寄生、杜仲各 30 克,如上法用之,治产后肾虚腰痛,效佳。

产后缺乳

产后缺乳,在临床上较为常见。

【病因】 多因产后气血虚弱、乳汁化源不足;或气滞血瘀,乳汁不行所致。

【症状】 产后缺乳(乳汁甚少或全无)。一般以乳房柔软而无胀痛为虚;乳房胀硬或痛,或伴身热者为实。

【足部按摩】

配方一 ①肾、输尿管、膀胱;②心、胃、胰、十二指肠、小肠、肝、胆囊、小脑及脑干、大脑(头部)、三叉神经、上身淋巴结、下身淋巴结;③胸、脑垂体、颈项、胸椎、肾上腺、甲状腺、生殖腺(卵巢)、子宫。治法:用轻度手法刺激①组反射区各 5 次,约 5 分钟;用中、重度手法刺激②组反射区各 10 次,约 20 分钟;用重度手法刺激③组反射区各 10～15 次,约 25 分钟。产妇在按摩时有麻痛感。每日按摩 1 次,每次按摩 50 分钟,10 次为 1 个疗程。主治:产后乳汁少。附记:用此法按摩催乳,有较好催乳作用,且无不良反应。产妇按摩后应以热水浸足,并喝温开水。同时产妇应消除忧虑,保证充足的睡眠与休息,按需哺乳。增加营养催乳食物,忌食寒、燥、热刺激性食物,以免损伤脾胃。

配方二 ①肾、输尿管、膀胱;②脑垂体、肾上腺、生殖腺(卵巢)、胸、胸部淋巴结、上身淋巴结、甲状旁腺。治法:用轻度手法(按揉)刺激①组反射区各 3 分钟;用轻、中度手法(按揉)刺激②组反射区各 3～5 分钟。产妇在按摩时以有得气感为度。每日按摩 1 次,每次按摩 20～30 分钟,10 次为 1 个疗程。主治:产后缺乳。附记:屡用皆效,治疗越早效果越好。按摩后产妇应以热水浸足,并喝温开水。若已分娩，但乳汁缺少，可在足部按摩的基础上，再按摩乳房；先将两手洗净，左右手分开，抵在乳房的根部，然后分别左右交替地从乳房根部按摩到乳头，然后捏住乳头向外提拉，接着再用一只手捏住乳房并使之固定，用另一只手捏住乳头，轻轻地提拉，最后充分地抚摸乳房的周围。每次 20 分钟，每日 2～3 次。

【足部药疗】

催乳汤　组成：黄芪 30 克，当归、川红花、王不留行各 15 克，丝瓜络 9 克。用法：上药加清水 1500 毫升，煎沸 10 分钟，将药液倒入脚盆内，待温浸泡双足 20～30 分钟。每日 1～2 次。也可头煎内服，每日服 2 次，二、三煎取药水泡足。主治：产后缺乳。附记：内外并治，效果颇佳。

通行浴足汤　组成：木通 20 克，穿山甲 30 克，王不留行 20 克，通草 15 克，青皮 20 克，川芎 15 克。用法：将上药加清水 500 毫升，煎沸 20～30 分钟，取药汁倒入浴足盆中，再加沸水至1000～1500 毫升，先熏蒸，再泡足 30 分钟，每日 1 次，10 天为 1 个疗程。主治：乳汁不行(肝郁气滞型)。附记：屡用有效。一般连用 1～2 个疗程后乳汁通畅。

女性不孕症

不孕症是指生育年龄的妇女，配偶生理正常，同床 2 年以上不孕，或曾有过生育，而后 2 年以上未避孕又不再受孕者。前者为原发性不孕，后者为继发性不孕。

【病因】　导致不孕症原因极为复杂，概括言之，其因有二：一为因病(如月经不调、带下、盆腔炎等)而致不孕。二为因因而致不孕。因因致病者，主要是由于先天不足、后天失养、冲任失调；或风寒侵袭、寒凝胞脉；或痰湿阻滞胞宫等因所致。或因内分泌功能紊乱，或生理缺陷而致。

【症状】　女性不孕。

【足部按摩】

配方一 ①肾、输尿管、膀胱、肾上腺、甲状腺、甲状旁腺；②生殖腺（卵巢）、子宫。治法：用中度手法（按压）刺激①组反射区各3～5分钟；用轻、中度手法（揉按）刺激②组反射区各5～8分钟。按摩时患者以有得气感为度。每日按摩1～2次，每次按摩35分钟，10次为1个疗程。主治：不孕症。附记：若能坚持按摩，或许会收奇效。按摩后患者应以热水浸足，并喝温开水。若能辅以用力按揉足后跟10～20分钟，每日2～3次；或推按足跖骨间隙20分钟，每日1～2次，可提高疗效。

配方二 ①肾、输尿管、膀胱、肾上腺；②大脑（头部）、脑垂体、甲状腺、甲状旁腺、生殖腺（卵巢）、子宫、腰椎、骶骨、肝、脾、上身淋巴结、下身淋巴结、下腹部。治法：用轻、中度手法（揉按）刺激①组反射区各3分钟；用中、重度手法（按压推）刺激②组反射区各3～5分钟。按摩时患者以有得气感为度。每日按摩1次，每次按摩55分钟，10次为1个疗程。主治：不孕症。附记：屡用有效。按摩后患者应以热水浸足，并喝温开水。临床治疗不孕症，应以药物辨证内治为主，此疗法为辅，可提高成功率。

【足部药疗】

复孕散 组成：鹿衔草60克，熟附子、吴茱萸、高良姜各9克，槟榔、当归各10克，细辛5克。另备生姜、艾炷各适量。用法：上药共研细末，备用。用时，取药末20克，以生姜汁调和成膏状，外敷于两足心涌泉穴上。上盖敷料，胶布固定。每日换药1次。同时取药末5～10克，填入脐孔内，按紧，上放生姜片，将艾炷放在生姜片上点燃，连灸7壮。每日1次，10次为1个疗程。主治：不孕症（寒凝胞宫型）。附记：屡用皆效，久用效佳。

补肾促孕汤 组成：制附子、吴茱萸各15克，肉桂5克，熟地黄30克，艾叶50克，菟丝子20克。用法：上药加清水1500毫升，煎沸15分钟，将药液倒入脚盆内，待温浸泡双足。每日浸泡1次，每次20～30分钟，10次为1个疗程。主治：女性不孕症。附记：

屡用有效，久用效佳。

子宫肌瘤

子宫肌瘤即子宫肌层长的肿瘤，有三分之一患者伴发不孕，属中医学“癥瘕”范畴。

【病因】　多因气滞血瘀、湿热瘀结、寒凝子宫、痰积所致。又与肝脾肾三脏功能失调有关。

【症状】　一般无自觉症状，甚则月经过多或淋漓不尽；或白带增多；或剧烈腹痛。一般通过妇科检查可以确诊。

【足部按摩】

配方　①肾、输尿管、膀胱；②大脑(头部)、小脑及脑干、三叉神经、脊椎各段、骶骨、心、肝、颈项、胃、胰、十二指肠、小肠、腹腔神经丛；③脑垂体、肾上腺、胸、脾、甲状腺、上身淋巴结、下身淋巴结、子宫、生殖腺(卵巢)。治法：以轻度手法刺激①组反射区各 5 次，约 5 分钟；用中、重度手法刺激②组反射区各 5～10 次，约 25 分钟；以重度手法刺激③组反射区各 5～10 次，尤其对子宫、卵巢反射区刺激可用按摩棒自下而上刮、按，逐渐加大力度，共约 25 分钟。按摩时患者有痛麻感。每日按摩 1 次，每次按摩 55 分钟，10 次为 1 个疗程。主治：子宫肌瘤。附记：该病通常需要治疗 2～3 个月方能见效。此疗法对瘤体小、病程短的患者疗效较好；如果瘤体较大，或是多发性肌瘤，且子宫体有明显增大的患者，应听从医嘱，接受手术治疗。按摩后患者应以热水浸足，并喝温开水。同时应保持情绪稳定，乐观少忧。适当参加一些体育活动。

【足部药疗】

消症散　组成：夏枯草、海藻各 100 克，当归、香附、浙贝母、山慈菇、莪术、桃仁各 30 克，柴胡 9 克。用法：上药共研细末，备用。用法有三：一是每取药末 30 克，以醋适量调和成糊状，外敷于肚脐和两足心涌泉穴上。上盖敷料，胶布固定。每日换药 1 次，10 次为 1 个疗程。二是取药 50～100 克，煎水泡足，每日 1～2 次，每次

30分钟。三是内服，每日服2～3次，每次服5克，温开水送服。主治：子宫肌瘤。附记：屡用有效，久用效佳。笔者临证，多在足部按摩后，即用此方泡足，贴敷与内服，如上法施用，疗效会更好。并可望根治。

十味浴足汤 组成：柴胡、香附、郁金各30克，夏枯草、三棱、莪术各60克，当归、桃仁、牛膝各15克，水蛭10克。用法：先将上药共研为细末，装入布袋内，缝好袋口，加清水2000毫升，蒸沸15～20分钟，取出药袋，将温度控制在50～60℃时，热敷于小腹部，并将药液倒入盆内，待温度适宜时，浸泡双足30分钟。每日1～2次，10天为1个疗程。主治：子宫肌瘤。附记：屡用有效，若加用内服（即取本方剂量三分之一水煎服用），效果尤佳。

盆 腔 炎

盆腔炎与中医学的月经不调、痛经、带下、热疝和癥瘕积聚等病的临床表现有类似之处，是妇科常见多发病。病有急性和慢性之分，急性多属炎症型，慢性多属包块型。急性易治，慢性难疗。

【病因】 多因湿浊热毒，或寒湿凝滞、结于下焦，渐而导致气滞血瘀、壅滞互结所致。但湿热、寒湿、气滞、血瘀又互为因果，病机转化极为复杂。然急性多湿热偏重，慢性以气滞血瘀为多。

【症状】 高热、下腹剧痛、腹肌紧张而拒按、带下黄赤、月经量多、苔黄腻、脉数，多为急性盆腔炎；而慢性则见低热或不发热、小腹绵绵作痛，经前后为甚；带下色黄；或形成癥瘕包块等症。且病程较长。

【足部按摩】

配方一 ①肾、输尿管、膀胱；②脑垂体、甲状旁腺、子宫、生殖腺（卵巢）、尿道及阴道、胸部淋巴结、上身淋巴结、下身淋巴结。治法：用中度手法刺激①组反射区各3分钟；用重度手法刺激②组反射区各3～5分钟。按摩时患者以有得气感为度。每日按摩1次，每次按摩40分钟，10次为1个疗程。主治：慢性盆腔炎。附记：

此法对于慢性盆腔炎效佳。但需坚持治疗。按摩后患者应以热水浸足，并喝温开水。

配方二　①肾、输尿管、膀胱、肾上腺；②大脑（头部）、脑垂体、甲状腺、肝、子宫、生殖腺（卵巢）、尿道及阴道、下身淋巴结、下腹部、腰椎、骶骨、尾骨外侧、尾骨内侧。治法：以中度手法刺激①组反射区各 3 分钟；用重度手法刺激②组反射区各 3～5 分钟。按摩时患者以有得气感为度。每日按摩 1 次，每次按摩 60 分钟，10 次为 1 个疗程。主治：盆腔炎。附记：一般连用 3～5 个疗程即可见效。按摩后患者应以热水浸足，并喝温开水。治疗该病应以药物内治为主，此疗法为辅，可提高疗效。

【足部药疗】

盆腔炎膏　组成：莪术、三棱、桃仁、延胡索各 50 克，丹参 100 克，土茯苓、川黄柏各 15 克，冰片 3 克。用法：上药共研细末，备用，勿漏气。用时取本药末 30 克，以醋调和成膏状，外敷于双足心涌泉穴和肚脐上。上盖敷料，胶布固定。每日换药 1 次，1 个月为 1 个疗程。主治：慢性盆腔炎（包块型）。附记：屡用效佳，但须坚持治疗。

解毒汤　组成：蒲公英、土茯苓、白花蛇舌草、虎杖各 30 克，大黄、黄柏各 9 克。用法：上药加清水 1500 毫升，煎沸 10 分钟，将药液倒入脚盆内，先趁热坐盆上熏之，待温再浸泡双足。每日浸泡 1 次，每次 30 分钟，10 次为 1 个疗程。主治：急性盆腔炎。附记：屡用效佳。

宫　颈　炎

宫颈炎是指子宫颈因各种致病因素侵袭而发生的炎症。属中医学“带下”“腹痛”的范畴，是生育年龄妇女的常见病。临床所见，有急性和慢性两种。

【病因】　多因脾虚生湿、湿郁生热、湿热下注；或外感湿毒之邪；或外伤瘀阻所致。

【症状】 起病急，常有发热、脓性带下、腰背痛、盆部下坠感，或伴尿频、尿急、性交痛等，多为急性宫颈炎，而慢性则见白带增多，有的有腰痛、下腹坠胀、痛经等。日久不愈可引起月经不调、不孕或宫颈肥大、息肉等。

【足部按摩】

配方 ①肾、输尿管、膀胱、肾上腺；②大脑(头部)、脑垂体、甲状腺、甲状旁腺、生殖腺(卵巢)、子宫；③尿道及阴道、直肠及肛门、下腹部、腹股沟、腰椎、骶椎。治法：用轻度手法刺激①组反射区各2分钟；用重度手法刺激②组反射区各3～5分钟。用中、重度手法刺激③组反射区各3分钟。按摩后患者以有得气感为度。每日按摩1次，每次按摩40分钟，10次为1个疗程。主治：宫颈炎。附记：屡用效佳。按摩后患者应以热水浸足，并喝温开水。在治疗期间，患者应节制房事，保持外阴清洁。

【足部药疗】

半夏膏 组成：生半夏50克，露蜂房、枯矾、儿茶各9克，冰片3克。用法：上药共研细末，备用。用时取药末30克，以醋调和成膏状，外敷于肚脐和足心涌泉穴(双)上。上盖敷料，胶布固定。每日换药1次，10次为1个疗程。主治：慢性宫颈炎。附记：屡用有效，久用效佳。也可加用本散，每次取3～5克，直接喷入阴道内，每日1～2次，可提高疗效。此方有毒，忌入口。

鱼腥草汤 组成：鱼腥草50克，土茯苓、虎杖各30克，明矾9克，冰片1.5克。用法：上药加清水1500毫升，煎数沸，将药液倒入脚盆内，先趁热坐在盆上熏之，待温再浸泡双足。每日1次，每次30分钟。10次为1个疗程。主治：急性宫颈炎。附记：临床验证有效。

子宫内膜异位症

子宫内膜组织生长在子宫腔以外的异常位置而出现病变和症状，称为子宫内膜异位症。一般属中医学“癥瘕”“痛经”等病范畴。

【病因】　多因肝郁气滞、脾虚气弱；或肝肾两虚，或感受外邪之寒、湿、火三气侵袭，或凝滞，或煎熬所引起。气滞血瘀，日久内结所致。

【症状】　痛经、月经不调或不孕。

【足部按摩】

配方一　①腹腔神经丛、肾、输尿管、膀胱、肾上腺；②子宫、生殖腺(卵巢)、尿道及阴道。治法：用中等力度手法刺激①组反射区各3分钟；用重度手法刺激②组反射区各5分钟。按摩时患者以有得气感为度。每日按摩1次，每次按摩30分钟，10次为1个疗程。一般在经期前1周开始治疗至经行停止。主治：子宫内膜异位症。附记：此法对该病有一定的疗效。按摩后患者应以热水浸足，并喝温开水。同时月经期应避免剧烈活动，注意保暖，忌食生冷油腻之食品。

配方二　腹腔神经丛、肾、肾上腺、输尿管、膀胱、子宫、生殖腺(卵巢)和经穴：足三里、三阴交、血海、太溪、太冲、照海、足临泣。治法：用中重度手法依次点按腹腔神经丛、肾、肾上腺、膀胱、子宫反射区各100次；用重度手法依次推按输尿管、生殖腺(卵巢)反射区各100次；再用重度手法依次按揉足三里、三阴交、血海、太冲、太溪、照海、足临泣穴各50次。按摩时，速度要均匀，力度要适中，以局部有酸麻胀为度。每日1次，10天为1个疗程。主治：子宫内膜异位症。附记：屡用效佳。余同配方一。

【足部药疗】

止痛膏　组成：党参、赤芍、川芎、延胡索各30克，三七粉9克。用法：上药共研细末，备用，同时每取药末30克，以醋调和成膏状，外敷于两足心(涌泉穴)和肚脐上。上盖敷料，胶布固定。每日换药1次，10次为1个疗程。或加内服，每次取药末5克，用温开水冲服，每日服3次。主治：子宫内膜异位症。见有痛经、肛坠、不孕、性交痛等。附记：临床屡用，止痛效果佳。此方可水煎服。

即方中剂量减半,每日服2次。效佳。

育肾化瘀汤 组成:巴戟天9克,淫羊藿、川续断、生蒲黄、茜草各12克,菟丝子、党参、黄芪、牡丹皮、桃仁、赤芍、香附各9克,红花6克,乳香、没药各4.5克。用法:水煎服,每日1剂,每日服2次。再将药渣(三煎)加清水800毫升,煎沸10～15分钟,将药液倒入脚盆内,待温浸泡双足20～30分钟,每日1次。主治:子宫内膜异位症。附记:本方为内服方,效果甚佳。今增"泡足"一途,用之临床,疗效更佳。一方两用,内外并施,既节省药材,又增疗效,此乃一举两得之功也。

子宫脱垂

子宫脱垂又名"阴挺",多见于产后妇女。

【病因】 多因素体气虚,加之产后损耗;或产后过早操劳过度,或房劳过度,或生育过多,以致脾肾气虚,中气下陷,进而引起胞脉松弛不固所致。

【症状】 子宫脱垂,在过劳、剧咳,或排便用力太过等情况下,往往引起反复发作。根据症状轻重不同。一般分Ⅰ、Ⅱ、Ⅲ度子宫脱垂。

【足部按摩】

配方一 子宫、阴道。或肾、子宫、生殖腺(卵巢)。治法:取两足子宫、阴道反射区,以拇指固定、示指弯曲呈镰刀状,以示指内侧缘施压推压3～4次,或以拇指指腹施力按压3～4次。也可揉压肾、子宫、生殖腺反射区各3～5分钟,推揉足心(涌泉穴及周围)3分钟。按摩时患者以有得气感为度。每日按摩1～2次,10次为1个疗程。主治:子宫脱垂。附记:此法对该病有一定的疗效。按摩后患者应以热水浸足,并喝温开水。

配方二 ①腹腔神经丛、肾、输尿管、膀胱、肾上腺;②子宫、阴道。治法:用轻、中度手法刺激①组反射区各3分钟;用中度手法刺激②组反射区各5分钟。按摩时以有得气感为度。每日按摩1

次，每次按摩 25 分钟，10 次为 1 个疗程。主治：子宫脱垂。附记：此法对轻度子宫脱垂有较好疗效。坚持治疗则效果更佳。按摩后患者应以热水浸足，并喝温开水。平时应坚持提肛锻炼，避免久立、负重或参加重体力劳动。禁房事，产后应多侧卧。治疗后做膝胸卧位 20 分钟，可巩固疗效。

【足部药疗】

升提散　组成：升麻 15 克，牡蛎 5 克，或加黄芪 30 克。用法：上药共研细末，备用。用时取药末 20 克，以醋调和成膏状，外敷于两足心涌泉穴处。上盖敷料，胶布固定。每日换药 1 次，10 次为 1 个疗程。主治：子宫脱垂。附记：屡用有效，久用效佳。对于Ⅱ、Ⅲ度子宫脱垂，应配合药物内治，方可提高疗效。

参芪升麻汤　组成：党参、黄芪各 30 克，柴胡 6 克，生枳壳 15 克，升麻 6 克。用法：上药每次加水适量。头煎内服，每日服 2 次；二、三煎泡足，每日泡 2 次。每日 1 剂，10 剂为 1 个疗程。主治：阴挺。附记：多年使用，疗效颇佳。1980 年曾治疗 25 例（其中Ⅰ度 10 例、Ⅱ度 9 例、Ⅲ度 6 例），如上法内外并施，连续用药 3 个疗程左右。痊愈 15 例，显效 5 例，有效 4 例，无效 1 例。

崩　　漏

崩漏，古谓“经乱之甚”。凡经血量多而阵下、大下为崩；量少而持续不止，或止而又来，淋漓不断为漏。西医学称为“无排卵性功能性子宫出血”。本病多发生于青春期及更年期的妇女。

【病因】　多因血热、血瘀，或肝肾虚热，或心脾气虚而致冲任失调所致；或因脾肾阳虚而起。

【症状】　月经出血量多，或时多时少，或日久淋漓不止，或夹紫暗血块等。

【足部按摩】

配方一　①肾上腺、肾、输尿管、膀胱；②子宫、卵巢；③大脑、小脑和脑干、额窦、尿道和阴道、甲状腺、甲状旁腺、脑垂体、盆腔淋巴结、腹腔淋巴结、腹腔神经丛。治法:用中度手法刺激(按、推)①组反射区各3～5分钟;再以重度手法重点刺激②组反射区各5～7分钟;然后轻、中度手法刺激③组反射区各2～3分钟。每日按摩1次,每次按摩30～40分钟。5次为1个疗程。主治:功能性子宫出血。附记:用本法治疗功血有一定效果,但只可作为辅助疗法之用,尤其大量出血更应如此。

配方二 ①肾上腺、腹腔神经丛、输尿管、膀胱;②子宫、卵巢、次髎、太冲、三阴交、关元、子宫、中极、血海;③肾、脾、心、阴道、下腹部、大脑、小脑和脑干。治法:用中度手法刺激①组反射区各3～5分钟。再以重度手法重点刺激②组子宫、卵巢反射区各5～7分钟,以三棱针点刺次髎、太冲穴出血3～5滴;用梅花针重叩关元、子宫、中极穴至微出血为度及下腹正中线3～5遍,又中度叩击血海、三阴交穴15～30下,然后用轻、中度手法刺激③组反射区各2～3分钟。每日治疗1次,5次为1个疗程。主治:崩漏。附记:用本法与刺血、梅花针配合治疗30例,经治疗1～2个疗程后,痊愈17例,显效9例,有效3例,无效1例。按摩后患者应以温热水泡足,并喝温开水。

【足部药疗】

调经膏 组成:炒蒲黄、炒五灵脂、生地榆、夏枯草各30克。用法:上药共研细末,贮瓶备用。每次取药末20克,以米醋适量调为糊状,外敷双足心涌泉穴,上盖敷料,胶布固定。每日换药1次。主治:青春期功能性子宫出血、痛经。附记:屡用屡验,效佳。本方亦可内服。汤剂(剂量酌减),每日1剂,每日服2次。散剂:每次服5～16克,每日服2～3次,温开水送服。内外并治,效果尤佳。

功血汤 组成:熟地黄、黄芪、白术、仙鹤草、侧柏叶各30克,益母草50克,五倍子、蒲黄炭各25克。用法:上药加清水1500毫升,煎沸10分钟后,将药液倒入浴盆内,待温浸泡双足20～30分钟。每日1～2次,5次为1个疗程。每剂可连用3次。主治:更年期功能性子宫出血和青春期功能性子宫出血。附记:凡肾虚、血热所致者用之多效。临床应用,可随证加减。

阴道痉挛

阴道痉挛是指环绕阴道口和阴道外1/3部位的肌肉非自主性地痉挛或缩窄,导致性交时阴道疼痛而影响正常性生活。各年龄段均可发生。

【病因】 多因心理障碍(如性交时害怕、紧张)所致。或因阴道口部位的肌肉损伤或溃疡而致。

【症状】 性交时,当阴茎插入或未插入阴道时感觉疼痛而使性交无法进行。

【足部按摩】

配方一 ①肾上腺、肾、输尿管、膀胱。②子宫、阴道。③大脑、小脑和脑干、额窦、脑垂体、甲状腺、甲状旁腺、乳房、腹腔神经丛。治法:用中度手法刺激①组反射区各3～5分钟;再以重度手法刺激②组反射区各5～7分钟;然后以中度手法刺激③组反射区各2～3分钟。每日按摩1次,中病即止。主治:阴道痉挛。附记:屡用效佳。

配方二 ①肾上腺、肾、输尿管、子宫、阴道、大脑、下腹部。②气海→曲骨、子宫、腰骶部八髎、三阴交、太冲。治法:先以中、重度手法刺激①组反射区各3～5分钟,其中子宫、阴道反射区给予重点刺激;再取②组穴,先以梅花针从气海至曲骨正中线重叩5遍,中叩子宫穴,重叩腰骶部八髎穴15～30下;再以点穴法强压三阴交(双),捏压太冲穴各30～50下。每日治疗1次,中病即止。主治:阴道痉挛。附记:多年使用,屡收良效。

【足部药疗】

决胡浴足汤 组成:石决明50克,延胡索30克,蜈蚣3条,冰片15克(分2次)。用法:上药加清水1000毫升,煎沸30分钟(煎沸后改用文火)。将药液倒入脚盆内,待温时浸泡双足20～30分钟,每日早晚各1次。主治:阴道痉挛。附记:屡用效佳。

胎位不正

胎位不正，中医有倒生、横生、坐生、逆产等名称，是指妊娠28周后，胎儿在子宫体内的位置不正(包括枕后位、臀位、横位、斜位)而言，故又称胎位异常。常见于经产妇或腹壁松弛的孕妇。临床所见尤以臀位最为常见，而横位对母婴的危害极大。

【病因】 致因虽多，不离虚实，因虚者，孕产妇气血虚弱，胎儿难盛，欲转不能而致横位、倒产；因实者，多因孕妇嗜食肥甘，胎儿过大，兼产妇脏气郁滞，不能推动胎儿正位所致。

【症状】 胎位不正。经产前检查，B超确诊。

【足部按摩】

配方一 生殖腺、甲状旁腺、脑垂体、肾、输尿管、膀胱、肝、胆、胃。治法：用中度手法刺激以上反射区各3～5分钟，重点刺激生殖腺反射区。每日按摩1次，10次为1个疗程。主治：胎位不正。附记：坚持治疗，确有一定效果。同时还可配合下列方法：①采用跪姿，抬高臀部是一种很有效的治疗方法。②掐按足部的至阴穴，每次10～15分钟，再灸或用烟头烤灼15～20分钟，每日1～2次，对胎位转正有很好的作用。

配方二 ①肾上腺、输尿管、膀胱；②子宫、生殖腺；③肾、肝、胃、下腹部、大脑、脑垂体、甲状旁腺和经穴至阴。治法：用轻、中度手法刺激①组反射区各3～5分钟；再以中、重度手法刺激②组反射区各5～7分钟；然后以轻、中度手法刺激③组反射区各2～3分钟。再掐点至阴穴100次，掐后再悬灸10～15分钟。每日治疗1次，10次为1个疗程。主治：胎位不正。附记：多年应用，坚持治疗，均可收到较好疗效。按摩后患者应以热水浴足20～30分钟，并嘱喝温开水1杯。

【足部药疗】

转胎膏 组成：鲜生姜、大蒜各适量。用法：将上药共捣烂成糊状，敷贴在足部的子宫、生殖腺、肾等反射区上，外用纱布固定，

2～3 日换药 1 次。主治：胎位不正。附记：民间方。一般 1 周左右就能达到转正胎位的效果。笔者验证多例均收效。

三、儿科疾病

小儿急性上呼吸道感染

急性上呼吸道感染，中医学多以"伤风""感冒""小儿伤寒"命名，一年四季皆可发生，是小儿常见多发病。

【病因】 小儿肺常不足，卫外功能未全，抵抗力差，易感致病。六淫侵袭、风为首领，每多兼挟。故外邪致病、以风为主，常挟寒、挟热之邪，或兼伤食。临床所见，以风寒、风热或挟食为多见。又邪多自口鼻而入，鼻为肺窍，肺主卫，外合皮毛，故一旦感染，以肺卫和鼻与咽喉见症为多。

【症状】 发热(或恶风、恶寒发热)、鼻塞、流涕、咳嗽、头痛、身痛，或咽喉红肿疼痛等症。又因致因不同，故有风寒、风热之辨，挟暑、挟滞(食)、挟惊之分，治当详察。

【足部按摩】

配方 喉与气管及食管、肺及支气管、脾、肾、输尿管、膀胱、甲状腺、扁桃体、胸部淋巴结、上身淋巴结、下身淋巴结、颈椎、胸椎及腰椎。治法：用轻度手法刺激以上反射区各 2～5 分钟。具体按摩时间可视患儿的年龄而定。每日按摩 1 次，10 次为 1 个疗程。主治：小儿反复呼吸道感染。附记：用此法治疗小儿反复呼吸道感染，无针、无药，安全可靠，有一定疗效。并坚持一个时期的足部按摩，以期"长治久安"。按摩后以温水给患儿浴足，并喝适量温开水。同时应衣着适当，合理喂养，少去公共场所，以防感染。

【足部药疗】

导热膏 组成：大黄、山栀、僵蚕各 40 克，牛膝 20 克，细辛 10 克。用法：上药共研细末，贮瓶备用。用时每次取药末 5～8 克，用米醋调成糊状，涂于伤湿止痛膏上或塑料布上，敷贴两侧足心（涌泉穴）。包扎固定，勿使药液外流，4～6 小时取下。如热不退或体温降而且复升者，可继续敷贴、退热后可再贴 1 次，以巩固疗效。主治：急性上呼吸道感染。附记：屡用效佳。

解表汤 组成：①苏叶、荆芥各 9 克，葱白 3 茎，生姜 3 片；②金银花、连翘、桑叶各 9 克，薄荷 6 克。用法：随证选方，加清水 500 毫升，煎数沸，将药液倒入脚盆内，待温后，给患儿浴足。每日 1 次。主治：小儿感冒（风寒感冒用方①，风热感冒用方②）。附记：临床用之多效。

小儿高热

清·叶天士云："襁褓小儿，体属纯阳，所患热病最多。"盖小儿为"稚阴稚阳之体，一旦罹患，易虚易实，病变最速"。又小儿阳常有余，阴常不足，感邪之后，最易化热，无论外感、内伤，发热居多。

【病因】 小儿脏腑娇嫩，不耐寒热。又小儿智力未开，往往寒凉不知御，炎热不知避，饥饿无度，因此无论内伤外感，多互累为患、邪从热化，每致发热。

【症状】 小儿发热或壮热不退。

【足部按摩】

配方一 ①肾、输尿管、膀胱、腹腔神经丛；②大脑（头部）、脑垂体、肺及支气管、喉与气管及食管、肝、颈椎、胸椎。治法：用轻度手法刺激①组反射区各 2 分钟；用中度手法刺激②组反射区各2～3 分钟。每日按摩 1 次，中病即止。主治：小儿高热。附记：此法对该病有一定的疗效。按摩后以温水给患儿泡足，并适当喝温开水。治疗小儿高热，应以药物治疗为主，此疗法为辅，可提高疗效。

配方二 ①肾、输尿管、膀胱。②大脑、小脑和脑干、肺与支气管。③脾、肝、扁桃体、头颈部淋巴结、胸部淋巴结、腹部淋巴结。治法：用轻、中度手法刺激①组反射区各 2～5 分钟，再以中、重度手法刺激②组反射区各 3～5 分钟；然后以轻、中度手法刺激③组反射区各2～3分钟。成人患者手法可稍重，时间稍长些，但儿童则轻些、短些。每日按摩1～2次，每次按摩30～40分钟。主治：高热。无论成人与小儿均可用之。附记：屡用有效。本病应以综合治疗为宜。按摩后患者应以热水浴足，多喝温开水。

【足部药疗】

三石退热膏　组成：生石膏、寒水石、滑石各15克，地龙30条，大蒜30克，芒硝60克，牛膝10克。用法：上药共捣烂如泥状，备用。用时每取药泥20克，以鸡蛋清调成稀糊状，分敷于两足心（涌泉穴）和肚脐上。上盖敷料，包扎固定。4～6小时后除去，每日敷药1次。主治：小儿发热。附记：多年应用，效果甚佳，一般用药1～2次即可见效。又用生绿豆50克，鸡蛋1个。将绿豆研细，过80目筛，加鸡蛋清调成稠糊状，做成直径3～5厘米、厚0.5～0.8厘米的圆形糊饼2个，分摊于布块上，敷涌泉穴，外以绷带固定。每日2次，每次6～8小时。用治小儿发热，效佳。

银青石膏汤　组成：金银花、大青叶、鱼腥草、生石膏各30克，薄荷、僵蚕各9克，神曲15克。用法：上药加清水1000毫升，煎数沸后，先取药液200毫升，分数次口服。再将剩余药液倒入脚盆内，待温后，给患儿浴足15～30分钟，每日2次。主治：小儿高热。附记：屡用皆效。又小儿阴虚发热，则用地骨皮、玄参各15克。如上法用之，效果亦佳。

小儿肺炎

小儿肺炎多包括在中医学“咳嗽”“肺闭”“肺风痰喘”“马脾风”“风温”“冬温”等病症中，是小儿常见多发病，尤多见于婴幼儿。该病一年四季均可发生，尤以冬春寒冷季节及气候骤变时为多。

【病因】　多因寒温失调、风邪挟寒、挟热、内蕴痰浊，犯肺阻络所致。

【症状】　发热、咳嗽、气促或兼挟他症。根据临床表现，一般分为支气管肺炎、腺病毒性肺炎、金黄色葡萄球菌性肺炎、支原体性肺炎等。

【足部按摩】

配方 肾、输尿管、膀胱、大脑(头部)、小脑及脑干、脑垂体、额窦、三叉神经、喉与气管及食管、肺及支气管、心、肝、脾、胃、十二指肠、小肠、腹腔神经丛、肾上腺、甲状腺、胸、膈(横膈膜)及上身淋巴结、下身淋巴结。治法:以轻柔手法按摩上述反射区,每次按摩时间可依小儿年龄而定。每日按摩1～2次。主治:小儿支气管肺炎。附记:该病应以药物内治为主,此疗法为辅,不仅疗效佳,而且能增强患儿的体质和免疫功能。按摩后用温热水给患儿浴足,并适当喝温开水。平时应给患儿多喂开水。要帮助患儿多翻身,多拍背,以促进排痰。

【足部药疗】

大黄膏 组成:①大黄、芒硝、大蒜各30克;②大黄、栀子、防风各15克,桃仁、杏仁各9克,吴茱萸2克。用法:上两方,各共研细末,备用。任选1方,加面粉适量;用鸡蛋清调和成稠糊状,敷于前胸部和两足心(涌泉穴)。上盖敷料,包扎固定。于12小时后取下,连敷3～5天。主治:小儿肺炎。附记:屡用有效。

三草石膏汤 组成:鸭跖草、金沸草、鱼腥草各15克,生石膏50克,桑白皮、露蜂房各9克。用法:上药加水500毫升,煎数沸后,将药液倒入脚盆内,待温后给患儿浴足,并用毛巾蘸洗前胸及后背部。每日2～3次。主治:小儿肺炎高热。附记:屡用皆效。

小儿麻疹

麻疹是由麻疹病毒经呼吸道传播的一种急性传染病。该病一年四季均可发病,尤以冬春季节发病者居多,多发生于学龄前儿童,成人亦有发生。患后可获终身免疫。

【病因】 多因内蕴热毒、外感时邪疫毒所致。

【症状】 发热3～4日后遍身出现红色疹点。稍有隆起,扪之碍手,状如麻粒。口颊黏膜,出现麻疹黏膜斑。一般分疹前期、出疹期、收疹期。顺证可不药而愈，逆证或并发症，其病为重，甚至危及生命。

【足部按摩】

配方　肾、输尿管、膀胱、肾上腺、大脑(头部)、肺及支气管、喉与气管及食管、胃、颈项、颈椎、胸椎、甲状腺、胸部淋巴结。治法：用轻度手法刺激以上反射区，按摩的时间可依患儿年龄和病情而定。每日按摩1次。主治：麻疹，欲出未出或出而不透。附记：此法对该病有一定的疗效。按摩后应以温热水给患儿浴足，并喝温开水。同时患儿应忌生冷，避风寒。

【足部药疗】

敷足心方　组成：①牵牛子15克，白矾30克，面粉少许；②葱根1条，胡椒3粒，红糖适量；③朱砂1克，轻粉0.6克，火麻仁5粒。用法：方①共研细末，以醋调和为饼状，然后敷于两足心(涌泉穴)4～6小时，每日1次。方②将葱根洗净，与胡椒末、红糖共捣烂，拌匀后外敷于患儿的手心劳宫、足心涌泉穴上，敷至麻疹出齐，然后将药弃去。方③共捣烂如泥，敷于患儿的双足底涌泉穴上，上药后，用布包扎固定。1小时左右将药弃去。主治：方①适用于麻疹并发肺炎；方②适用于麻疹欲出不出，或出而不透者。方③适用于麻疹后眼生翳膜者。附记：临床屡用，均有良效。

透疹汤　组成：牛蒡子、西河柳各15克，荆芥、薄荷各6克。用法：上药加清水500毫升，煎数沸后，将药液倒入脚盆内，待温后给患儿浴足，并用纱布蘸药水擦洗全身，反复洗之。每日洗浴1～2次。主治：麻疹初期，疹出不透。附记：屡用效佳。

小儿惊风

小儿惊风又称“急惊风”，是儿科临床常见的急危、重病之一，好发于16岁以下之儿童，尤以婴幼儿为多见。经云：“诸风掉眩，皆属于肝”。所以惊风之病，多与儿童之“肝常有余，脾常不足”的生理特点有关。

【病因】 多因外感六淫之邪、内伤饮食,或猝受惊吓等因所致。或由急性热病转化而成。其证多属热证、实证、阳证。

【症状】 急惊急暴、变化多端。临床见证不一,仍不外“搐、搦、掣、颤、反、引、窜、视”八候范畴。

【足部按摩】

配方一 大脑(头部)、脑垂体、肾上腺、甲状旁腺、扁桃体、脾、上身淋巴结。治法:用轻度手法(揉压按摩)刺激以上反射区各3~5分钟。每日按摩1~2次。主治:小儿惊风。附记:用此法治疗该病有较好疗效。按摩后应以温热水给患儿浴足,并喝温开水。勿惊吓、避风寒。

配方二 肾、输尿管、膀胱、肾上腺、脑垂体、扁桃体、甲状旁腺、肝、脾、额窦、三叉神经、上身淋巴结、下身淋巴结。治法:用轻度手法轻柔按摩以上反射区各2~5分钟。每日按摩1~2次。主治:惊风。附记:屡用有效。按摩后应以温热水给患儿浴足,并喝温开水(适量)。治疗惊风,应以内治为主、外治为辅,内外并治、其效始著。

【足部药疗】

外敷足心方 组成:①山栀、桃仁、面粉各等份;②胆南星、巴豆各等份;③杏仁、桃仁各7粒,栀子7个,小麦面15克;④钩藤粉、鸡蛋清各适量。用法:方①山栀为末、桃仁捣烂如泥,与面粉混匀,加鸡蛋清调和,贴涌泉穴(双);方②共捣烂如泥状,加鸡蛋清调和,贴涌泉穴(双);方③共捣烂如泥状,用白酒调和,贴双手心(劳宫)和足心(涌泉穴);方④和匀如泥状,贴劳宫、涌泉穴(均取双侧)。以上均要包扎固定,每日换药1次。主治:小儿急惊风。附记:临床屡用,效果均佳。

清热熄风汤 组成:大青叶、钩藤、地龙、首乌藤、僵蚕、天竺黄各15克,生石膏30克。用法:上药加清水500毫升,煎沸数分钟,将药液倒入脚盆内,待温后给患儿浴足。每日1~2次,每次浴足15~30分钟,10次为1个疗程。主治:小儿惊风。附记:屡用效佳。

水　痘

水痘之名，始见于南宋张季明《医说》，亦有称“水花”“水疮”“水疱”者，它是一种以皮肤发疹、以痘为特征的急性传染病。

【病因】　多因于风热湿毒郁于肌肤所致。

【症状】　初似伤风，1～2日出疹，疹色红润，疱浆清亮，根盘微红，苔薄白，脉浮数。或伴见口渴欲饮、面赤气粗、痘色紫暗，多为热毒炽盛。

【足部按摩】

配方　肾、输尿管、膀胱、肾上腺、肺及支气管、喉与气管及食管、脑垂体、额窦、胃、颈项、颈椎、胸椎、甲状旁腺。治法：用轻度手法轻柔按摩以上反射区各2～5分钟。每日按摩1次。主治：水痘。附记：屡用皆效。可配用民间单方（板蓝根30克，煎水代茶饮用），可提高疗效。

【足部药疗】

补元回阳散　组成：附子、干姜各12克，丁香、淡豆豉各10克，小雄鸡（未啼鸣的）1只。如泄泻加灶心土10克。用法：上药共捣烂，再用白酒略炒温，做饼3个，趁热敷脐上及两足心涌泉穴上。每日换药1次，连敷数次。主治：小儿体弱、痘出不畅。附记：此方有补元回阳之功，故用之多效。

解毒化湿汤　组成：金银花、连翘、蒲公英、野菊花、生薏苡仁、车前草各20克，赤芍、粉甘草各10克。用法：上药加清水600毫升，煎数沸后，将药液倒入脚盆内，待温后给患儿浴足，同时蘸药液外洗全身。每日1次，中病即止。主治：水痘、根盘色红、晶莹饱满者。附记：屡用效佳。

小儿哮喘

小儿哮喘又称支气管哮喘。哮喘，早在《内经》中就有“吼病”

"喘息""呷咳"等名描述，至金元时期才以"哮喘"命名。它是临床常见多发病，无论小儿与成人皆可罹患，尤以小儿为多。一年四季，尤以寒冬季节及气候急剧变化时，发病为多。一旦罹患，每多反复发作。缠绵不愈。

【病因】 多因身体素虚，或肺有伏痰，一遇外感风寒或精神刺激，或环境骤变，吸入粉尘、烟煤及饮食不洁等因素，皆可触动肺内伏痰而诱发该病。当发作时，痰随气动、气因痰阻、相互搏击，阻塞气道，肺气上逆而致哮喘发作。

【症状】 突然发作，呼吸急促，胸闷气粗，喉间有哮鸣声，喘息不能平卧，多呈阵发性发作，或伴有烦躁、神萎、面色苍白、青紫、出汗、甚则神志不清等症状。临床一般分急性(发作期)和慢性(缓解或迁延期)两类。前者病变在肺、证分寒热;后者累及脾肾，三脏皆虚。

【足部按摩】

配方 ①肾上腺、肾、输尿管、膀胱;②大脑(头部)、心、脑垂体、甲状腺、甲状旁腺、各结肠、上身淋巴结、下身淋巴结、胸部淋巴结;③肺及支气管、脾、肾、肝、鼻、胸、喉与气管及食管。治法:用轻度手法刺激①组反射区各5次，约5分钟;用中等力度手法刺激②组反射区各10～15次，约15分钟;用重度手法刺激③组反射区各15～20次，约15分钟。朝左右上下方向按摩，均匀、深透，以患者有刺痛麻胀感为度。每日按摩1次，每次按摩35分钟，10次为1个疗程。此为成人患者手法力度，若小儿则应以轻柔手法为宜。主治:支气管哮喘。无论成人与小儿均可用之。附记:屡用有效。因哮喘较易复发，故患者接受1次治疗取得显著疗效后，仍要坚持按摩治疗，使机体复原。按摩后患者应以热水浸足，并喝温开水。患者应忌食已知过敏食物，忌甜咸辛辣刺激食物，忌调味品、桂皮、咖啡等;不宜食用鱼鲜类食物，忌食毛竹笋，忌烟、酒等。注意精神调养，避免受寒。

【足部药疗】

麻白饼 组成:麻黄5克，白芥子20克，甘遂12克，细辛8

克，玄明粉、前胡各15克，桑白皮30克。用法：先用桑白皮加水煎取药液，其他药研末，各分成2份调匀，做成饼状。分别敷贴于百劳、肺俞、膏肓、涌泉穴。每次取2穴，交换敷贴，每次敷6小时，并用纱布盖贴固定。主治：支气管哮喘。附记：此方有散寒逐饮、温肺祛痰、平喘止咳之功。多年使用，效果颇佳。又单用吴茱萸10克，研细末，用好醋调和稠粥样，外敷双足心涌泉穴上，外用棉花子覆盖包扎，48小时后除去，用于治疗婴儿喘鸣有良好效果。

哮喘浴足方　组成：①桑白皮、生石膏、浙贝母各15克，杏仁9克，甘草、麻黄各6克；②法半夏、瓜蒌仁各15克，干姜、五味子、细辛、麻黄各5克。用法：随证选方，加清水600毫升，煎数沸后，将药液倒入脚盆内，待温浴泡双足。每日1次，每次20分钟。主治：支气管哮喘（热性选方①，寒性选方②）。附记：屡用效佳。上二方亦可水煎服，每日1剂，每日服2次。内外兼治，可提高疗效。

百　日　咳

百日咳，中医学多称为“顿咳”“天哮”“疫咳”“痉咳”和“鸬鹚咳”“鸡咳”等名。该病由于病程较长，可持续2～3个月甚或以上，故称“百日咳”。该病一年四季均可发病，尤以冬春两季为多。且传染性较强，各年龄皆可罹患，但以5岁以下幼儿最多。

【病因】　多因内蕴伏痰、外感时疫之邪，初染肺卫，而致肺气郁闭、肺气受伤，又与伏痰搏击，阻遏气道，肺失肃降而气上逆遂发本病。西医学认为多由百日咳杆菌感染而引起。

【症状】　根据临床表现，一般分为初期、中期和后期。初期形似感冒咳嗽；中期咳嗽继而加重，出现阵发性痉挛性咳嗽，咳后有特殊的鸡鸣样回声，而后倾出痰涎样泡沫而止，多伴有颜面和眼睑浮肿，甚则有鼻出血和咯血现象；至后期痉咳则逐渐缓解至恢复健康。该病在痉咳期（中期），病情重，也可出现严重的并发症（为肺炎喘嗽、惊厥窒息等），切不可忽视。

【足部按摩】

配方 ①肾、输尿管、膀胱、肾上腺；②大脑(头部)、鼻、肺及支气管、喉与气管及食管、胃、肝、甲状旁腺、胸、胸部淋巴结、颈项、三叉神经、额窦。治法：用轻度手法(揉搓)刺激①组反射区各1～2分钟；用轻中度手法(揉按)刺激②组反射区各2分钟。按摩时间可视年龄而定。每日按摩1次。主治：百日咳。附记：用此法治疗有较好疗效。按摩后应以热水给患儿浴足，并喝温开水。尤其在痉咳期(中期)配合药物内治很有必要，可提高疗效。

【足部药疗】

外敷方 组成：大蒜适量。用法：剥去大蒜瓣的薄外衣，捣烂备用。先洗净患者双足，涂上猪油或凡士林，然后将大蒜泥均匀铺于薄布上，外敷足底涌泉穴上，男左女右。外面再加穿一双袜子，每晚临睡前敷上，第二日早晨除去。若足底没有起水疱和疼痛，可以连敷数晚，或隔晚敷治1次，直到起水疱止。主治：百日咳。附记：民间方。屡用屡验，若起水疱则疗效更佳。若百日咳舌系带溃疡，可用黄连、吴茱萸、桂心、山栀子各等份。共研细末，用米醋适量调为糊状，外敷双足心涌泉穴。敷料覆盖，胶布固定。每日换药1次，连敷1～2周。可引火归原，故用之效佳。

五味百部汤 组成：百部根50克，杏仁、侧柏叶各15克，桔梗、罂粟壳各6克。用法：上药加清水1000毫升，煎沸5～10分钟后，将药液倒入脚盆内，待温浸泡双足。每日1次，每次20分钟，亦可同时蘸药水洗前胸及背部，反复洗之。主治：百日咳。附记：屡用效佳。

小儿腹泻

小儿腹泻属中医学“泄泻”范畴，西医学称急性肠炎，是小儿常见多发病，尤以婴幼儿居多。

【病因】 多因外着寒凉(风寒、暑湿居多)，或内伤饮食所致。

【症状】 大便次数增多(1日3次以上)，粪便稀薄或水样便，或挟有不消化食物。常兼有腹痛、腹胀。

【足部按摩】

配方一　①腹腔神经丛,肾、输尿管、膀胱;②胃、十二指肠、胰、小肠、脾、上身淋巴结、下身淋巴结。治法:用轻度手法(轻揉)刺激①组反射区各1～2分钟,用中度手法(按揉)刺激②组反射区各2～3分钟。按摩时间可据年龄而定。每日按摩1次。主治:婴儿腹泻。附记:此法对该病有较好疗效。按摩后应以热水给患儿浴足,并喂温开水。若发现患儿脱水应及时转医院救治。

配方二　①肾、输尿管、膀胱、肾上腺;②脑垂体、胃、十二指肠、脾、小肠、下腹部。治法:用轻度手法(轻揉)刺激①组反射区各1～2分钟;用轻中度手法(揉按)刺激②组反射区各2～3分钟。按摩时间可视患儿年龄而定。每日按摩1次。主治:小儿腹泻。附记:屡用效佳。按摩后应以热水给患儿浴足,并喝温开水。若配合药物内、外治疗,可提高疗效。同时应忌食生冷,免受风寒。

【足部药疗】

贴敷方　组成:苦参、苍术各适量(热重者三倍苦参,湿重者三倍苍术)。用法:上药共研细末,备用。用时每取药末15克,以米醋调和成糊状,外敷两足心涌泉穴。外用纱布包扎,4～12小时换药1次,泻缓可延长。主治:婴幼儿腹泻(湿热型)。附记:一般连用2～4次即可见效或痊愈。

止泻洗方　组成:白胡椒、透骨草各10克,艾叶、苍术各15克,吴茱萸5克。用法:上药加清水500毫升,煎煮至3～4沸,将药液倒入脚盆内,稍温后(以不烫手为度)将患儿双足浸泡药液中,并用药水洗小腿部。每日浸泡3次,每次浸洗15～20分钟。每日1剂。主治:泄泻。患儿体温正常或仅有低热的脾胃虚寒型患者。附记:通常用药1次见效,最多3日痊愈。若证情较重,并有脱水现象者,需配合输液或其他疗法为宜,并适当延长浸洗时间。验之临床,此方有较好的温脾散寒、除湿止泻作用,故用之每收良效。

小儿吐泻

小儿吐泻即中医学的“上吐下泻”。属西医学之急性胃肠炎。在临床上并不少见。为病急骤,治当早图。

【病因】 多因饮食不洁,过食生冷所致。如食腐败变质、有毒、有刺激性的或不易消化的食物,胃阳伤则吐,脾阳伤则泻。

【症状】 初起胃脘痛胀,渐则腹中剧痛,继则呕吐馊腐食物及泻稀大便,大便中挟有不消化之食物残渣。目眶凹陷,精神疲乏者,其病甚危。

【足部按摩】

配方 肾、输尿管、膀胱、大脑(头部)、小脑及脑干、脾、胃、十二指肠、小肠、直肠及肛门,颈项、胸部淋巴结、膈(横膈膜)。治法:用轻、中度手法(按揉)刺激以上反射区。按摩时间可视年龄而定。每日按摩2次。主治:小儿吐泻(急性胃肠炎)。附记:此法对该病有一定的疗效。按摩后应以热水给患儿浴足,并喝温开水。在治疗中可配合其他疗法进行综合治疗,可提高疗效。

【足部药疗】

三仁膏 组成:桃仁、杏仁、生栀仁、白胡椒、糯米各7粒,面粉少许。用法:上药共研细末,与面粉和匀,备用。用时每取药粉10克,用鸡蛋清调和成膏状,敷于两足心涌泉穴上。外用纱布包扎固定,每日换药1次。主治:小儿吐泻转惊风者。附记:临床屡用,每收良效。

鬼针草汤 组成:鬼针草30克,川黄连20克,生姜、乌梅各10克。用法:上药加清水700毫升,煎数沸后,将药液倒入脚盆内,先熏蒸,后浸洗双足。每日浸洗1次,每次浸洗20～30分钟。中病即止。主治:急性胃肠炎(吐泻)。附记:临床屡用,多收良效。若方中鬼针草缺可不用。

小儿厌食症

小儿厌食属中医学“纳呆”“恶食”范畴，是指因消化功能障碍引起的一种慢性消化性疾病。一般多见于学龄前儿童，成年人亦有之。

【病因】　多因饮食不节，饥饱失调，损伤脾胃。过饱则积食停滞；过饥则营养不充；或脾胃素虚、脾气不振；或先天不足、脾失温煦、脾虚失运、湿困脾阳、湿郁气滞、升降失调等所致。

【症状】　食欲减退或缺乏，不思饮食；或食之无味，而见食不贪，甚则拒食；或饮食停滞，脘腹胀满；或伴面色少华，形体消瘦；或呕吐、泄泻。长期厌食，可影响小儿生长发育。

【足部按摩】

配方一　胃、十二指肠、小肠、横结肠、降结肠、直肠及肛门、甲状腺。治法：以轻中度手法（按揉）刺激以上反射区各 3～5 分钟。每日按摩 1～2 次。主治：小儿厌食症。附记：此法对该病有较好疗效。按摩后应以热水给患儿浴足，并喝温开水。同时还可配用脚后跟踩踏脚趾。首先用右脚的脚后跟依次从左脚踇趾踩到小趾，共踩 5～6 次，然后换脚，用相同的方法踩右脚趾，如此重复连续做 10～15 分钟，每日 2 次，可提高疗效。

配方二　肾、输尿管、膀胱、腹腔神经丛、胃、脾、十二指肠、肝、胰、小肠、直肠及肛门、甲状腺、甲状旁腺。治法：用轻中度手法（按、揉、擦）刺激以上反射区。按摩时间可视年龄而定。每日按摩 1～2 次。主治：小儿厌食症。附记：屡用有效，久用效佳。按摩后应以热水给患儿浴足，并喝温开水。

【足部药疗】

吴萸椒矾散　组成：吴茱萸、白胡椒、白矾各等份。用法：上药共研细末，贮瓶备用。用时取药末 20 克，用陈醋调和成软膏状，敷于两足心涌泉穴上，外用纱布包扎固定。每日换药 1 次。主治：小儿厌食症（虚寒型）。附记：此方有温中散寒、清热燥湿之功，故临床屡用效佳。

消食方 组成：炒神曲、炒麦芽、焦山楂各10克，炒莱菔子6克，炒鸡内金5克。加减：兼乳食停滞，加陈皮6克，酒大黄5克，兼湿困脾胃加白扁豆、薏苡仁各10克；兼脾胃虚弱加人参、山药各10克，白术6克；兼恶心呕吐加姜半夏、藿香、枳壳各6克；兼大便稀溏加苍术10克，诃子6克。用法：用法有四：①上药加清水500毫升，煎数沸后，将药液倒入脚盆内，待温泡足，并洗小腿部。每日浸洗1～2次，每次浸洗15～20分钟，每剂可用2次。②水煎服，每日1剂，每日服2～3次。③上药共研细末，备用。用时每取药末25克，加面粉1～3克，用白开水调成糊状，于临睡前敷于肚脐和双足心涌泉穴上，再用绷带固定，次晨取下，每日1次。5次为1个疗程，不愈者间隔1日，再行第二疗程，至愈为度。④每取上药末3～5克，用温开水送服，每日服2～3次。主治：小儿厌食症。附记：屡用有效，多用效佳。用时可任选一法，外用与内服均可。

小儿疳积

疳积又名疳证，西医学称为营养不良，是小儿常见的一种慢性消化性疾病。各年龄皆可罹患，尤以1—5岁小儿为多。

【病因】 多因禀赋较弱，喂养不当，饮食不节，恣食肥甘，损伤脾胃所致。或由积滞、厌食，或病后失调，或为药误发展而成。“疳皆脾胃病，亡津液所作也”。脾胃内伤、百病丛生。疳积的形成，此为关键。

【症状】 进行性消瘦，全身虚弱、面黄发枯、食欲欠佳、嗜食异物，甚则腹部胀大如箕，青筋暴露，生长发育缓慢等。

【足部按摩】

配方一 心、肺、肝、脾、胃、十二指肠、小肠、肾、输尿管、膀胱、胸部淋巴结、扁桃体、肾上腺、上身淋巴结、下身淋巴结。治法：用轻度手法按摩以上反射区，其中重点按摩脾、胃、十二指肠及小肠反射区以健脾消积。按摩时间可视年龄而定。每日按摩1次，10次为1个疗程。主治：营养不良（疳积）。附记：屡用有效。按摩后应以温水给患儿浴足，并喝温开水。同时还可配以捏脊法，即患儿俯卧，术者以两手示指与拇指将皮下脂肪捏起，从长强穴交替向上推捏至大椎穴，连续6次；也可取鸡内金30克，山楂、神曲、麦芽各90克，研末为散，每次服3克，每日服3次。

配方二　腹腔神经丛、肾、输尿管、膀胱、胃、十二指肠、小肠、脾、胰、上身淋巴结、下身淋巴结。治法：用轻度手法按揉以上反射区。按摩时间可视年龄而定。每日按摩1次，10次为1个疗程。主治：营养不良（小儿疳积）。附记：用此法治疗，效果较佳。按摩后应以温水给患儿浴足，并喝温开水。同时要注意饮食调理，宜食富于营养易于消化的食物，进食要定时定量，纠正偏食习惯。

【足部药疗】

消疳膏　组成：生栀子、丁香各30粒，杏仁9克，白胡椒6克，葱头7个，面粉1匙。用法：上药共研细末，备用。用时取药末15克，用高粱酒、鸡蛋清适量调和成稠糊状，以荷叶为托，贴敷涌泉穴上（双）。每日换药1次，10次为1个疗程。主治：小儿疳积。附记：屡用效佳。

足疗方　组成：芒硝、吴茱萸、生香附、葎草叶、侧柏叶各15克，小茴香9克，白胡椒6克。用法：上药加清水600毫升，煎数沸后，将药液倒入脚盆内，待温后浸泡双足，并洗小腿。每日浸泡1～2次，每次20分钟。也可共研细末。每取30克，以鸡蛋清调和成糊状，外敷于肚脐和涌泉穴（双）上。上盖敷料，胶布固定。每日换药1次，10次为1个疗程。主治：小儿疳积。附记：临床屡用，效果颇佳。

小儿积滞

小儿积滞又名消化不良。

【病因】　多因饮食不节，或过食肥甘、不洁之物，内伤饮食，停滞中脘、积而不消、气滞不行所致。

【症状】 食而不化,不思饮食,嗳气腹胀,大便腥臭。

【足部按摩】

配方 肾、输尿管、膀胱、肾上腺、胃、脾、胰、十二指肠、肝、膈(横膈膜)、甲状腺、甲状旁腺、下腹部、小肠。治法:用轻中度手法(按揉)刺激以上反射区。操作力度、时间可视年龄、证情而定。每日按摩1次,10次为1个疗程。主治:小儿积滞。附记:屡用屡验,一般连用1～2个疗程即可见效或痊愈。按摩后应以温水给患儿浴足,并喝温开水。若配用鸡内金、炒谷芽各15克,焦山楂、炒枳壳各9克,共研为细末,备用。每次服1.5～3克,每日服2～3次,温开水送服,可提高疗效。

【足部药疗】

二仁膏 组成:生栀子、丁香各30粒,杏仁9克,白胡椒6克,鸡蛋1枚,葱头7个,面粉1匙。用法:上药除鸡蛋外,混合研烂,用高粱酒拌炒,以鸡蛋清调和成糊状,然后用荷叶托药,敷于两足心涌泉穴上,外用纱布包扎固定,每日换药1次,敷至病愈为止。主治:小儿食积,气滞积热患儿。附记:此方有消食化积、理气消炎之功,故屡用有效,多数可愈。又用:①白矾陈醋各适量,将白矾研为粉末,用陈醋调成糊状,敷于患儿两足底涌泉穴上,每日换药1次,敷至病愈为止。对治小儿积滞、厌食症有效。②生栀子10克,小麦面粉1克,鸡蛋清适量。将生栀子研为粉末,与面粉和匀,然后入鸡蛋清调和成软膏状做成3个饼膏,分别敷于患儿的脐部、两足底涌泉穴上。每日换药1次,连敷3～5次为1个疗程。用治小儿食积、腹胀发热,效佳。

浴足方 组成:皮硝20克,艾叶、苍术、木香各9克。用法:上药加清水600毫升,煎数沸后,将药液倒入脚盆内,待温浴足,多洗小腿。每日1次,每次20分钟,至愈为度。主治:小儿积滞,腹胀不消食。附记:屡用效佳。

小儿麻痹症

小儿麻痹症是由脊髓灰质炎病毒引起的以弛缓性麻痹为特征的急性传染病。属中医学“痿症”范畴。终年皆可罹患，尤以夏秋季节为多。以1—5岁小儿发病率最高。

【病因】　多因素体蕴热，复感疫毒之邪、肺热叶焦、津液不布、筋脉失养；或湿热内蕴、窜犯经络；或气虚血瘀、肝肾亏损、筋脉失养等因所致。

【症状】　高热汗出，口渴，喜冷饮，伴有咳嗽咽痛；或呕吐、泄泻、腹痛、全身肌肉疼痛，继而出现肢体痿软，肌肉松弛、萎缩，尤以下肢瘫痪为多。根据临床表现，一般分为前驱期、瘫痪前期、瘫痪期、恢复期及后遗症五期。

【足部按摩】

配方一　肾、输尿管、膀胱、肾上腺、肺及支气管、肝、大脑(头部)、小脑及脑干、肩、肩胛骨、肘、髋关节、膝、颈项、脊椎各段、上身淋巴结、下身淋巴结。治法：用轻中度手法(按揉压推)刺激以上反射区。按摩手法力度及时间可视患儿年龄和证情而定。每日按摩1次，15次为1个疗程。主治：小儿麻痹后遗症。附记：此法对该病有一定的疗效。按摩后应以温水给患儿浴足，并喝温开水。治疗该病应以药物内外治疗为主，此疗法为辅，可提高疗效。

配方二　①肾上腺、肾、输尿管、膀胱。②肩、肘、髋、膝。③大脑、小脑和脑干、额窦、心、肝、脾、胃。治法：用轻、中度手法刺激①组反射区各3～5分钟；再以中、重度手法重点刺激②组反射区各5～7分钟；然后以中度手法刺激③组反射区各2～3分钟。按摩手法力度及时间可视患儿年龄和证情而定。若体质虚阴者，应以轻快手法为主。每日按摩1次，每次30～40分钟。10次为1个疗程。主治：小儿麻痹后遗症。附记：本法有一定效果。若能多种疗法兼治，可提高疗效。

【足部药疗】

三期浴足汤 组成:①柴胡、黄芩、羌活、独活、秦艽、当归各9克,川续断12克,防风、桑寄生各15克;②续断、防风、羌活、独活、当归各9克,杜仲12克,黄芪21克,五加皮15克;③麻黄、杜仲、川乌、草乌、当归各9克,花椒6克,川断、党参各12克,黄芪30克。三方加减:上肢瘫痪者加桂枝12克;下肢瘫痪者加木瓜、牛膝、防己各9克;患肢厥冷者加附子、干姜、高良姜各9克。用法:随证选方:上药加清水600～1000毫升,煎沸10分钟后,将药液倒入脚盆内,待温浸泡双足并温洗患肢。每日浸洗1～2次,每次浸洗20～30分钟,10次为1个疗程。主治:小儿麻痹症(初期用方①,中期用方②,末期用方③)。附记:中草药外治小儿麻痹症,如能配合针灸、足部按摩等疗法,则疗效更为显著。

五马乳浸膏 组成:五倍子、血竭、乳香、没药、赤芍、红花、土鳖虫、雄黄、马钱子各等份。用法:上药共研细末,贮瓶备用。每次取药末60克,以等量蜂蜜调和成软膏状,外敷于双足心涌泉穴及足膝关节处。外加包扎固定。每日换药1次。主治:小儿麻痹后遗症。附记:此方有通经活血之功,故屡用效佳。但须久治,其效始著。

癫　痫

癫痫是一种常见的神经病症,表现为突然性的短暂脑功能异常,并可反复发作。临床上以青少年与小儿为多见。

【病因】 多因痰气交结、蒙蔽神明,或因外伤,气血瘀阻所致;或胎儿在母腹中受惊,或从小受风寒暑湿、饥饱失宜,逆于脏气而得之。或因惊吓、精神刺激,伤及肝肾所致。病在心脏、关乎脾肾,与遗传有关。

【症状】 发作性突然神志昏迷、眩晕仆倒、不省人事、意识丧失、尿失禁,或两目上视,口吐涎沫,或四肢抽搐、背脊强直,病发时因壅遏气促、致喉间作响而发出似猪、羊、牛、马、鸡等不同的叫声。

移动时，顷刻苏醒，醒后起居饮食如常。或伴有失眠、多梦、心烦等症。

【足部按摩】

配方一　腹腔神经丛、肾、输尿管、膀胱、脑垂体、大脑（头部）、额窦、甲状腺、甲状旁腺、肾上腺、心、生殖腺（睾丸或卵巢）。治法：青少年用强手法，小儿用轻手法刺激以上反射区。操作时间可视年龄而定。每日按摩1次，10次为1个疗程。主治：癫痫。附记：在发作期，此法可促使其尽快复苏。须适当配合内服药物以控制发作。有前驱症状，应及时治疗（按摩）以防发作。按摩后应以热水给患者浴足，并喝温开水。

配方二　肾、输尿管、膀胱、肾上腺、腹腔神经丛、大脑（头部）、脑垂体、小脑及脑干、心、肝、额窦、三叉神经、甲状腺、甲状旁腺。治法：青少年用强手法，小儿用轻手法刺激以上反射区，操作时间可视年龄而定。每日按摩1次，10次为1个疗程。主治：癫痫。附记：此法用于发作期可促进尽早复苏，平时可控制发作。按摩后患者应以热水浴足，并喝温开水。发作期昏迷、抽搐也可配合掐人中穴，给以强刺激，可提高疗效。同时避免烟、酒、浓茶等刺激性物品；避免在危险场合玩耍与活动。

【足部药疗】

外用止癫膏　组成：明矾、胆南星、硼砂、丹参各15克，吴茱萸5克，苯妥英钠5克。用法：上药共研细末，备用。用时取药末25克，以胡椒油或水调和成膏状，做成3个药饼，分敷于丹田（关元穴）和涌泉穴（双）上。上盖敷料，胶布固定。每日换药1次，至控制发作为止。主治：癫痫，突然昏倒。附记：屡用效佳。平时用之，可具控制发作之功。

六味菖蒲汤　组成：丹参、胆南星、干地龙各15克，蝉蜕9克，石菖蒲30克，白矾10克。用法：上药加清水1000毫升，煎沸数分钟，将药液倒入脚盆内，待温浸泡双足。每日1次，每次浸泡20～30分钟。5次为1个疗程。主治：癫痫。附记：此方有清热化痰、活血通络、清心开窍、息风止痉之功，故用之多效。

流行性腮腺炎

流行性腮腺炎，中医学称“痄腮”，俗名“猪头肥”，是由腮腺病毒引起的一种急性传染病。该病好发于冬春季节，尤以5—9岁小儿发病居多。

【病因】 多因外感风热，或风寒郁而化热；或温热毒邪、侵袭少阳、阳明经，致使经气壅滞、气血运行受阻、留滞，郁久化热所致。

【症状】 发热、耳下非化脓性肿胀、疼痛。一般预后良好。也有时可并发脑炎、睾丸炎或卵巢炎。

【足部按摩】

配方一 腹腔神经丛、肾、输尿管、膀胱、大脑(头部)、三叉神经、额窦、胸部淋巴结、上身淋巴结、下身淋巴结、腹股沟。治法：用轻度手法(按揉)刺激以上反射区。操作时间可视年龄而定。每日按摩1次，至愈为度。主治：流行性腮腺炎。附记：此法对该病有较好疗效。按摩后患者应以热水浴足，并喝温开水。有并发症者应对症治疗。急性期应隔离，卧床休息至肿胀消退为止。注意口腔卫生，忌食酸辣等刺激性食物。

配方二 肾、输尿管、膀胱、大脑(头部)、脑垂体、耳、额窦、三叉神经、上颌、生殖腺(睾丸或卵巢)、腹股沟。治法：用轻、中度手法(按揉)刺激以上反射区。按摩时间可视年龄而定。每日按摩1次，至愈为止。主治：痄腮。附记：屡用有效。按摩后应以热水给患儿浴足，并喝温开水。若配合用板蓝根、野菊花各15克，煎水代茶饮用，可提高疗效。

【足部药疗】

痄腮膏 组成：①吴茱萸15克，大黄、胡黄连各9克，胆南星6克；②吴茱萸9克，虎杖、紫花地丁各6克，胆南星3克；③吴茱萸20克，肉桂2克；④吴茱萸9克，虎杖根4.5克，犁头草6克，胆南星3克。用法：随证或任选一方，共研细末，备用。用时每取药末15克，以食醋调和成膏状，敷于双足底涌泉穴上。上盖敷料，胶布固定。每日换药1次，至愈为止。主治：流行性腮腺炎。附记：屡用皆效。

解毒消肿汤　组成：蒲公英、板蓝根、夏枯草、山栀子各20克，大黄6克。用法：上药加清水800毫升，煎数沸后，将药液倒入脚盆内，待温浸泡双足。每日1～2次，每次浸泡20分钟，至愈为止。主治：痄腮。附记：多年应用，效果甚佳。

小儿夜啼

夜啼是婴幼儿常见病症，多见于6个月以内之婴幼儿。

【病因】　多因心热脾虚、伤食惊恐或心肾亏虚所致。

【症状】　婴儿多在夜间啼哭不止，白天正常；或阵阵啼哭，或通宵达旦，哭后仍能入睡。或伴见面赤唇红；或阵发腹痛；或腹胀呕吐；或时惊啼、声音嘶哑等。一般持续时间，少则数日，多则经月，过则自止。

【足部按摩】

配方一　肾、输尿管、膀胱、肾上腺、心、肝、脾、胃、十二指肠、额窦、大脑（头部）、胸。治法：用轻度手法（揉擦）刺激以上反射区各1～2分钟。每日按摩1～2次，中病即止。主治：小儿夜啼。附记：屡用有效。按摩后应以温水给患儿浴足。也可配用灯芯（烧灰）3克，朱砂0.1克。两药混匀。每取少许涂乳头，于婴儿吮乳时食下即止。

配方二　①肾上腺、肾、输尿管、膀胱。②心、肾。③大脑、小脑和脑干、额窦、胃、脾、肝、小肠。治法：用轻、中度手法刺激①组反射区各2～3分钟；再以中、重度手法重点刺激②组反射区各3～5分钟；然后以轻、中度手法刺激③组反射区各2～3分钟。每日按摩1次，每次按摩20～30分钟，中病即止。于入睡前0.5～1小时进行按摩尤宜。主治：小儿夜惊。附记：屡用效佳，多1～2次即愈。

【足部药疗】

敷足方 组成：①生龙骨、绿豆各5克，朱砂2克，鸡蛋1个；②铅粉、朱砂各等份；③吴茱萸15克；④朱砂3克。用法：任选1方，共研细末，方①和②以鸡蛋清调和成膏状；方③和④以食醋调和成糊状。分敷于两足底涌泉穴上，外用纱布包扎固定。每日换药1次，中病即止。主治：小儿夜啼（惊啼用方①或②，心热用方③或④）。附记：民间方。临床用之多效。

安神止啼汤 组成：川黄连、钩藤各9克，甘草5克，朱砂1克。用法：上药加清水500毫升，煎数沸后，将药液倒入脚盆内，待温浸泡双足20分钟，每日1次，中病即止。主治：小儿夜啼。附记：屡用效佳。一般用药1～3次即效。

小儿多动症

小儿多动症即注意缺陷障碍（伴多动），又称轻微脑功能障碍，属中医学“失聪”“健忘”范畴，是一种较常见的儿童行为异常症。

【病因】 多因先天不足或后天失养，以致精血不足、阴阳失调、心肾两亏、神志失聪；或肾阳不足，或肾阴不足，肝阳偏亢所致。

【症状】 昏聩不敏、异常好动、动作不协调，易冲动、接受及理解力差、善忘等。

【足部按摩】

配方 心、肾、肝、大脑（头部）、小脑及脑干、额窦、肾上腺、三叉神经、颈椎、胸椎、腰椎、骶骨、尾骨外侧、尾骨内侧、输尿管、膀胱。治法：用轻度手法（按揉）刺激以上反射区。按摩力度及时间可视患儿年龄、症状而定。每日按摩1次，10次为1个疗程。主治：小儿多动症。附记：此法有调整脏腑功能，增强脑功能，提高注意力，控制冲动行为的作用。按摩后应以温水给患儿浴足，并喝温开水。同时要注意教养，正确引导，多鼓励、少体罚，增加营养，保持充分睡眠。

【足部药疗】

清脑益智汤 组成：鹿角粉、益智仁各6克，熟地黄20克，砂仁4.5克,生龙骨30克,炙龟甲、丹参各15克,石菖蒲、枸杞子各9克,炙远志3克。用法:上药头煎加清水400毫升,煎数沸,取药汁200毫升,分2～3次服之。二、三煎各加水500毫升,煎沸10分钟,将药液倒入脚盆内,待温浸泡双足15～30分钟,每日浸泡2次。主治:小儿多动症。附记:此方原为内服之方,今增“浴足”一途,证之临床,疗效比单一内服为优。此乃“一方两用”之功也。

小儿口角流涎

口角流涎,俗称“流口水”。中医学称“滞颐”。该病在临床上并不少见。

【病因】　多因脾胃积热,或脾胃虚寒失摄所致。

【症状】　口角流涎、口水颇多。

【足部按摩】

配方　肾、输尿管、膀胱、大脑(头部)、脾、胃、十二指肠、小肠、上身淋巴结、下身淋巴结、上颌、下颌。治法:用轻度手法(揉)刺激以上反射区。一般每次按摩10～20分钟为宜。每日按摩1次,5次为1个疗程。主治:小儿口角流涎。附记:屡用屡验。按摩后应以温水给患儿浴足,并喝温开水(适量)。

【足部药疗】

南黄府醋饼　组成:制南星30克,生蒲黄12克。用法:上药共研细末,用府醋(保宁醋)适量调制成饼,备用。用时取醋饼贴足心涌泉穴(男左女右),用纱布包扎,12小时弃之。每日1次,中病即止。主治:小儿流涎症。附记:用此方治疗132例,痊愈118例,好转11例,无效3例。此方有温肾补脾、敛涩止唾之功,故用之效佳。

益智仁汤　组成:益智仁15克,吴茱萸9克,肉桂3克。用法:上药加清水500毫升,煎数沸后,将药液倒入脚盆内,待温泡足。每日1次,每次20分钟。主治:小儿口角流涎。附记:屡用效佳。

小儿遗尿

遗尿俗称“尿床”，是指3周岁以上的小儿，睡中小便自遗的一种疾病。3周岁以下的婴幼儿由于脏腑未充、智力未全，排尿习惯未养成；或年长儿，因贪玩少睡，精神疲劳，偶尔发生1～2次，均不属病态。

【病因】 多因先天不足、下焦虚寒、闭藏失司；或肺脾气虚、上虚不能制约其下，均可导致水道失去约束而致遗尿；或湿热蕴结膀胱、气化失司所致。

【症状】 睡中遗尿。轻者每夜或隔数夜1次，重者则每夜尿床2～3次。有些严重患儿可延至10余年，甚则成年后仍有尿床。

【足部按摩】

配方一 腹腔神经丛、肾、输尿管、膀胱、大脑（头部）、脑垂体、小脑及脑干、心、前列腺或子宫、生殖腺（睾丸或卵巢）、尿道及阴道、腹股沟、腰椎、骶骨、上身淋巴结、下身淋巴结。治法：用轻度手法（按揉）刺激以上反射区。按摩时间可视年龄而定。每日按摩1次，中病即止。主治：小儿遗尿症。附记：此法对该病效果较好。按摩后应以热水给患儿浴足，并喝温开水。治疗期间。勿使患儿疲劳、兴奋过度，睡前控制饮水，夜间及时催醒排尿。

配方二 肾、输尿管、膀胱。治法：家长用左手握小儿的足背、两手共同固定脚，用右手拇指指腹，由轻到重按揉以上反射区各5分钟；再用推法连做10次。按摩完一足再按另一足，每日按摩1～2次。主治：遗尿。附记：屡用有效，久用效佳。按摩后应以温水给患儿浴足，并喝温开水。同时还可让患儿每日做2次如下动作：坐于床上，左足置于右足之上，右足置于左足之上，足心向上。一开始不能完成者，可分开做，先做左足置于右足之上，或右足置于左足之上。只要坚持不懈，一定会有收效。

【足部药疗】

贴敷方　组成：①炮附子、补骨脂各6克，益智仁12克，生姜（另捣）30克；②丁香、肉桂、五倍子、补骨脂各9克，黑胡椒6克；③五倍子、桑螵蛸、芡实、硫黄各30克。用法：任选一方，共研细末，备用。用时每取药末20克，方①将生姜捣烂调和；方②用白酒调和；方③用食醋调和成膏状，做成药饼3个，分敷于肚脐和涌泉穴（双）上。上盖敷料，胶布固定。每日换药1次，至愈为度。主治：小儿遗尿。附记：方①重在温肾，方②重在温脾；方③重在固涩，故用之临床，效果均佳。

五子止遗汤　组成：覆盆子、金樱子、菟丝子、五味子、五倍子、仙茅、桑螵蛸、芡实各15克，补骨脂、山茱萸、肉桂各9克。用法：上药加清水1000毫升，煎沸5～10分钟，将药液倒入盆内，待温泡足20分钟。每日1次，中病即止。主治：遗尿。无论小儿与成人均可用之。附记：屡用皆效。此方亦可内服，即方中肉桂改为3克，去五倍子，加益智仁15克。每日1剂，水煎服，日服2次。小儿酌减。

小儿脱肛

脱肛又称直肠脱垂。该病多见于小儿，但年老体弱者亦多发生。

【病因】　盖因小儿脏腑娇嫩、气血未充、骶骨未长成，加之肾气不固或脾虚中气下陷，或便秘努挣，或久泻久痢、脾虚气陷所致。

【症状】　脱肛。或迁延日久而成慢性，并反复发作，病情日重，甚则直肠可发生充血、水肿、溃疡甚则坏死，不可不慎。

【足部按摩】

配方一　肾、输尿管、膀胱、肾上腺、大脑（头部）、脑垂体、脾、直肠及肛门、下身淋巴结。治法：用轻度手法（按揉）刺激以上反射区。按摩时间可视患儿年龄而定。每日按摩1次，中病即止。主治：小儿脱肛。附记：此法对该病有一定的疗效。按摩后应以热水给患儿浴足，并喝温开水。同时配合用炙黄芪30克，升麻9克。

水煎服。可提高疗效。

配方二 ①肾上腺、肾、输尿管、膀胱。②大肠、直肠和肛门。③大脑、小脑和脑干、小肠、肺、胃、脾、腹腔淋巴结、盆腔淋巴结、腹腔神经丛。治法:用轻度手法刺激①组反射区各1～2分钟;再以轻、中度手法刺激②组反射区各3～5分钟;然后以轻度手法刺激③组反射区各2～3分钟。每日按摩1次,每次按摩25分钟,10次为1个疗程。主治:脱肛。附记:屡用有效。外治效佳。必要时,应配合药物治疗为宜。

【足部药疗】

五倍子膏 组成:五倍子30克,枯矾、升麻各6克。用法:上药共研细末,备用。用时每取药末15克,以木鳖子仁研(碗内先置淡茶水,磨浓后即可)成浓汁调和成膏状。先取适量药膏涂于脱肛处,并推回,再将药膏外敷于两足底涌泉穴上。上盖敷料,胶布固定。每日换药1次,10次为1个疗程。主治:小儿脱肛。附记:屡用有效。也可加贴肚脐。又用蓖麻仁15克,捣烂成糊状,外敷双足心涌泉穴。上盖敷料,胶布固定。每日换药1次。可温肾益气,故屡用效佳。

棉花根汤 组成:棉花根100克,白术、木鳖子仁、升麻各9克,防风3克。用法:上药加清水1500毫升,煎沸10分钟后将药液倒入脚盆内,待温浸泡双足20分钟。也可先坐浴,再加温泡足。每日1～2次,10次为1个疗程。主治:小儿脱肛。附记:屡用皆效。又用石榴皮50克,苦参60克,五倍子40克,明矾20克,石菖蒲20克。将上药水煎取汁,待温足浴,同时进行坐浴。每日1～2次,可收敛除湿,故用之多效。

婴儿湿疹

婴儿湿疹属中医学的“胎风”“胎敛”“胎赤”“奶癣”和“乳癣”等病范畴,是婴幼儿时期一种常见的皮肤病,好发于满月至1岁左右的小儿。

【病因】　多因孕母恣食肥甘，或房事不节，湿热蕴毒转移胎儿；或乳母过食辛辣腥荤、化生湿热，以乳汁传入儿体；或小儿局部皮肤长期受汗湿浸渍等因，致使湿热客于小儿肌肤所致。

【症状】　头面、眉间、颊部、胸部等处局部皮肤潮红，进而出现红色丘疹、水疱、糜烂、渗液，甚至化脓、作痒异常、结痂、脱屑或苔藓化。常伴小儿烦躁不安，不思饮食，或发热，或纳呆、腹泻，或便干、尿黄。久则皮肤肥厚、粗糙，皮起鳞屑、色素沉着，瘙痒较甚等。

【足部按摩】

配方　肾、输尿管、膀胱、大脑（头部）、肺及支气管、脾、甲状腺、甲状旁腺、上身淋巴结、下身淋巴结、额窦。治法：用轻度手法（揉擦）刺激以上反射区。按摩时间可视年龄而定。每日按摩1次。主治：婴儿湿疹。附记：屡用有效。按摩后应以温水给婴儿浴足，并喝温开水（适量）。

【足部药疗】

止痒浴足方　组成：荆芥、防风、白鲜皮、地肤子、苦参、艾叶各9克，白芷、枯矾各6克。用法：上药加清水500毫升，煎数沸后，将药液倒入脚盆内，待温浸泡双足，并擦洗患部。每日浸洗1～2次，每次浸洗10～20分钟。中病即止。主治：小儿湿疹。附记：屡用效佳。

鹅　口　疮

小儿口舌满生白屑，谓之鹅口疮，又名雪口。该病好发于周岁内小儿及病后体弱者，尤以新生儿为多。

【病因】　多因胎中伏热蕴积心脾，出生后熏于口舌而成。此外护养失宜，乳食不化，口腔不卫生，或病后未复，亦可诱发本病。

【症状】　口腔内出现白屑，逐渐蔓延，白屑相互融合，状如凝乳块，随擦随生，不易清除。甚则3～5日后蔓延全口及咽喉。伴有烦躁不安、啼哭不休，甚至妨碍饮食，吞咽困难、呼吸不利。

【足部按摩】

配方 肾、输尿管、膀胱、肾上腺、心、脾、肺、大脑(头部)、脑垂体、上颌、下颌、三叉神经、甲状腺、上身淋巴结、下身淋巴结。治法:用轻度手法(揉抹)刺激以上反射区各1～2分钟。每日按摩1次。中病即止。主治:鹅口疮。附记:屡用有效。按摩后应以温水给婴儿浴足,并喂温开水适量。

【足部药疗】

蓖麻外敷散 组成:蓖麻子仁、吴茱萸各30克,大黄、制南星各60克。用法:上药共研细末,备用。用时每取药末15克,以鸡蛋清调成糊状,于每晚临睡前贴于两足底涌泉穴上,外用纱布或胶布(1.5厘米×1.5厘米)包扎固定,第二日早晨取去。5次为1个疗程。主治:婴幼儿鹅口疮。附记:用此方治疗34例,用药1个疗程后,痊愈19例,好转12例,无效3例。又用吴茱萸适量研末,以米醋(加温)调匀,每晚布包敷患儿足底涌泉穴1次。连敷3次痊愈(如有起疱者停药)。或用生香附、生半夏各等份,研细末,以鸡蛋清调和做成饼,贴敷足心。连敷3～5次,效佳。

板蓝根汤 组成:板蓝根30克,大黄、甘草、明矾各9克。用法:上药加清水500毫升,煎数沸后,将药液倒入足盆内(另备药汁一碗),待温浸泡双足15～20分钟。每日1次。同时,用青布蘸药汁擦洗患处,1日洗3次。主治:婴幼儿鹅口疮。附记:屡用效佳。一般用药3～5次可愈。

四、伤外科疾病

颈椎病

颈椎病又称颈椎综合征,是指颈椎及其周围软组织,如颈间盘、后纵韧带、黄韧带、脊髓鞘膜等发生病理改变而导致颈神经根,颈部脊髓、椎动脉及交感神经受到压迫或刺激而引起的综合征。

该病好发于40岁以上成年人，无论男女皆可发生，是临床常见多发病。

【病因】　多因身体虚弱、肾虚精亏、气血不足、濡养欠乏；或气滞、痰浊、瘀血等病理产物积累，致经络瘀滞、风寒湿邪外袭，痹阻于太阳经脉，经络不通、筋骨不利而发病。

【症状】　头颈、肩臂麻木疼痛，重者肢体酸软乏力，甚则大小便失禁、瘫痪。若病变累及椎动脉及交感神经时则可出现头晕、心慌等症。

【足部按摩】

配方一　①腹腔神经丛、肾、输尿管、膀胱；②颈项、颈椎、胸椎、肩、斜方肌。治法：以中度手法刺激①组反射区各3分钟；用重度手法刺激②组反射区各5分钟。按摩时患者以有得气感为度。每日按摩1次，每次按摩35分钟，10次为1个疗程。主治：颈椎病。附记：此法对该病有较好疗效。按摩后患者应以热水浸足，并喝温开水。治疗同时可配合颈项部运动，若配合颈椎牵引疗效更好。平时垫枕不宜过高。

配方二　①肾、输尿管、膀胱；②脑垂体、甲状腺、甲状旁腺、肾上腺、肝、胆、上身淋巴结、下身淋巴结、肘、膝、尾骨外侧、尾骨内侧、内耳迷路；③大脑(头部)、小脑及脑干、颈项、颈椎、肩、肩胛骨、胸椎、斜方肌。治法：用轻度手法刺激①组反射区各5次，约7分钟；用中、重度手法刺激②组反射区各5～10次，约20分钟；用重度手法刺激③组反射区各10次，约25分钟。其中刺激颈项反射区可用拇指指端施力，由轻到重反复旋摩，并且可用按摩棒刺激颈椎反射区，反复旋揉，使患者有酸痛麻胀感。每日按摩1次，每次按摩50分钟，10次为1个疗程。主治：颈椎病。附记：坚持按摩，必有疗效。按摩后患者以温水浸足，并喝温开水。为巩固治疗效果，预防颈椎病复发，患者可以常年坚持做颈椎病的医疗体操。具体步骤如下。

(1)全身放松，两臂分别向两侧伸展并配合深呼吸5～10次；

(2)两手交替摩擦颈后部5～10次,直到微微发热;

(3)两臂向左右两侧击拳5～10次;

(4)自然直立,双手叉腰,头向前屈、后仰、左右侧屈各做5～10次;

(5)头部旋转,左右交替各5次;

(6)一侧上肢向后渐渐平伸,头向同侧慢慢转动,另一手叉腰,两侧交替各做5～10次;

(7)双手搭置肩部,做肩部旋转活动5～10次;

(8)双手抱头后,两手用力往前顶头,头部用力抵抗手,互相抵5～10次;

(9)双手互握,翻掌向上举并吸气,然后手放下于体侧并呼气,做5～10次;

(10)双臂外展,做弯腰放松呼吸动作若干次。

【足部药疗】

外敷方 组成:吴茱萸、白芥子各30克,牛膝、细辛各9克。用法:上药共研细末,备用。用时每取药末30克,以黄酒适量调和成膏状,外敷于两足底涌泉穴和大椎穴上。上盖敷料,胶布固定。每日换药1次,10次为1个疗程。主治:颈椎综合征。附记:屡用有效。又颈椎病眩晕,可用吴茱萸12克研细末,用米醋调为糊状;又颈椎病眩晕,心烦易怒,面红目赤,可用大黄10克,研细末,用米醋调为糊状。此两方均为外敷双足心涌泉穴,包扎固定。每日换药1次,连敷5～7天。效佳。

乳没葛根汤 组成:葛根20克,羌活、桂枝、当归、土鳖虫、千年健、川椒、没药、大黄、血竭各15克,片姜黄、威灵仙各30克,儿茶、乳香各10克。用法:将上药装入一布袋内,放入清水中浸泡10分钟(水淹布袋二指高),再煎熬15分钟左右,取出药袋,并将药液倒入脚盆内。用时将药袋放置颈部(阿是穴),加热水袋保温,每次热敷1～2小时,每日1～2次为宜。同时待药液稍温(以不烫手为度)浸泡双足30分钟(药液用后倒回)。每剂可连用3～5日。

主治：颈椎病。附记：此方有疏风祛湿、活血散瘀、通络舒筋之功，故用之多效。此方原为药袋热敷，今加用泡足一法，有利于提高疗效。

腰椎间盘突出症

腰椎间盘突出症是指经常受挤压、扭转等外力所致损伤而逐渐致腰椎间盘突出的一种退行性慢性疾病，在临床中并不少见，而且治疗颇难。

【病因】 凡急性或慢性损伤，特别是弯腰弓背提取重物时，椎间盘后部压力增加而向外侧突出（多数发生在第 4 与第 5 腰椎之间，或第 5 腰椎与骶椎之间），加之肾虚，抗病力差，复感风寒湿邪侵袭，促使已有退行性的椎间盘突出所致。

【症状】 病变在腰部，故多出现腰痛伴坐骨神经痛。初起多为间歇性，甚则持续性疼痛，压痛明显，活动时加重，并有放射性疼痛。

【足部按摩】

配方 ①肾、输尿管、膀胱；②心、肝、脾、大脑（头部）、小脑及脑干、脑垂体、肾上腺、甲状腺、甲状旁腺、上身淋巴结、下身淋巴结、胃、小肠、腹腔神经丛；③胸椎、腰椎、骶骨、尾骨、髋关节、膝、坐骨神经。治法：用轻度手法刺激①组反射区各 5 次，约 7 分钟；用中、重度手法刺激②组反射区各 5～10 次，约 25 分钟；用重度手法刺激③组反射区各 10 次，约 30 分钟。按摩时以患者有酸痛麻胀感为度。每日按摩 1 次，每次按摩 60 分钟，10 次为 1 个疗程。主治：腰椎间盘突出症。附记：此法对该病有一定的疗效。按摩后先洗热水浴，浴后将双足浸入热水中，并将湿毛巾热敷腰部患处。浴后并喝温开水。同时要注意以屈膝代替猛烈弯腰，禁忌搬抬重物。要保护腰部，避免受凉。平时，要睡木板床。

【足部药疗】

腰痛膏 组成：吴茱萸、黑附子、肉桂、干姜、川芎、杜仲、延胡索、苍术、独活、威灵仙、土鳖虫、全蝎、羌活、冰片各10克，皂角刺9克，川椒15～30克，细辛6克，红花、川牛膝各15克。用法：上药共研细末，备用。用时，每取药末30克，以生姜汁或食醋、黄酒调和成膏状，外敷于腰眼(双)和涌泉穴(双)上。上盖敷料，胶布固定。每日换药1次，10次为1个疗程。主治：腰痛、腰椎间盘突出症。附记：屡用有效，久用效佳。

归红透骨汤　组成：当归、红花、丝瓜络、延胡索、杜仲、透骨草、川牛膝各15克，生川乌9克，秦艽30克。用法：上药加清水1500毫升，煎沸10分钟后，将药液倒入脚盆内，先趁热熏蒸腰部，待温浸泡双足，并洗患部，每日1次，每次30分钟，10次为1个疗程。主治：腰椎间盘突出症，腰腿痛。附记：此方对于改善、缓解症状及止痛有良好效果。该病较为顽固，根治不易，治疗应以内治与推拿牵引并重，其他疗法为辅进行综合治疗，其效始著。

腰　扭　伤

腰扭挫伤是临床常见多发病。

【病因】　多因姿势不正确，或用力过度，或突然活动扭腰过度，或提物、担物过重；或跌仆闪挫等因而致气滞瘀阻、经脉失畅、“不通则痛”，故发生腰痛。

【症状】　腰部剧痛，甚则倒下不能转身。多持续疼痛，活动时则痛剧，静则稍减。痛无定处，窜痛者，以气滞为主；痛有定处，刺如刀割，以瘀阻为主。若腰痛迁延反复，经久不愈，又可并发他症。

【足部按摩】

配方一　①腹腔神经丛、肾、输尿管、膀胱、肾上腺；②肝、胸椎、腰椎、肋骨(外)、上身淋巴结、下身淋巴结。治法：用中度手法刺激①组反射区各3分钟；用重度手法刺激②组反射区各3～5分钟。按摩时患者以有得气感为度。每日按摩1次，每次按摩40分钟，10次为1个疗程。主治：急性腰扭伤。附记：用此法治疗急性腰扭伤有较好疗效。按摩后患者应以热水浸足并喝温开水。同时要注意护腰，免受风寒。

配方二　①肾、输尿管、膀胱；②坐骨神经、髋关节、膝、肾上腺、尿道及阴道、腹腔神经丛、胃、小肠；③肾上腺、肾、胸椎、腰椎、骶骨、尾骨。治法：用轻度手法刺激①组反射区各5次，约7分钟；以中、重度手法刺激②组反射区各5～10次，约25分钟；以重度手法刺激③组反射区各10次，约25分钟。也可用按摩棒代替手，以增强力度，并达渗透、均匀的目的。按摩时患者有麻木刺痒痛感。每日按摩1次，每次按摩57分钟，10次为1个疗程。主治：急性腰扭伤。附记：中医学认为腰为肾之府，故一般腰痛与肾有关；腰又为一身之要，屈伸俯仰，无不由之。若一有损伤，令人痛不能转侧。用此法治疗简便、高效。按摩后嘱患者腰部慢慢做回旋动作，患者顿觉腰部有暖流及舒适与轻松之感，并渐渐自如、疼痛缓解。后以热水浸足，并喝温开水。同时活动姿势要正确；用宽皮带束腰，睡木板床等。

【足部药疗】

紫荆皮膏　组成：当归尾、泽兰、苏木、五加皮各60克，紫荆皮90克，乳香、没药、川乌、草乌、栀子、郁金、片姜黄各30克，川牛膝50克。用法：上药共研细末，备用。用时，每取药末30克，以酒水各半调成糊状，外敷于阿是穴（患处）和涌泉穴（双）上。上盖敷料，胶布固定。每日换药1次。主治：腰扭伤。附记：屡用皆效。

海红透骨汤　组成：海桐皮、透骨草、红花、牡丹皮、大黄、川牛膝各15克，乳香、没药各9克。用法：上药加清水1000毫升，煎沸10分钟，将药液倒入脚盆内，先趁热熏患部（腰），稍温再浸泡双足。每日1次，每次30分钟，5次为1个疗程。主治：腰扭伤。软组织损伤。附记：屡用效佳。

网　球　肘

网球肘又名肱骨外上髁炎，是一种常见的职业外伤病症。

【病因】　多因肘关节长期活动过度所致，与职业有关。

【症状】 肘关节疼痛,持物无力。

【足部按摩】

配方一 ①肾、输尿管、膀胱;②甲状腺、甲状旁腺、脾;③肘、颈椎、肩、颈项、肩胛骨、胸椎。治法:用轻度手法刺激①组反射区各5次,约7分钟;用中、重度手法刺激②组反射区各10次,约25分钟;用重度手法刺激③组反射区各10次,约25分钟。操作时以患者有酸痛麻胀感为度。每日按摩1次,每次按摩55分钟,5次为1个疗程。主治:网球肘。附记:此法对该病有较好疗效,但慢性期肘痛须坚持按摩,方能痊愈。按摩后患者应以热水浸足,并喝温开水。治疗期间应减少肘关节活动,注意局部保暖。

配方二 ①腹腔神经丛、肾、输尿管、膀胱;②肘、颈椎、甲状旁腺、胸部淋巴结、上身淋巴结、下身淋巴结。治法:用中度手法刺激①组反射区各2～3分钟;用重度手法刺激②组反射区各3～5分钟。按摩时患者以有得气感为度。每日按摩1次,每次按摩35分钟。5次为1个疗程。主治:肱骨外上髁炎(网球肘)。附记:此法仅为辅助疗法,但配合局部(患部)围刺则效佳。按摩后患者应以热水浸足,并喝温开水。

【足部药疗】

海风藤汤 组成:海风藤、十大功劳叶各30克,桂枝、桑枝、艾叶各15克,归尾、川红花、苏木各9克,乳香、没药各5克。用法:上药加清水1000毫升,煎数沸后,将药液倒入脚盆内,先趁热熏蒸患部(肘部),稍温再浸泡双足,并洗患部。每日1～2次,每次30分钟,5次为1个疗程。每剂可用3次。若病情顽固,病程较长者,即加用本方头煎内服,每日服2次;二、三煎外用如上法。主治:肱骨外上髁炎。附记:屡用效佳。内外并施,疗效更好。

骨质疏松症

骨质疏松症是骨组织钙磷量减少、骨内部结构异常,而化学成分基本正常的一种病症。该病多见于老年人和绝经后妇女。

【病因】　多因肾虚所致，并与胃、脾、肝有关。现代医学认为是因为骨骼中钙磷缺乏所致。

【症状】　一般无明显症状，或有的出现身高缩短、驼背畸形、腰背腿酸痛、易骨折。

【足部按摩】

配方　①肾、输尿管、膀胱；②肾上腺、胃、十二指肠、小肠、心、脾、脑垂体、肝、上身淋巴结、下身淋巴结；③甲状腺、甲状旁腺、胸部淋巴结、颈椎、胸椎、腰椎、骶骨、尾骨内侧、尾骨外侧、生殖腺（睾丸或卵巢）。治法：以轻度手法刺激①组反射区各 5～10 次，约 5 分钟；以中、重度手法刺激②组反射区各 10～15 次，约 15 分钟；以重度手法刺激③组反射区各 15～20 次，约 20 分钟。按摩时患者微有酸痛麻胀感。每日按摩 1 次，每次按摩 40 分钟，10 次为 1 个疗程。主治：骨质疏松症。附记：此法对该症有较好的防治效果，但应持之以恒，必日见其功。按摩后患者应以热水浸足，并喝温开水。同时应经常沐浴阳光，加强身体锻炼，多食含高钙磷的食品等都是有益的。

【足部药疗】

补肾足疗方　组成：制附子、仙茅、菟丝子、桑寄生、肉苁蓉、山茱萸、淮山药各 15 克，熟地黄、枸杞子、茯苓各 30 克。用法：上药共研细末，备用。用时每取本散 15 克以醋调和成膏状，做成 2 饼，贴敷于双足心涌泉穴上。上盖敷料，胶布固定。每日或隔日换药 1 次。也可加用本散内服，每次服 3～5 克，日服 3 次，白开水送服。或用本方加清水 1500 毫升，煎沸 10～15 分钟（用文火煎），将药液倒入脚盆内，待温浸泡双足。每日 2 次，每次 30 分钟。每日 1 剂。1 个月为 1 个疗程。主治：骨质疏松症。附记：临证治疗，外用可选一法配合内治，坚持施用，持之以恒，必见奇功。

踝部软组织扭伤

踝部软组织扭伤是指踝关节软组织损伤，包括肌肉、肌腱、韧带、筋膜、脂肪垫、软骨和血管的损伤，但无骨折脱臼和皮肉破损。在临床上较为常见。

【病因】 多因剧烈运动或负重不当、跌仆、闪挫、牵拉，或扭转过度等引起。

【症状】 踝关节周围肿胀、疼痛、肌肤青紫、踝关节活动不利。但外伤性肿胀、青紫不明显。

【足部按摩】

配方一 腹腔神经丛、肾、输尿管、膀胱、膝、髋关节、脑垂体、额窦、下身淋巴结、踝(指患部)、肾上腺、尾骨外侧、尾骨内侧、坐骨神经。治法：用中、重度手法刺激以上反射区各3分钟，其中踝部，多按摩，以踝关节为轴心，从两侧向上推按，反复推按5～10分钟。每日按摩1次，每次按摩40分钟。5次为1个疗程。主治：踝部扭伤。附记：一般连续按摩1个疗程左右即愈。按摩后患者应以热水浸足，并喝温开水。同时应少行走，多休息。

配方二 ①肾上腺、肾、输尿管、膀胱。②同侧踝关节相对应反射区。③腰椎、骶骨、外尾骨、内尾骨、腹腔神经丛、盆腔淋巴结、腹腔淋巴结。治法：用轻、中度手法刺激①组反射区各3～5分钟；再以中、重度手法重点刺激②组反射区各5～7分钟；然后以轻、中度手法刺激③组反射区各3～5分钟。每日按摩1次，每次按摩40分钟，5次为1个疗程。主治：踝关节扭伤。附记：屡用效佳。一般1周可愈。按摩后患者应以热水泡足，并喝温开水1杯。

【足部药疗】

浴足方 组成：当归、大黄、生山栀各30克。用法：上药加清水1000毫升，煎数沸后，将药液倒入脚盆内，待温浸泡双足或患足，每日浸泡1次，每次20～30分钟。中病即止。或共研细末，用好醋调和成糊状，涂搽患处(踝关节及足背上)。不时涂之，不必包扎。主治：踝部扭伤。附记：多年使用，疗效显著。

足　跟　痛

足跟痛是中老年人常见的一个症状，主要是由足跟骨的慢性炎症所引起。包括足跟脂肪纤维垫炎、跟腱周围炎、跟骨骨刺、跟部滑囊炎、跖腱膜炎等。

【病因】　多因肝肾亏虚、阴血不足；或风寒湿热侵袭，使经脉之气滞痹阻所致。加之长时间步行及站立过久也会使足跟部组织劳损而致痛。

【症状】　足跟痛，起病缓慢，多为一侧。晨起站立时，顿感足跟凝重、胀痛，活动片刻后疼痛渐减，但行走过久疼痛骤增。不红不肿，遇冷痛增，在跟骨结节处有压痛等。

【足部按摩】

配方一　①肾、输尿管、膀胱；②髋关节、胸部淋巴结、上身淋巴结、下身淋巴结；③甲状腺、甲状旁腺、肝、腰椎。治法：用轻度手法刺激①组反射区各 5 次，约 5 分钟；用中等力度手法刺激②组反射区各 5～10 次，约 10 分钟；用重度手法刺激③组反射区各 10 次，约 10 分钟。按摩时患者有酸痛麻胀感。每日按摩 1 次，每次按摩 25 分钟，10 次为 1 个疗程。主治：足跟痛。附记：此法对缓解与抑制足跟痛独有奇功。按摩后患者应以热水浸足，并喝温开水。平时，患者可自行用拇指在足跟部寻找压痛点进行按摩，或用按摩锤对准压痛点捶打 5～10 次。足跟痛患者，尤其足跟痛老年患者，应减少长时间的站立和走路，穿较舒适鞋，妇女以选择 2 厘米的高跟鞋为最佳。

配方二　①肾、输尿管、膀胱、髋关节、甲状腺、肝、腰椎、尾骨、生殖腺（睾丸或卵巢）；②足跟部压痛点。治法：用轻、中度手法（按揉）刺激①组反射区各 2～3 分钟。对②组压痛点进行按揉 5～8 分钟，继以按摩锤对准压痛点叩击5～10 分钟后反复捏揉跟腱及小腿肚 5 分钟。每日或隔日按摩 1 次，30 次为 1 个疗程。主治：足跟痛，跟骨骨刺。附记：一般连用 1～2 个疗程即可见效或痊愈。

按摩后患者应以热水浸足，并喝温开水。同时应尽量减少站立和行走时间，穿鞋要舒适。

【足部药疗】

消瘀通络膏 组成：当归、川芎、姜黄、乳香、没药、栀子各15克，炮山甲10克，冰片5克。骨刺加肉桂6～9克。用法：上药共研细末，备用。用时每取药末20克，以好醋调和成软膏状，贴敷于足跟部（患部或压痛点）。上盖敷料，用纱布包扎固定。每日或隔日换药1次，药干则加醋湿润。10次为1个疗程。主治：跟骨骨刺，足跟痛。附记：多年使用，疗效颇著。

川芎止痛汤 组成：川芎30克，延胡索10克，川牛膝6克。用法：每日1剂，头煎内服，日服2次；二、三煎（每次加水500毫升）泡足，每日2次。主治：足跟痛。附记：屡用效佳。

落　　枕

落枕又称"颈肌劳损"。该病无论男女老幼皆可发生，是临床常见多发病。

【病因】 多因体质虚弱、劳累过度，睡眠时头颈部位置不当；或枕头高低不适或太硬，使颈部肌肉，如胸锁乳突肌、斜方肌、肩胛提肌等长时间维持在过度伸展位或紧张状态，引起颈部肌肉静力性损伤或痉挛；或因起居不当，严冬过寒、夏日受凉，受风寒湿邪侵袭，使气血凝滞、经脉瘀阻；或者患者事前无准备，致使颈部突然扭转；或肩扛重物，使颈部肌肉扭伤或引起痉挛等均可导致落枕的发生。

【症状】 颈项部疼痛、强直、酸胀、转动失灵，强转侧则痛。轻者可自行痊愈，重者可延至数周。

【足部按摩】

配方一 ①腹腔神经丛、肾、输尿管、膀胱；②颈项、肩、斜方肌。治法：用轻中度手法刺激①组反射区各3分钟；用重度手法刺激②组反射区各5分钟。按摩时患者以有得气感为度。每日按摩

1 次，中病即止。主治：颈肌劳损。附记：此法对该症有较好疗效。按摩后患者应以热水浸足，并喝温开水。若能配合局部按摩、热敷，效果更为显著。

配方二　①肾、输尿管、膀胱；②大脑（头部）、颈项、肩、肩胛骨、颈椎、斜方肌。治法：用轻、中度手法刺激①组反射区各 2～3 分钟；用重度手法刺激②组反射区各 3～5 分钟。按摩时患者以有得气感为度。每日按摩 1 次，中病即止。主治：落枕。附记：屡用有效。一般 1～2 次即效。

【足部药疗】

落枕膏　组成：葛根、桂枝、川芎各 30 克，细辛 9 克。用法：上药共研细末，备用。用时每取药 30 克，以白酒调和成软膏状，外敷于双足心涌泉穴和阿是穴（患部）。上盖敷料，胶布固定。每日换药 1 次，5 次为 1 个疗程。主治：落枕。附记：屡用有效。

葛根白芍汤　组成：葛根、桂枝各 30 克，白芍 50 克，甘草 9 克，川芎 15 克。用法：每日 1 剂。头煎内服，日服 2 次；二、三煎（每次加水 500 毫升）泡足，并洗患部。每日 2 次，中病即止。主治：落枕。附记：屡用效佳。

乳　腺　炎

乳腺炎属中医学“乳痈”范畴，是一种急性化脓性疾病。根据发病期不同，又分为外吹乳痈（哺乳期）、内吹乳痈（怀孕期）、乳痈（非哺乳期和怀孕期）三种。统称之为乳痈。

【病因】　“外吹”多因小儿吮乳吹风，或乳汁积滞，不得外流所致。“内吹”多因胎气旺盛、胸满气上、邪热壅滞阳明经所致。“非内外吹”多因假吮乳所致。或因肝郁气滞；或饮食不节、脾失健运、湿热蕴结；或产后血虚、外感风寒热邪、客于乳房、壅滞内郁所致。

【症状】　乳房肿胀疼痛，局部有块或无块，皮肤色白或红，甚则焮红肿痛，继则腐烂化脓。

【足部按摩】

配方一 生殖腺(卵巢)、胸部淋巴结、上身淋巴结、下身淋巴结、胸。治法:用中、重度手法(按压)刺激以上反射区各3～5分钟。按摩时患者以有得气感为度。每日按摩2～3次。中病即止。主治:乳腺炎。附记:用治该病见效甚速,效果甚佳。按摩后患者应以热水浸足,并喝温开水。

配方二 ①肾、输尿管、膀胱;②大脑(头部)、胸、胸部淋巴结、额窦、上身淋巴结。治法:用轻度手法(按揉)刺激①组反射区各3分钟;用重度手法(按压)刺激②组反射区各3～5分钟。按摩时患者以有得气感为度。每日按摩2次,中病即止。主治:乳腺炎。附记:屡用效佳。按摩后患者以热水浸足,并喝温开水。

【足部药疗】

解毒散结膏 组成:蒲公英、夏枯草、露蜂房、浙贝母各30克。用法:上药共研细末,备用。用时每取药末30克,以好醋适量调和成软膏状,外敷双足心涌泉穴和阿是穴(患部)上。上盖敷料,胶布固定。每日换药2次,中病即止。主治:乳痈(急性期)。附记:临床验证效佳。

解毒消肿汤 组成:蒲公英、野菊花各30克,金银花、连翘、丝瓜络、川牛膝各15克。用法:每日1剂。头煎内服,日服2次;二、三煎(每次加水500毫升)泡足,并洗患部,每日2次。主治:乳痈初起。附记:多年使用,有效率达100%。

乳腺小叶增生

乳腺小叶增生又称慢性囊性乳腺病,属中医学“乳癖”范畴,多发生于25—40岁,以乳外上方为多见,是妇外科常见病之一。

【病因】 多因情志内伤、肝郁痰凝、积聚乳房、胃热壅滞所致。或因思虑伤脾、郁怒伤肝,以致冲任不调、气滞痰凝而成。

【症状】 乳房结块,皮色不变,形似鸡卵,质地坚实;或是结节状,边界清楚,活动度大,经年累月不会溃破;在怀孕期,肿块迅速增大,部分有恶变之虑。一般为单个或多个,多发生在一侧或两侧。

【足部按摩】

配方一　①肾、输尿管、膀胱；②脑垂体、生殖腺(卵巢)、子宫、甲状腺、甲状旁腺、胸部淋巴结、上身淋巴结、下身淋巴结、心、肝、肺、脾、胃；③胸、胸部淋巴结、颈椎、胸椎、腰椎、骶骨、尿道及阴道、下腹部、坐骨神经(内侧)。治法：用轻度手法刺激①组反射区各5～10次，约7分钟；以中、重度手法刺激②组反射区各10次，约20分钟；用重度手法刺激③组反射区各10～15次，约25分钟。按摩时患者有酸痛麻胀感。每日按摩1次，每次按摩50分钟，10次为1个疗程。主治：乳房小叶增生。附记：一般坚持按摩5～10个疗程，有较好的疗效。按摩后患者应以热水浸足，并喝温开水。同时要避免忧郁、恐惧，适当参加体育活动；忌食辛辣等刺激性食物。少数患者应定期去医院检查，防止恶变。

配方二　①腹腔神经丛、肾上腺、肾、输尿管、膀胱；②胸、胸部淋巴结、脑垂体、生殖腺(卵巢)、额窦、上身淋巴结。治法：用轻、中度手法刺激① 组反射区各2～3分钟；用重度手法刺激②组反射区各3～5分钟。按摩时患者以有得气感为度。每日按摩1次，每次按摩40分钟，10次为1个疗程。主治：乳腺小叶增生。附记：屡用效佳。但须坚持按摩，按摩后患者应以热水浸足，并喝温开水。在进行足部按摩前，须去医院确诊，排除肿瘤因素。

【足部药疗】

散结膏　组成：露蜂房、山慈菇、黄药子、夏枯草、胆南星、浙贝母、青皮、香附、川红花、川牛膝各15克。用法：上药共研细末，备用。用时每取药末30克，以食醋调和成糊状，外敷于涌泉穴(双)和阿是穴(患部)上，上盖敷料，胶布固定。每日换药1次，10次为1个疗程。主治：乳腺小叶增生(乳癖)。附记：屡用效佳。

老鹳草汤　组成：老鹳草、核桃仁、八角茴香、山慈菇各30克。用法：上药加清水1500毫升，煎沸15分钟后，将药液倒入脚盆内，待温浸泡双足，并洗患部。每日浸泡1～2次，每次30分钟，10次为 1 个疗程。主治:乳癖。附记:屡用有效。

痔

古谓:痔有五,即牡痔、牝痔、肠痔、血痔、脉痔是也。今分混合痔和内痔、外痔。痔类虽多,统以痔疮名之。

【病因】《严氏济生方》云:"多由饮食不节,醉饱无时,恣食肥腻,久坐湿地,性欲耽着,不忍不便,遂成阴阳不和,关格壅塞,风热下行,乃成五痔"。

【症状】肛门生痔,或左或右,或内或外,或状如鼠奶,或形如樱桃,或脓或血,或痒或痛,或软或硬,久之则成瘘矣。

【足部按摩】

配方一 ①肾、输尿管、膀胱;②骶骨、小肠、横结肠;③肛门、直肠及肛门。治法:用轻度手法(揉按)刺激①组反射区各 3~5 分钟;用中度手法(揉按)刺激②组反射区各 3~5 分钟;用重度手法(揉压)刺激③组反射区各 5 分钟。按摩时以患者有得气感为度。每日按摩 1~2 次,每次按摩 35 分钟,10 次为 1 个疗程。主治:痔疮。附记:此法对该病有较好疗效,对预防痔疮至关重要。按摩后患者应热水浸足,并喝温开水。同时注意保持大便通畅,忌食辛辣与生冷食物,忌饮酒等。

配方二 ①腹腔神经丛、肾、输尿管、膀胱;②乙状结肠、肛门、直肠及肛门、肝、胸部淋巴结、上身淋巴结、下身淋巴结。治法:用轻度手法刺激①组反射区各 2~3 分钟;用重度手法刺激②组反射区各 3~5 分钟。按摩时以患者有得气感为度。每日按摩 1 次,每次按摩 40 分钟,10 次为 1 个疗程。主治:痔疮。附记:发作期施用此法有一 定的效果。按摩后患者应以热水浸足,并喝温开水。同时应避免劳累,久站负重;保持大便通畅,少食辛辣,忌烟酒。

【足部药疗】

解毒消肿汤 组成:蒲公英、椿根白皮、土茯苓各 30 克,生地榆 12 克(出血用 30 克),金银花、大黄各 15 克,明矾 9 克,冰片 3

克。用法：每日1剂。上药加清水1500毫升，煎数沸，将药液倒入脚盆内。上午先熏后坐浴30分钟，下午待温浸泡双足30分钟。中病即止。主治：各类痔疮及肛门其他疾病。附记：屡用效佳。坐浴后可配合外涂方涂搽患部。具体方药可详见《百病中医熏洗熨擦疗法》。

急性阑尾炎

急性阑尾炎属中医学“肠痈”范畴，是临床上常见的急腹症之一，尤以青壮年人发病居多。

【病因】　多因热、湿、寒邪挟瘀，积于肠道所致。若由于湿热挟瘀所致则发病迅速，寒湿瘀血互结，郁久化热而起则发病缓慢。

【症状】　初起中上腹或脐周围呈阵发性疼痛，数小时后转移到右下腹天枢穴附近（阑尾所在部位）。呈持续性隐痛，或阵发性绞痛，伴轻微恶寒、恶心、呕吐等胃肠道症状。继则腹痛剧增，高热持续不退等多为酿脓期，若见右下腹有明显肿块，甚则腹部膨胀，转侧闻水声等，则为脓成期。

【足部按摩】

配方一　①腹腔神经丛、肾、输尿管、膀胱；②盲肠、直肠、胃、十二指肠、上身淋巴结、下身淋巴结。治法：用中度手法（按揉）刺激①组反射区各3分钟；用重度手法（揉压）刺激②组反射区各5分钟。按摩时以患者有得气感为度。每日按摩1次，每次按摩40分钟，5次为1个疗程。主治：急性阑尾炎。附记：此法对急性单纯性阑尾炎和化脓性阑尾炎早期有较好疗效，可作为辅助疗法，待病情稳定后行药物治疗或手术。对阑尾脓肿或穿孔者应立即手术根治。按摩后患者应以热水浸足，并喝温开水。

配方二　①腹腔神经丛、肾、输尿管、膀胱、肾上腺；②盲肠、回盲瓣、乙状结肠及直肠、胃、十二指肠、下腹部、腹股沟、下身淋巴结。治法：用中度手法刺激①组反射区各2～3分钟；用重度手法刺激②组反射区各3～5分钟。按摩时以患者有得气感为度。每日按摩1～2次，每次按摩45分钟，5次为1个疗程。主治：急性阑尾炎(早期)。附记：屡用效佳。若转至中期亦可作为辅助疗法。按摩后患者应以热水浸足，并喝温开水。同时要忌食辛辣、生冷及油腻性食物，戒烟酒，避恼怒。

【足部药疗】

解毒消肿汤 组成：金银花、野菊花、蒲公英、薏苡仁各30克，当归、生地榆、川黄柏各15克，生大黄9克。用法：每日2剂，一剂水煎服，日服2次；另一剂加清水1500毫升，煎数沸后，将药液倒入脚盆内，待温浸泡双足，并洗患部。每日2次，每次30分钟。主治：急性阑尾炎。附记：多年使用，一方两用，内外并治，效果颇佳。若配合刺血疗法，可提高疗效。具体方法可详见《刺血疗法治百病》一书。

解毒膏 组成：筋骨草30克，明雄黄15克，巴豆霜、生大黄各9克。用法：上药共研细末，备用。用时每取药末30克，以陈醋调和成软膏状，外敷于两足心涌泉穴和肚脐(或右侧天枢穴)上。上盖敷料，胶布固定。每日换药2次(早、晚各1次)。中病即止。主治：急性阑尾炎。附记：验之临床多效。

静　脉　炎

静脉炎是指静脉内腔的炎症，若伴有血栓形成，又称血栓性静脉炎，是一种较为常见的外周血管病。

【病因】 多因血热壅滞、络损致瘀；或气虚瘀留湿滞所致。现代医学认为，主要是静脉壁受损伤、血流滞缓和血液高凝状态三大因素形成。

【症状】 四肢或大小腿部；或胸腹、下腹部出现硬条索状肿痛；或静脉怒张，同时伴见灰褐色或浅灰色色素沉着；或灼热红肿；或压痛明显。若患在下肢，则行走痛剧。

【足部按摩】

配方一 ①腹腔神经丛、肾、输尿管、膀胱、肾上腺；②颈椎、胸椎、腰椎、骶骨。治法：用中度手法刺激①组反射区各3分钟；用重度手法（推压）刺激②组反射区各10～15次，每次20分钟。按摩时患者以有得气感为度。每日按摩1次，每次按摩30分钟，10次为1个疗程。主治：血栓性静脉炎。附记：该病以早期治疗为宜。此法有止痛效果，中后期仅可作为辅助疗法。按摩后患者应以热水浸足，并喝温开水。同时注意保暖，适当锻炼，并在休息时抬高患肢。

配方二　①肾、输尿管、膀胱、腹腔神经丛；②大脑（头部）、脑垂体、肝、脾、额窦、肘、膝、下腹部、胸、胸部淋巴结、上身淋巴结、下身淋巴结；③颈、胸、腰椎、骶骨、尾骨。治法：用轻度手法刺激①组反射区各2～3分钟；用中、重度手法刺激②组反射区各3～4分钟；用重度手法（推按）刺激③组反射区各15次，约10分钟。按摩时以患者有得气感为度。每日按摩1次，每次按摩45分钟，10次为1个疗程。主治：静脉炎。附记：此法对该病有较好疗效，但仅可作为辅助疗法。治疗应以内治为主，内外并施，可提高疗效。按摩后患者应以热水浸足，并喝温开水。

【足部药疗】

七叶二丹膏　组成：七叶一枝花（取根茎）36克，牡丹皮、赤芍、丹参、当归各15克，细辛9克。用法：上药共研细末，备用。用时每取药末30克，以醋调和成膏状，分作3份。取2份贴敷于双足心涌泉穴上。上盖敷料，胶布固定。每日换药1次，10次为1个疗程。另1份再加醋调和成稀糊，涂搽患处，日涂搽数次。主治：血栓性静脉炎。附记：屡用屡验。有效率达100％。

七叶紫草汤　组成：七叶一枝花（取根茎）30克，紫草20克，红花10克。用法：上药加清水800毫升，煎数沸后，将药液倒入盆内，待温浸泡双足，并洗患部。每日1次，每次30分钟，10次为1个疗程。主治：静脉炎。附记：屡用效佳。

软组织损伤

软组织损伤属中医学“伤筋”范畴。是指除骨骼以外的组织损伤，包括筋膜、肌腱、韧带、脂肪垫、皮下组织、肌肉、关节囊及关节软骨等。在临床上较为常见。

【病因】 多因碰撞、挤压、跌打、牵扯或扭曲、闪挫所致。日久或加上风寒湿邪之侵袭而加重病情。

【症状】 局部肿胀、疼痛，关节活动障碍和损伤有压痛等。腰扭伤已在前面介绍过，此从略。

【足部按摩】

配方一 ①肾上腺、肾、输尿管、膀胱。②颈项、颈椎。③大脑、小脑和脑干、额窦、胸椎、腰椎、骶骨、外尾骨、内尾骨、肩、肘、头颈部淋巴结、胸部淋巴结。治法：用轻、中度手法刺激①组反射区各3～5分钟；再以重度手法(由轻到重)，重点刺激②组反射区各5～7分钟；然后以中度手法刺激③组反射区各2～3分钟。以患者有得气感为度。每日按摩1次，每次按摩30～40分钟，10次为1个疗程。主治：颈肩部软组织慢性劳损。附记：临床屡用，均有较好疗效。若配合理疗和按摩疗法治疗，则疗效更好。

配方二 ①肾上腺、肾、输尿管、膀胱。②损伤处相对应反射区、脊椎。③大脑、小脑和脑干、肝、胸部淋巴结，上、下身淋巴结。治法：用轻、中度手法刺激①组反射区各3～5分钟；再以重手法(由轻到重)重点按摩②组反射区各5～7分钟；然后以中度手法刺激③组反射区各3分钟。以患者有得气感为度。每日按摩1次，每次按摩30～40分钟。恶性5次，慢性10次为1个疗程。主治：急、慢性软组织损伤。附记：多年应用，均可收到较好疗效。若能配合理疗和按摩疗法治疗，则疗效更好。必要时应配合中草药治疗，可缩短疗程，提高疗效。按摩后患者应以热水泡足，并喝温开水1杯，忌食生冷和一切发物。

【足部药疗】

秦红透骨汤　组成：红花、秦艽、赤芍、艾叶、桂枝、防风、山栀子、桑枝、枳壳、川芎、杜仲、透骨草各10克。用法：上药加水5000毫升，煮沸后文火再煎30分钟，将煎液倒入浴盆中，用木棒两根搭于盆口，将患足放入盆中擦洗至水冷为止，每日2次，7天为1个疗程，间隔3～4日后，再行下一个疗程。每剂可用2～3次。主治：足部软组织损伤，肿胀疼痛，青紫瘀斑。附记：屡用效佳，一般轻者3～4天痊愈，重者2～3周痊愈。若伤在他处，待药液温度适宜时，浸泡双足，同时用毛巾蘸药水擦洗伤处，反复擦洗，每日1～2次，每次20～30分钟，效果亦佳。

损伤止痛膏　组成：川芎30克，乳香、没药、血竭各6克，山栀子、大黄各15克。用法：上药共研细末，贮瓶备用。每次取药末40克，用陈米醋适量调和成糊状，外敷于双足心涌泉穴和患部。上盖敷料，胶布固定。每日换药1次，5次为1个疗程。主治：软组织损伤。附记：屡用效佳，一般3～7天可愈。若伤部表皮破者忌敷患处。

肘关节损伤

肘关节损伤，在临床上较为常见。

【病因】　多因碰撞，关节活动时间过长或过度牵拉扭转等外因致伤。若日久不愈，复感风寒湿之邪，痹阻经络，其证愈重。

【症状】　肘关节疼痛、肿胀、萎缩，肘关节活动受限等症。

【足部按摩】

配方一　①肾上腺、肾、输尿管、膀胱。②肘。③颈项、颈椎、胸椎、肩、肩胛骨、额窦、头颈部淋巴结、胸部淋巴结。治法：用轻、中度手法刺激①组反射区各3～5分钟；再以重手法（由轻到重），重点刺激②组反射区10分钟；然后以中度手法刺激③组反射区各3分钟。每日按摩1次，每次按摩30分钟，5次为1个疗程。主治：肘关节扭伤。附记：用本法治疗本病，有一定效果。同时扭伤后24小时以内可予局部冷敷，24小时以后改用局部热敷，有利于消肿止痛。

配方二 ①肾、输尿管、膀胱。②肘、肩、腕。③颈椎、肩胛骨、胸椎、胸部淋巴结、上身淋巴结。治法：用轻、中度手法刺激①组反射区各3分钟；再以重度手法，重点刺激②组反射区各5～7分钟；然后以中度手法刺激③组反射区各3～5分钟。每日按摩1次，每次按摩30分钟，5次为1个疗程。主治：肘关节损伤。附记：屡用有效。若日久不愈者，应配合理疗、按摩、药物等法综合治疗，其效始著。按摩后患者应以热水浸足，并喝温开水1杯。

【足部药疗】

消肿止痛膏 组成：川芎、山栀子、大黄各30克。宿伤加乳香、没药各30克，血竭15克，秦艽30克，桂枝15克。用法：上药共研细末，贮瓶备用。每次取药末50克以陈醋适量调和成糊状，外敷患侧涌泉、劳宫穴和患部。上盖敷料，胶布固定。每日换药1次，5次为1个疗程。主治：肘关节损伤。附记：屡用效佳。一般连敷3～7天即愈。

浴足汤 组成：山栀子、大黄各15克。宿伤加秦艽、片姜黄各15克，当归、红花各10克。用法：上药加水1000毫升，煎沸后改用文火再煎15～20分钟，将药液倒入脚盆内，待温时浸泡双手足20～30分钟，每日早、晚各1次。主治：肘关节损伤。附记：屡用效佳。若加用本方水煎服，每日1剂，则效果更好。

腕关节损伤

腕关节损伤属中医学“伤筋”范畴。在临床上较为常见。

【病因】 因外力撞击、不慎跌倒，强力扭转所致。若日久不愈，复感风寒湿之邪，痹阻经络，其症愈重。

【症状】 腕关节疼痛，或血肿、功能障碍，活动受限，提握无力。

【足部按摩】

配方一 ①肾上腺、肾、输尿管、膀胱。②同侧踝关节相对应反射区。③颈项、肩、肘、颈椎、头颈部淋巴结、胸部淋巴结。治法：

用轻、中度手法按揉①组反射区各 3～5 分钟；再以重度手法（由轻到重），重点刺激②组反射区 10 分钟；然后以中度手法刺激③组反射区各 3 分钟。每日按摩 1 次，每次按摩 25～30 分钟，5 次为 1 个疗程。主治：腕关节扭伤。附记：屡用有效。按摩后患者应以热水泡足，并喝温开水 1 杯。

配方二　①肾上腺、肾、输尿管、膀胱。②肩、肘、同侧踝关节相对应反射区和阿是穴（患部）。③颈项、胸部淋巴结、上身淋巴结。治法：用轻、中度手法刺激①组反射区各 3～5 分钟；再以重度手法（由轻到重）重点刺激②组反射区各 5～7 分钟，按摩阿是穴（患处）5 分钟；然后以中度手法刺激③组反射区各 3 分钟，每日按摩 1 次，每次按摩 30 分钟。5 次为 1 个疗程。主治：腕关节损伤。附记：屡用有效。若日久不愈者，应配合理疗、按摩、药物等法进行综合治疗，其效始著。按摩后患者应以热水泡足，并嘱喝温开水 1 杯。

【足部药疗】　具体方药、用法与“肘关节损伤”同。

腱鞘囊肿

腱鞘囊肿，中医学称为“腕结筋”“筋聚”等，是指发生于关节和腱鞘附近的一种囊肿性疾病。临床以腕关节、踝关节背侧囊肿多见。且伴轻度疼痛者为多见。

【病因】　多因劳损或损伤后，气血阻滞、血不养筋，挟痰瘀聚结而成，现代医学认为是由于滑液从关节囊或腱鞘内向外渗出，使腱鞘囊肿由小而大；或由关节囊或腱鞘的自然向外膨出而形成的疝状物。或是结肠组织内局部胶样变性等因素所致。

【症状】　是一种发展缓慢的小肿块，是圆形或椭圆形，高出皮肤面，初起质软，触诊有轻微波动感。日久纤维化后则可变为较小而硬之肿块，按之有酸胀感或自感无力感。发于腘窝内者，直膝时呈鸡蛋大，屈膝时则在深处，不易触摸清楚。有部分腱鞘囊肿可自行消散，但时间较长。

【足部按摩】

配方一 ①肾上腺、肾、输尿管、膀胱。②患病部位相对应反射区。③肩、肘、额窦、颈椎、胸椎、斜方肌、心、肝、肺、头颈部淋巴结、胸部淋巴结。治法:用轻、中度手法刺激①组反射区各3～5分钟;再以重度手法(由轻到重)重点刺激②组反射区10分钟;然后以中度手法刺激③组反射区各3分钟。每日按摩1次,每次按摩30～40分钟。10次为1个疗程。主治:腱鞘囊肿。附记:坚持治疗,均有较好疗效。若能配合按摩、梅花针叩刺、刺血等法进行综合治疗,则效果尤佳。按摩后患者应以热水泡足,并嘱喝温开水1杯。

配方二 肝、胆、肾。治法:用中、重度手法刺激以上反射区各5～7分钟,每日按摩1次,10次为1个疗程。主治:狭窄性腱鞘炎。附记:屡用效佳。按摩后患者应以热水泡足,并嘱喝温开水1杯。

【足部药疗】

马钱乳没膏 组成:马钱子、制乳香、制没药、生甘草各90克,生麻黄120克,冰片5克。用法:上药共研细末,以凡士林适量混合均匀,调和成软膏状。每取药膏30克,外敷于双足心涌泉穴和患部,敷料覆盖、胶布固定。3日换药1次,连续1～2个月。主治:腱鞘囊肿。附记:此方具有活血化瘀,消肿止痛之功,故屡用效佳。本方有毒,严禁入口。

麻卿浴足汤 组成:徐长卿100克,麻黄30克。用法:上药加清水1500毫升,煎沸后改用文火煎20分钟,将药液倒入盆内,待温浸泡双足,同时用毛巾蘸药液搽洗患部或湿敷。每日1次,每次20～30分钟。主治:腱鞘囊肿。附记:此方有活血化瘀,温经散寒,通络止痛之功。故屡用效佳。

梨状肌综合征

梨状肌综合征,是指由梨状肌的急、慢性损伤刺激和压迫周围血管神经而引起下肢疼痛的症状。

【病因】 多有下肢扭伤史。多因大腿过度外展、外旋及由蹲位直立时，一有不当会使梨状肌拉长或过度牵拉而损伤，加之局部复感受风、寒、湿之邪，痹阻经络所致。

【症状】 腰臀部疼痛或一侧臀深部酸胀感，自觉患肢变短，走路跛行，重者痛如刀割，彻夜难眠。梨状肌位置上可扪及条索状物，伴有压痛。

【足部按摩】

配方一 ①髋关节、肾上腺、肾、腰椎、骶骨、臀、坐骨神经。②昆仑、束骨、地五会。治法：用中度手法刺激①组反射区各5分钟；再以中度手法按压②组穴位各50～100下。每日按摩1次，每次按摩40分钟。10次为1个疗程。主治：梨状肌综合征。附记：屡用有效，久治效佳。

配方二 ①肾上腺、肾、输尿管、膀胱。②髋关节、臀、坐骨神经、腰椎。③骶骨、尾骨、昆仑、束骨、地五会。治法：用轻、中度手法刺激①组反射区各3～5分钟；再以中、重度手法重点刺激②组反射区各5～7分钟；然后以中度手法刺激③组反射区各3分钟，再按压昆仑、束骨、地五会穴各50～100下。每日按摩1次，每次按摩30～40分钟，10次为1个疗程。主治：梨状肌综合征。附记：屡用效佳，一般1～3个疗程即效或痊愈。按摩后患者应以热水泡足，并嘱喝温开水1杯。

【足部药疗】 具体方药及用法，可参用“软组织损伤”和“腰扭伤”足部药疗方。

五、皮肤科疾病

痤　疮

痤疮又称“青春痘”“青春蕾”，或称“面生粉刺”。该病多发生于男女青春期，且以女性为多。该病好发于面部、上胸部等，尤以颜面部为多。

【病因】 多因肺热熏蒸、血热郁滞肌肤所致。或过食炙煿、膏粱厚味、脾胃积热、上蒸皮肤；或因腠理不密，外涂化妆品刺激；或沥青黏着皮肤等因所致。

【症状】 初起为疙瘩，形如粟米，多呈分散与毛孔一致的小丘疹或黑头丘疹，周围色赤肿痛，用手挤压后，有米粒样白色粉汁；有时疹顶部出现小脓疱；有的可形成脂瘤或疖肿。病程缠绵，此愈彼起。一般在28—30岁自然消失。因化妆品等引起的停用3个月后会即渐渐消失。

【足部按摩】

配方一 ①肾、输尿管、膀胱；②大脑（头部）、小脑及脑干、额窦、三叉神经、上颌、下颌、胸部淋巴结、上身淋巴结、下身淋巴结；③肺、小肠、胃、肝、脑垂体、前列腺或子宫、生殖腺（睾丸或卵巢）、甲状腺。治法：用中等力度手法刺激①组反射区各5次，约5分钟；用中等力度手法刺激②组反射区各5～10次，约15分钟；用重度手法刺激③组反射区各10次，约25分钟。按摩时以患者有得气感为度。每日按摩1次；每次按摩45分钟，10次为1个疗程。主治：痤疮。附记：此法对该病有较好疗效。按摩后患者应以热水浸足，并喝温开水。同时要注意皮肤卫生，用硫黄香皂洗脸，节制饮食，少吃肥肉、蛋黄与甜食；多饮水，多吃蔬菜与水果，戒烟酒，忌食辛辣刺激性的食物，适当活动，保持乐观。

配方二 ①肾、输尿管、膀胱、肾上腺；②大脑、脑垂体、甲状腺、肝、胃、十二指肠、额窦、前列腺、生殖腺、上身淋巴结、下身淋巴结。治法：用中度手法刺激①组反射区各2分钟；用重度手法刺激②组反射区各3～5分钟。按摩时以患者有得气感为度。每日按摩1次，每次按摩40分钟，10次为1个疗程。主治：痤疮。附记：屡用效佳。按摩后患者应以热水浸足，并喝温开水。同时患部忌挤压，饮食宜清淡、忌食辛辣肥甘之品。

【足部药疗】

二仁消刺膏　组成：白果仁、薏苡仁各30克，紫草15克，冰片5克。用法：上药共研细末，备用。用时每取药末30克，以鸡蛋清适量调和成软膏状，分作3份。2份贴敷于涌泉穴(双)上，上盖敷料，胶布固定。每日换药1次，10次为1个疗程。另一份涂搽患部，日涂数次。主治：痤疮。附记：屡用效佳。一般1～2个疗程即可见效或痊愈。

桑紫煎　组成：桑叶、蒲公英、紫草各30克，川红花9克。用法：上药加清水500毫升，煎数沸后，将药液倒入脚盆内(另盛一碗备用)，待温浸泡双足。每日浸泡1次，每次30分钟。同时，用药棉蘸药水擦洗患部，反复擦洗，至微充血为度。10次为1个疗程。主治：痤疮。附记：屡用皆效。

湿　疹

湿疹一般分急性和慢性两大类。根据该病有广泛性和局限性发病特点，中医学又有“浸淫疮”“血风疮”“粟疮”“旋耳疮”“肾囊风”“四弯风”和“乳头风”等的命名。该病一年四季均有发生，是临床常见多发病。

【病因】　多因饮食内伤，或外感湿热之邪；或脾虚失运、素体蕴湿、郁久化热、湿热壅遏而导致湿热相搏；或挟风邪、厉风、湿热，客于肌肤所致。慢性多由急性失治迁延转化而成，或因血虚、风骤或因脾湿所致。

【症状】　周身或胸背、腰腹四肢或阴囊、肛门出现红色疙瘩；或皮肤潮红而有集簇或散发性粟米大小之红色疱疹；或丘疹水疱、瘙痒；或皮肤溃烂，渗出液较多，常伴有便干溺赤，口渴、心烦等症；慢性多经常反复发作、缠绵不愈。且多出现鳞屑、苔藓样化等损害，皮损处有融合及渗出的倾向。

【足部按摩】

配方一　①肾、输尿管、膀胱、腹腔神经丛；②甲状旁腺、肾上腺、脾、胸部淋巴结、上身淋巴结、下身淋巴结。治法:用中度手法(揉压)刺激①组反射区各3~5分钟;用中度手法(按揉)刺激②组反射区各3~5分钟。按摩时以患者有得气感为度。每日按摩1~2次,每次按摩35分钟,5次为1个疗程。主治:湿疹。附记:屡用有效。按摩后患者应以热水浸足,并喝温开水。同时饮食宜清淡,多吃水果、蔬菜,少喝茶、饮酒。

配方二 ①肾、输尿管、膀胱;②大脑(头部)、脑垂体、小脑及脑干、三叉神经、额窦、肝、胆囊、胃、小肠、前列腺或子宫、生殖腺(睾丸或卵巢)、腹腔神经丛;③肾上腺、甲状腺、甲状旁腺、肺、脾、胸部淋巴结、上身淋巴结、下身淋巴结。治法:用中、重度手法刺激①组反射区各5~10次,约7分钟;用中、重度手法刺激②组反射区各5~10次,约25分钟;用重度手法刺激③组反射区各10次,约20分钟。按摩时患者以有麻木刺痛感为度。每日按摩1次,每次按摩50分钟。10次为1个疗程。主治:湿疹。附记:此法对该病有较好疗效。按摩后患者以热水浸足,并喝温开水。同时要保持创面清洁,防止继发感染;穿着不宜过暖;饮食宜清淡,忌食辛辣和刺激性食物,戒烟酒,多活动。

【足部药疗】

土茯苓膏 组成:土茯苓、苦参、明矾、金银花各30克,丹参、蛇床子各15克,防风10克,冰片3克。用法:上药共研细末,备用。用时,每取药末30克,以香油调和成稠糊状,分作3份。2份贴敷于双足心涌泉穴上。上盖敷料,胶布固定。每日换药1次,10次为1个疗程。同时用另1份涂搽患部,日涂数次。主治:急慢性湿疹。附记:临床屡用,屡收良效。

湿疹特效方 组成:苦参50克,百部、白鲜皮各30克,雄黄5~10克。用法:上药加水1500毫升,煎沸15分钟,将药液倒入脚盆内,待温浸泡双足,同时搓洗患部。每日3次,每次25分钟。中病即止。主治:各类湿疹。附记:此方有祛湿杀虫、止痒敛皮之功,故一般用药1~2个疗程即愈,治愈率达100%。无不良反应。

今加用浴足，奏效尤捷。

荨　麻　疹

荨麻疹又称风疹块，古谓“瘾疹”。该病可发生在身体任何部位上，无论男女老幼均可发病，是临床常见多发皮肤病。

【病因】　致因甚多，概之有三：①外感风、湿、热之邪，客于肌肤；②饮食不节、湿热内蕴、复感风邪、搏于肌肤；③血虚风燥等因所致。

【症状】　皮肤出现鲜红色，或苍白色风团，时隐时现。多为局限性、大小不等的扁平隆起，小如麻粒，大如豆瓣，剧痒、灼热，或如虫行皮中，瘙痒，抓之增大、增多，甚则融合成环状、地图状及各种形状，边缘清楚，周围充血红晕，且又随消随现。慢性可反复发作，经年不愈。

【足部按摩】

配方一　①肾、输尿管、膀胱；②大脑(头部)、额窦、小脑及脑干、三叉神经、心、上颌、下颌、喉与气管及食管、脑垂体、胸部淋巴结、上身淋巴结、下身淋巴结、扁桃体、生殖腺(睾丸或卵巢)；③胃、小肠、腹腔神经丛、肾上腺、甲状旁腺、肝、脾、肺及支气管。治法：用中重度手法刺激①组反射区各 10 次，约 10 分钟；用中等力度手法刺激②组反射区各 5～10 次，约 20 分钟；用重度手法刺激③组反射区各 10 次，约 25 分钟。按摩时患者有酸麻痛感。每日按摩 1 次，每次按摩 55 分钟，10 次为 1 个疗程。主治：荨麻疹。附记：屡用效佳。能够改善过敏体质，抗过敏，去皮疹。按摩后患者应以热水浸足，并喝温开水。同时在发病期饮食宜清淡，不吃鱼、虾、蟹、蛋，忌食生冷与辛辣食物；避免精神紧张。慢性患者可试用黑芝麻加黄酒少许隔水蒸，冷却后加蜂蜜食用。

配方二　①腹腔神经丛、肾、输尿管、膀胱；②脑垂体、甲状腺、甲状旁腺、脾、胃、十二指肠、小肠。治法：用中度手法刺激①组反射区各 3 分钟；用重度手法刺激②组反射区各 3～5 分钟。按摩时以患者有得气感为度。每日按摩 1 次,每次按摩 45 分钟,10 次为 1 个疗程。主治:荨麻疹。附记:此法对该病有较好疗效。按摩后患者应以热水浸足,并喝温开水。同时注意饮食宜清淡,忌食辛辣、腥发之品。

【足部药疗】

三子消疹膏 组成:蛇床子、大风子、地肤子、川黄柏、蝉蜕各 30 克,荆芥、牡丹皮各 15 克。用法:上药共研细末,备用。用时每取药末 20 克,以酒水各半调和成软膏状,外敷于双足心涌泉穴上。上盖敷料,胶布固定。每日换药 1 次,5 次为 1 个疗程。同时又取药末 5 克,与热米饭做成饭团,反复搓患部 10 分钟左右,每日 2 次。主治:荨麻疹。附记:屡用效佳。

消疹浴足方 组成:①蝉蜕、桑叶各 30 克,牡丹皮 9 克;②当归、玄参各 20 克,荆芥、防风各 9 克。用法:随证选方,加清水 500 毫升,煎数沸后,将药液倒入脚盆内,待温浸泡双足,同时搓洗患处。每日浸洗 1～2 次,每次 25 分钟,5 次为 1 个疗程。主治:荨麻疹(急性用方①,慢性用方②)。附记:屡用有效。

带状疱疹

带状疱疹是一种由病毒引起的急性皮肤传染病。中医学根据发病部位不同、命名亦异。如发于腰部的名“缠腰火丹”或“蛇串疮”;发于头面的或其他部位的,名“蛇丹”或“火丹”。该病以春秋季发病较多。好发于胸胁部、腰部和头面部。愈后不留瘢痕。

【病因】 多因肝胆风热或湿热内蕴、客于肌肤所致。

【症状】 起病突然,患部处起索带状、刺痛、灼热,水疱大小如绿豆和黄豆样,累累如串珠,聚集一处或数处,沿神经分布,排列成带状,但多局限身体一侧,基底发红,疱群之间皮肤正常。疱液初为透明,渐浑浊,间有出血。初起多伴有轻度发热,疲乏无力,食欲缺乏等全身症状。临床所见,该病有干湿不同,红黄之辨。干者色红,多属肝胆风热;湿者色黄,多属肝脾湿热。

【足部按摩】

配方一　①肾、输尿管、膀胱；②肾上腺、脑垂体、甲状腺、甲状旁腺、扁桃体；③肺及支气管、鼻、肝、胆囊、脾、上身淋巴结、下身淋巴结。治法：用轻度手法慢速刺激全足反射区各一遍；用轻度手法刺激①组反射区各5次，约5分钟；用中、重度手法刺激②组反射区各5～10次，约15分钟；用重度手法刺激③组反射区各10次，约20分钟。按摩时患者有酸痛麻胀感。每日按摩1次，每次按摩45分钟，10次为1个疗程。主治：带状疱疹。附记：此法对该病有较好疗效。按摩后患者应以热水浸足，并喝温开水。同时饮食宜清淡、易消化，增加营养，提高免疫力；禁忌酒、辣、酸等有刺激性食物。

配方二　①腹腔神经丛、肾、输尿管、膀胱、肾上腺；②甲状旁腺、脑垂体、额窦、扁桃体、肝、脾、肺及支气管、胸部淋巴结、上身淋巴结、下身淋巴结、腰椎、骶椎。治法：用中度手法刺激①组反射区各3分钟；用重度手法刺激②组反射区各3～5分钟。按摩时以患者有得气感为度。每日按摩1次，每次按摩50分钟，10次为1个疗程。主治：带状疱疹。附记：屡用效佳。一般可配合药物外治，以提高疗效。按摩后患者应以热水浸足，并喝温开水。禁忌同上。

【足部药疗】

雄黛解毒膏　组成：雄黄、青黛各15克，明矾9克，蜈蚣(瓦焙干)5条，冰片3克。用法：上药共研细末，备用。用时，每取药末30克，以香油调和成稠糊状，分作3份。2份贴敷于双足心涌泉穴上。上盖敷料，胶布固定。每日换药1次，10次为1个疗程。取另一份涂搽患处，日数次。主治：带状疱疹。附记：临床验证多效。

解毒利湿汤　组成：蒲公英、马齿苋、龙胆草、土茯苓各30克，柴胡10克。用法：上药加清水1500毫升，煎数沸后将药液倒入足盆内，待温浸泡双足，一边擦洗患部。每日浸洗1～2次，每次30分钟。中病即止。主治：带状疱疹(湿性)。附记：屡用效佳。若系干性带状疱疹，可依上方去龙胆草、土茯苓，加桑叶、白茅根各15

～30 克。

银　屑　病

银屑病属中医学的“牛皮癣”“白疕”等病范畴，是一种慢性皮肤病。病多缠绵，根治颇难。该病好发于四弯处（颈项部、肘、膝、腘窝）、上眼睑、会阴及大腿内侧等处，但十之八九在项部，亦有多处发生。无论男、女老幼皆可发病。

【病因】　多因风、湿、热之邪蕴阻肌肤所致。或营血不足、血虚生风化燥、皮肤失养所致。且常与情绪波动有关。

【症状】　局部皮肤（皮损区），始如扁平丘疹，干燥而结实，皮色正常或灰褐色，久之丘疹融合成片，逐渐增大、增厚，状如牛领之皮，厚而且坚、附有多层银白色鳞屑，自觉阵发性奇痒。搔之不知痛楚，或皮损波动之时，瘙痒随之加剧，且易复发。

【足部按摩】

配方　①肾、输尿管、膀胱、尿道及阴道；②大脑（头部）、额窦、三叉神经、小脑及脑干、腹腔神经丛、胃、胰、十二指肠、小肠、肝、胆囊；③脾、上身淋巴结、下身淋巴结、脑垂体、肾上腺、甲状旁腺、肺及支气管、喉与气管及食管、膈（横膈膜）、鼻。治法：用轻度手法快速刺激全足反射区一遍；然后用中等力度手法刺激①组反射区各 5 次，约 8 分钟；用中、重度手法刺激②组反射区各 5～10 次，约 25 分钟；用重度手法刺激③组反射区各 10 次，约 35 分钟。按摩时患者有酸痛痒感。每日按摩 1 次，每次按摩 70 分钟，10 次为 1 个疗程。主治：银屑病（牛皮癣）。附记：此法对该病有较好疗效，但须坚持按摩。按摩后患者应以热水浸足，并喝温开水。同时，急性期患者应防止外伤；饮食宜清淡且易消化；多吃含维生素丰富的食物；忌食辛辣，如大蒜、酒；禁忌食鱼、虾、蟹等。

【足部药疗】

克银膏　组成：生南星、生半夏、土槿皮、雄黄、乌梢蛇各 30 克，川黄柏、大风子、斑蝥各 15 克，冰片 3 克。用法：上药共研细末，备用。用时，每取药末30克，以食醋（或麻油）调和成软膏状，分作3份。取2份贴敷于涌泉穴（双）上。上盖敷料，胶布固定。或加贴阿是穴（患部），或用本膏涂搽患处，日数次。每日换药1次，10次为1个疗程。主治：银屑病。附记：屡用有效。一般1～2个疗程即可见效，3～5个疗程可愈。此方有毒，不可入口。

大风子汤　组成：大风子、苦参、野菊花、马齿苋、草烟叶各30克，土槿皮、侧柏叶各15克，明矾9克，冰片5～15克。用法：上药加清水1500毫升，煎沸10分钟，将药液倒入脚盆内，待温浸泡双足，并擦洗患处。每日浸洗1～2次，每次20～30分钟，10次为1个疗程。主治：牛皮癣、鱼鳞癣。附记：临床验证有效。

神经性皮炎

神经性皮炎是一种慢性炎性皮肤病，属中医学的“顽癣”“湿癣”“干癣”“风癣”“刀癣”等病范畴，又称“癞皮疯”。常好发于头、眼睑、颈部、背部、肩前臂外侧、腰和阴部等处。

【病因】　多因风、湿、热毒之邪，蕴于肌肤、阻滞经络，日久生风化燥，热伤阴、阴生燥，致皮肤失于濡养所致；或继发于慢性皮肤病后期而致。

【症状】　局部阵发性皮肤瘙痒，入夜尤甚，慢性皮肤增厚，皮沟加深和多角形丘疹，或并呈苔藓样变。

【足部按摩】

配方一　①腹腔神经丛、肾、输尿管、膀胱、肾上腺；②肺及支气管、小肠、肝、心、大脑、脑垂体。治法：用中度手法刺激①组反射区各3分钟；用重度手法刺激②组反射区各3～5分钟。按摩时以患者有得气感为度。每日按摩1次，每次按摩45分钟，10次为1个疗程。主治：神经性皮炎。附记：此法对该病止痒效果好，但根治颇难。按摩后患者应以热水浸足，并喝温开水。同时尽量避免搔抓；忌食辛辣腥发之品。

配方二　①肾、输尿管、膀胱、尿道及阴道；②大脑（头部）、脑垂体、三叉神经、扁桃体、额窦、甲状腺、肺及支气管、心、肝、脾。治法:用中度手法刺激①组反射区各3分钟;用重度手法刺激②组反射区各3～5分钟。按摩时以患者有得气感为度。每日按摩1次,每次按摩50分钟,10次为1个疗程。主治:神经性皮炎。附记:屡用皆效。

【足部药疗】

顽癣散 组成:樟脑6克,铅粉、硫黄、雄黄各3克,白砒1.5克,斑蝥10只,全蝎30克,生草乌1个。用法:上药共研细末,备用。用药前,先将患处用新鲜羊蹄根蘸醋擦至局部起红晕为止。属湿性流津者,可将此散直接撒于患处。属干性无津者,取此散用香油调匀涂搽患处。每日1次,至愈为度。主治:神经性皮炎。附记:此方有祛风止痒、解利湿毒之功,故屡用效佳,一般数剂即愈。同时笔者配用敷足方:白鲜皮、紫草各30克,蝉蜕9克,薏苡仁30克,川牛膝9克。共研细末,备用。每取药末20克,以醋调和成膏状,贴敷涌泉穴(双)。上盖敷料,胶布固定。每日换药1次,10次为1个疗程,效果尤佳。

消炎汤 组成:苦参、蛇床子、地肤子、白鲜皮、川黄柏、明矾各30克,川椒、陈艾叶各15克,冰片(分次冲化)10克。用法:上药共研粗末,加清水1000毫升浸泡30分钟后,煎沸入冰片冲化,将药液倒入脚盆内先熏后洗患处,再浸泡双足(原为坐浴)。每日浸洗1～2次,每次15～30分钟。主治:神经性皮炎、日光性皮炎、急性银屑病、皮肤瘙痒症、干癣、足癣、荨麻疹、慢性湿疹等。附记:共治疗上症53例,痊愈13例,显效27例,好转8例,无效5例。此方有清热燥湿、祛风止痒之功,故用之多效。此方适用范围广泛,若能随病症加减应用,用之临床,都可取得较好的疗效。

皮肤瘙痒症

皮肤瘙痒症,临床一般分为广泛性和局限性两种,是临床常见皮肤病。

【病因】 多因湿热蕴于肌肤，不得疏泄所致，此以青年人所犯为多见。又血虚生风，以致生风、生燥，肌肤失养所致，此以老年人居多。

【症状】 皮肤阵发性瘙痒，往往以晚间为重，难以遏制，每次延及数分钟或数小时。多呈现抓痕，表皮剥落，直至皮破血流、疼痛、皲裂、潮红、湿润血痂，甚则皮肤增厚，呈现色素沉着、湿疹化和苔藓化样变等。常常伴有夜寐不安、白天精神不振等。

【足部按摩】

配方一 ①肾、输尿管、膀胱；②大脑(头部)、小脑及脑干、额窦、三叉神经、胸、上身淋巴结、下身淋巴结、肺及支气管；③脑垂体、肾上腺、甲状腺、甲状旁腺、肝、心。治法：用轻度手法快速刺激双足反射区一遍，约 15 分钟；用轻度手法刺激①组反射区各 5 次，约 7 分钟；用中度手法刺激②组反射区各 5～10 次，约 10 分钟；用重度手法刺激③组反射区各 10 次，约 20 分钟。按摩时患者有酸痛麻胀感。每日按摩 1 次，每次按摩 50 分钟，10 次为 1 个疗程。主治：老年性皮肤瘙痒症。附记：此法对该病有较好疗效。按摩后患者以热水浸足，并喝温开水。同时，患者在治疗期间忌饮酒类，忌食辛辣、大蒜与鱼、虾、蟹，少饮咖啡、可可与浓茶；多食蔬菜与水果。早餐可食用桃仁粳米粥，佐以黄豆或黑豆，用以养血润肤。避免劳累与精神刺激，适当参加文体活动。

配方二 ①肾、输尿管、膀胱、腹腔神经丛；②大脑(头部)、脑垂体、额窦、甲状腺、肺与支气管、心、肝、脾、上身淋巴结、下身淋巴结。治法：用轻度手法刺激①组反射区各 3 分钟；用中、重度手法刺激②组反射区各 3～5 分钟。按摩时以患者有得气感为度。每日按摩 1 次，每次按摩 50 分钟，10 次为 1 个疗程。主治：皮肤瘙痒症。附记：屡用有效。应配合药物外治，其效始著。按摩后患者以热水浸足，并喝温开水。禁忌同上。

【足部药疗】

活血止痒膏 组成：红花、桃仁、杏仁、生栀子、荆芥、地肤子、白鲜皮各15克。湿热偏重加苦参30克,血虚偏甚加丹参30克。用法:上药共研细末,备用。用时,每取药末30克,以蜂蜜调和成软膏状,外敷于涌泉穴(双)和肚脐上。上盖敷料,胶布固定。每日换药1次,5天为1个疗程。主治:皮肤瘙痒症。附记:屡用效佳。一般用药1～3个疗程,即可见效或痊愈。

止痒浴足方 组成:蛇床子、地肤子、大风子各30克,荆芥、防风、白矾各10克。用法:上药加清水1000毫升,煎沸5～10分钟后,将药液倒入脚盆内,待温浸泡双足,并擦洗患部。每日浸洗1～2次,每次30分钟。每剂可连用6次。主治:皮肤瘙痒症。附记:一般连用10天左右即愈。又此方加苦参、土茯苓各15克,如上法用之,或加坐浴,用治肛门、阴部瘙痒,效佳。

稻田性皮炎

稻田性皮炎多见于农忙季节,好发于手指间及手背、足趾间及小腿部。

【病因】 多因手足浸泡在泥水中被湿毒气所袭,客于肌肤所致。

【症状】 手与足部发热、肿胀、浸渍发白、丘疹、水疱,奇痒难忍,继则表皮剥脱、糜烂、渗液、疼痛。

【足部按摩】

配方 ①肾、输尿管、膀胱、腹腔神经丛;②大脑(头部)、额窦、肺及支气管、甲状腺、脾、上身淋巴结、下身淋巴结。治法:用中度手法刺激①组反射区各3分钟;用中、重度手法刺激②组反射区各3～5分钟。按摩时以患者有得气感为度。每日按摩1～2次,每次按摩40分钟。中病即止。主治:稻田性皮炎。附记:屡用有效,若配合药物外治,效果颇佳。按摩后患者应以热水浸足,并喝温开水。同时在治疗期间应停止在稻田作业。

【足部药疗】

二矾膏 组成:明矾30克,密陀僧、枯矾各10克,冰片3克。

用法：上药共研细末，备用。用时每取药末30克，以香油调和成稠糊状，分作3份。2份贴敷于双足底涌泉穴上。上盖敷料，胶布固定。每日换药1次。中病即止。同时取另1份药膏涂擦患部，日涂数次。主治：稻田性皮炎。附记：屡用屡验，效佳。

脑矾煎　组成：明矾、樟脑、千里光、野菊花各30克。用法：上药加清水1500毫升，煎数沸后，将药液倒入脚盆内，待温浸泡双足与双手，并擦洗小腿部。每日浸洗2次，每次15～30分钟。中病即止。主治：水田皮炎。附记：屡用效佳。

黄　褐　斑

黄褐斑俗称"蝴蝶斑"，中医学称"肝斑"，是发生于面部的一种色素沉着性皮肤病。好发于颧、鼻、额及口周围，在临床上较为多见。

【病因】　多因忧思恼怒，肝气郁结；或肾阳不足、阴气弥漫，或两者结合均可使血瘀颜面而成斑；或因脾气不足，气血未能使颜面润泽而致。该病多与女性激素代谢失调有关。

【症状】　面部黄褐色，或淡黑色，咖啡色的斑片，形状不同，大小不等，对称分布，小如蚕豆，大如铜钱。边缘清楚，表面光滑，无鳞屑，无炎症，无自觉症状。

【足部按摩】

配方一　①肾、输尿管、膀胱；②大脑（头部）、小脑及脑干、额窦、三叉神经、胰、胃、肝、胆囊、十二指肠、小肠、腹腔神经丛；③肾上腺、脑垂体、甲状腺、生殖腺（睾丸或卵巢）、前列腺或子宫、上身淋巴结、下身淋巴结。治法：用中等力度刺激①组反射区各5次，约5分钟；用中、重度手法刺激②组反射区各5～10次，约20分钟；用重度手法刺激③组反射区各10次，约10分钟。按摩时患者有酥痒痛感。每日按摩1次，每次按摩35分钟，10次为1个疗程。主治：黄褐斑。附记：用此法防治黄褐斑有较好疗效。按摩后患者应以热水浸足，并喝温开水。若配合药物内外治疗，可提高疗效。同时注重自我保健，防止暴晒，并少用化妆品；每次洗脸在水中加一匙食醋，有助于美化面容。同时饮食宜清淡，多食富含维生素E的食物。

配方二 ①腹腔神经丛、肾、输尿管、膀胱、肾上腺；②大脑（头部）、脑垂体、三叉神经、扁桃体、额窦、肺及支气管、鼻、肝、脾、甲状腺、生殖腺（睾丸或卵巢）、上身淋巴结、下身淋巴结。治法：用中度手法刺激①组反射区各3分钟；用重度手法刺激②组反射区各3～5分钟。按摩以患者有得气感为度。每日按摩1次，每次按摩50分钟，10次为1个疗程。主治：黄褐斑及其他色斑。附记：屡用有效，久用效佳。按摩时患者应以热水浸足，并喝温开水。同时用药期间忌食辛辣及烟酒。

【足部药疗】

消斑膏 组成：乳香、没药、山甲珠、葛根、山楂、厚朴、鸡血藤各100克，桂枝、甘草各30克，细辛、冰片各15克，白芍150克。用法：山楂、葛根、甘草、白芍及鸡血藤水煎3次，去渣过滤，混合浓缩为糊状。山甲珠、厚朴、细辛及桂枝研为细末，乳香、没药溶于75%～95%乙醇中，除去杂质。然后将三者混合，烘干，再研为极细末，加入冰片末，调匀研细，装瓶密封备用。用时取药末10克，分别置于涌泉穴（双）和神阙穴上，按紧，加药棉压紧，胶布固定。每3～7天换药1次，连用6～7次。主治：黄褐斑。附记：此方原为敷脐方，今加敷涌泉穴，验之临床，颇有效验。

加味五白散 组成：青嫩柿树叶100克，天花粉30克，白僵蚕、白及、白蔹、白附子、香白芷各10克。用法：上药共研细末，备用。用时：①取药末30～50克置入脚盆中，冲入开水500毫升，盖盆。待温后浸泡双足30分钟。再用加温即可，每日浸泡2次。②取药末15克，用凡士林调匀，涂搽患部，日涂数次，10天为1个疗程。主治：黄褐斑及其他色斑。附记：此方有活血通经、祛风、祛斑、增白之功，故临床屡用，均获良效。

脱　　发

脱发，根据临床表现，一般分为斑秃、早秃、脂溢性脱发3种。斑秃，中医学称“油风脱发”；早秃、脂溢性脱发，中医学称“发蛀脱发”。脱发是一种常见皮肤病。

【病因】“油风脱发”多因血虚不能随气、营养肌肤，以致腠理不密、毛孔开张、风邪乘虚侵入，风盛血燥、发失所养，以致发枯而脱，与情绪抑郁、劳伤心脾也有关系。而“发蛀脱发”，多因肾精不足所致。也与思虑过度、劳伤心脾，以及阴虚热蕴、蕴湿积热、湿热上蒸所致发根不固有关。

【症状】头顶部或局部或大部头发突然或逐渐脱落成片，痒如虫行，皮肤光亮，或脱白屑，或肤湿润如油等。

【足部按摩】

配方一　①腹腔神经丛、肾、输尿管、膀胱、肾上腺；②大脑（头部）、肺及支气管、前列腺或子宫。斑秃加生殖腺（睾丸或卵巢）、脂溢性脱发加心、脾、肝。治法：用中度手法刺激①组反射区各3分钟；用中、重度手法刺激②组反射区各3～5分钟。按摩时以患者有得气感为度。每日按摩1次，每次按摩35分钟，10次为1个疗程。主治：脱发。附记：此法对该病有一定的疗效。按摩后患者应以热水浸足，并喝温开水。同时应注意劳逸结合，保证睡眠充足，忌食辛辣肥厚之品，忌用肥皂洗头。保持大便通畅；注意头部卫生，常用温水洗头，并日光照射等。

配方二　①肾、生殖腺（睾丸或卵巢）、肾上腺、大脑（头部）。斑秃加腹腔神经丛；②胃、十二指肠、胰、小肠、横结肠、降结肠、直肠、生殖腺（睾丸或卵巢）。治法：上为2方。方①用中、重度手法（按揉）刺激以上反射区各5～8分钟。尤其是大脑（头部）反射区应用力按揉。斑秃者加揉腹腔神经丛反射区5分钟。每日按摩1～2次。方②用中、重度手法（揉压）刺激以上反射区各3～5分钟，每日按摩1次。按摩时以患者有得气感为度。每次按摩35分钟,10 次为 1 个疗程。主治:脱发。附记:此法对该病有较好疗效。按摩后患者应以热水浸足,并喝温开水。加减:①若呈 U 字形脱发者,应加揉足第 2 趾、第 3 趾,每次 15～20 分钟,每日 1～2 次。②斑秃并伴有高血压者,应加揉搓足第 4 趾,每次 10～15 分钟,每日 2 次。③早秃、脂溢性脱发,伴腰酸乏力、头晕目眩,潮热盗汗者,加压揉足小趾 15～20 分钟,每日 1～2 次。又白发,可取肾上腺、肾、输尿管、膀胱、肺与支气管、心、肝反射区各 5 分钟给予中度手法刺激。每日按摩 1 次。只要坚持下去,持之以恒,必日见其功,效佳。

【足部药疗】

养血生发膏 组成:红花、干姜、骨碎补各 60 克,当归、赤芍、紫草根、侧柏叶各 30 克,丹参 80 克,藁本 15 克。用法:上药共研细末,备用。用时每取药末 30 克,以白酒适量调和成糊状,分作 3 份。2 份贴敷涌泉穴(双)上。上盖敷料,胶布固定,每日换药 1 次,同时取另一份药膏涂搽患处,日涂 3 次。10 天为 1 个疗程。主治:脱发(斑秃)。附记:临床验证有效。一般连用 3 个疗程即可见效。

生发汤 组成:黑芝麻梗、楮树叶各 50 克,祁艾、菊花、薄荷、防风、藁本、藿香、甘松、蔓荆子、荆芥各 9 克。用法:上药加清水 2000毫升,煎沸 15 分钟后,将药液分别倒入两盆中,待温,一盆浸泡双足,一盆温洗患处。每日 1～2 次,每次 30 分钟,15 次为 1 个疗程。主治:脱发。附记:此方系笔者根据《外科正宗》海艾汤加黑芝麻梗、楮树叶而成。下浸上洗,奏效尤捷。

丹　毒

丹毒系由链球菌感染所引起的急性皮肤和皮下组织感染的一种急性皮肤病,且有反复发作的特点。中医学亦称"丹毒"。由于发病部位不同又有不同的命名。如发于头面部者称抱耳火丹;发于躯干者称内发丹毒;发于两腿者称腿游风;发于胫踝者称流火;

新生儿丹毒则称赤游风。

【病因】　多因血分有热、火毒侵犯肌肤；或肝脾湿热下注、化火生毒，客于肌肤所致。若兼湿邪、郁蒸血分，经常复发，缠绵不愈。发于头面、上肢者，多为热毒，发于下肢者，多兼湿热。

【症状】　发病急骤，皮肤红肿疼痛，色如丹涂脂染，边界分明，多发于颜面、小腿、前臂等处，且多伴有寒战、高热和全身不适等症状。

【足部按摩】

配方　①肾、输尿管、膀胱、腹腔神经丛；②大脑(头部)、脑垂体、额窦、肺及支气管、肝、脾、心、上身淋巴结、下身淋巴结。治法：用中度手法刺激①组反射区各3～5分钟；用重度手法刺激②组反射区各3～5分钟。按摩时以患者有得气感为度。每日按摩1～2次，每次按摩45分钟。中病即止。主治：丹毒。附记：屡用有效。按摩后患者应以热水浸足，并喝温开水。同时应注意休息；戒烟酒，忌辛辣，多饮水。笔者治疗，常配合刺血疗法，穴取患部，上部配大椎、曲池，下部配血海、委中。用三棱针在以上穴位上点刺放血，并使之出血如珠。隔日1次。两法并施，可缩短疗程，提高疗效。

【足部药疗】

四黄膏　组成：黄芩、黄柏、大黄各90克，黄连、牡丹皮、川牛膝各30克。用法：上药共研细末，备用。用时取药末30克，以食醋调和成稠糊状，分作3份。2份贴敷于双足心涌泉穴上。上盖敷料，胶布固定。每日换药1次。中病即止。同时取另1份涂搽患部，日涂数次。主治：丹毒。附记：屡用效佳。

凉血解毒汤　组成：芙蓉叶、野菊花、侧柏叶、生地黄各30克，生蒲黄15克，生大黄9克。用法：上药加清水1500毫升，煎沸10分钟后，将药液倒入脚盆内，待温浸泡双足，并搓洗患部。每日浸洗1～2次，每次15～30分钟。中病即止。主治：丹毒。附记：屡用效佳。也可加用此方内服，每日1剂，水煎服，可缩短疗程，提高疗效。

冻 疮

冻疮好发于严寒季节，尤以冬季为多。无论男女老幼均可发生，且以妇女、儿童发病居多。转暖自愈，且易复发。

【病因】 多因素体虚弱，阳气不足；或静坐少动，皮肤肌肉遭受严寒空气侵袭，受冻时间过长，以致气血运行不畅，遂致气血寒凝瘀滞所致。

【症状】 多发在手指、手背、足跟、趾、耳郭等暴露部位皮肤，始苍白红肿，或有蚕豆钱币样大硬结、斑块，边缘焮红，中央青紫，自觉灼痛，瘙痒或麻木，继则出现紫白色疱，久则溃疡腐烂，流水流脓。每到冬令，在老疤处易于复发。

【足部按摩】

配方 ①肾、输尿管、膀胱、肾上腺；②大脑(头部)、脑垂体、肺、脾、耳、甲状腺、上身淋巴结、下身淋巴结。治法：先用轻手法快速刺激双足反射区一遍，约 10 分钟；用轻、中度手法刺激①组反射区各 2～3 分钟，尤其在肾、肾上腺反射区按摩至发热为止。用中度手法刺激②组反射区各 3～5 分钟，最后再擦足心涌泉穴各 5 分钟。按摩时以患者有得气感为度。每日按摩 1～2 次，每次按摩 50 分钟，10 次为 1 个疗程。主治：冻疮。附记：此法对该病有较好疗效，可改善症状、控制发病。按摩后患者应以热水浸足，并喝温开水。同时注意保暖，免受寒袭。

【足部药疗】

冻疮洗剂 组成：桂枝、赤芍各 60 克，干姜 150 克，白鲜皮、花椒、当归、木通各 30 克，杜仲、刘寄奴各 50 克。用法：上药共研粗末，和匀，每袋装 40 克，收贮备用。用时每取一袋，煎水(加水 500 毫升)浸泡患处(足与手)，每次 20 分钟，每日浸洗1～2 次。水温以 45～50℃为宜。主治：冻疮(未溃疡)，脉管炎，动脉硬化症。附记：屡用极效。

手足皲裂

手足皲裂又名皲裂疮。该病好发于手掌面、手指尖，或手侧、足侧，或足跟等处。多见于工人、农民、家庭妇女或鹅掌风患处。常发于秋末和冬季，至春暖时自愈，但亦有病程缠绵、日久不愈者。

【病因】 多因皮肤肌热、骤受寒冷风燥之邪气所遏，以致血脉阻滞、肌失濡养，渐致皮肤枯槁而成皲裂，并与经常摩擦、压力、破伤、浸渍等因素有关。或由皮肤粗糙、湿疹后期发展而成。

【症状】 手足局部皮肤枯槁、缺乏弹力，并有长短、深浅不一的裂隙，深者多伴有出血、疼痛等症。

【足部按摩】

配方 ①肾、输尿管、膀胱、肾上腺、腹腔神经丛；②脑垂体、肺、脾、胃、十二指肠、甲状腺、上身淋巴结、下身淋巴结。治法：用轻度手法快速刺激双足反射区一遍，然后用轻度手法刺激①组反射区各 3 分钟；用轻、中度手法刺激②组反射区各 3～5 分钟。按摩时以患者有得气感为度，每日按摩 1 次，每次按摩 35 分钟，10 次为 1 个疗程。主治：手足皲裂。附记：屡用有效。按摩后患者应以热水浸足或加浸手，浸后拭干擦甘油，并喝温开水。若按摩后加贴伤湿止痛膏，效果尤佳。

【足部药疗】

明矾洗剂 组成：明矾 10 克，白及 15 克，马勃 6 克。用法：上药加水煎 3 次，每次加水 600 毫升，煎至 300 毫升，将 3 次药液和匀，倒入脚盆内，备用。用前将药液加温，先洗净患处，再浸入药液中浸泡，每次约 20 分钟，每日早、晚各 1 次。每剂可连用 3 次。3 剂为 1 个疗程。同时另取此方 1 剂，研细末，用凡士林调成 20% 含量软膏。先洗后涂药，效果更佳。主治：手足皲裂症。附记：此方有消炎润肤之功，故经治百余例，疗效满意。

二白明矾汤 组成：明矾、地骨皮、白及、马勃、白鲜皮各 10～30 克。用法：上药加清水 1500 毫升，煎沸 5～10 分钟，将药液倒入脚盆内，先熏双足，待温时足浴。若手掌皲裂，或加熏双手和手浴。每日1～2次。连用1～2周。每剂可连用2次。主治：手足皲裂。附记：此方有祛风止痒，收敛生肌之功，故屡用有效，久用效佳。若同时加用田七药物牙膏65克，甘油10毫升。将两药混匀备用。每日洗净患处后即取此药膏涂搽患处，每日2～3次，连用1～2周。可活血化瘀，润肤生肌。用治手足皲裂，二法并用，效果尤佳。

足　　癣

足癣，中医学称“湿脚气”，俗称“香港脚”。该病多见于成年人，儿童少见。夏秋重，春冬轻。该病有传染性。

【病因】　多因脾胃二经湿热下注；或久居湿地，水浆浸渍，或传染而得。

【症状】　病在足部，始起一侧，渐侵延两侧，或常见足趾之间，或起鳞屑，薄而易落；或生小水疱或黄头，四周无红晕，数日后水疱吸收而隐没，叠起白皮；或有红晕的脓疱。奇痒，搔抓脱皮出血而始舒，疱破流水、疼痛，有灼热感。

【足部按摩】

配方　①肾、输尿管、膀胱、腹腔神经丛；②脑垂体、肝、脾、胃、十二指肠、小肠、胸部淋巴结、上身淋巴结、下身淋巴结、额窦。治法：用中度手法刺激①组反射区各3分钟；用重度手法刺激②组反射区各3～5分钟；或加擦患部5分钟。按摩时以患者有得气感为度。每日按摩1～2次，每次按摩50分钟，5次为1个疗程。主治：足癣。附记：屡用有效。若配合药物外治，疗效尤佳。按摩后患者应以热水浸足，并喝温开水。

【足部药疗】

足癣洗方　组成：苦参、蒲公英、败酱草各15克，明矾、川椒、地肤子、防风各10克，丁香6克，百部、黄柏、黄芩各12克。用法：每日1剂。上药加水适量（约600毫升），煎沸，将药液倒入盆内，待温浸泡患脚(或双足)。每日浸泡3～4次,每次10～15分钟。主治:足癣、合并细菌感染。附记:此方有清热燥湿、解毒杀虫、祛风止痒之功。治疗53例,痊愈23例,显效18例,有效8例,无效4例。若伴有淋巴管炎、淋巴结炎,加用抗生素治疗。又用大黄、牡蛎、滑石、地肤子、蛇床子各15克;或用苦参、黄柏各30克,明矾20克;或苦参、金银花各30克,秦艽、蛇床子各15克,甘草10克;或苦参、苏木、黄芩、花椒、生地榆各18克。任选1方,煎汤浸洗患处,每次30分钟。每日1剂,日浸洗2次,用治足癣,效果亦佳。

二黄散　组成:黄丹、明矾、川黄柏各30克,蜀椒20克,百部15克。用法:上药共研细末,贮瓶备用。用时先用茶叶水洗净患部,拭干,再取此散,先用少许揉擦患部,至现血丝止;次用香油调匀成软膏状,涂搽患处。每日2次。主治:香港脚(脚丫湿气)。附记:引自《百病中医熏洗熨擦疗法》。此方治验甚多,总有效率达100%。此方有清热燥湿、解毒、杀虫止痒之功,故用之效佳。此方改用煎水浸泡擦洗患足,效果亦佳。

六、眼科疾病

近　视

近视是临床常见的眼病,青少年尤多。

【病因】　一般是后天形成的,无遗传。多因青少年时代,在光线不足处学习或工作;或阅读体位不正;或久读细字体;或病后视力未复,用眼过度所致。

【症状】　外眼无异常发现,视远不清,移近则清楚,故又称"能近怯远症"。

【足部按摩】

配方一　①肾、输尿管、膀胱;②大脑(头部)、小脑及脑干、额窦、三叉神经、耳、脑垂体、肾上腺、甲状腺、扁桃体、胸部淋巴结、上身淋巴结、下身淋巴结；③心、眼、肝、胆囊、脾、胃、肺及支气管、小肠。治法：用中、轻度手法刺激①组反射区各5次，约5分钟；用轻或中度手法刺激②组反射区各5～10次，约25分钟；用轻或中度手法刺激③组反射区各10～15次，约20分钟。按摩时患者有酸痛麻胀感。每日按摩1次，每次按摩50分钟，10次为1个疗程。主治：近视。附记：用此法治疗近视，尤其是假性近视，疗效显著。按摩后患者应以热水浸足，并喝温开水。同时要照明适度，姿势端正，书距眼30厘米为宜。切勿在卧床、走路，或乘车时看书。患者应每日在室外极目远眺5～10分钟，并上下、左右转动眼球各10～20次。并坚持做眼保健操。足部按摩取得佳效后，应坚持一两年，方能取得远期疗效。

配方二 ①肾上腺、肾、输尿管、膀胱。②眼。③大脑、小脑和脑干、三叉神经、额窦、肺及支气管、心、脾、肝、胆、大肠、小肠、胸部淋巴结、腹腔淋巴结、盆腔淋巴结、头颈部淋巴结、脑垂体、甲状腺、甲状旁腺。治法：用轻度手法刺激①组反射区各2～3分钟；再以轻、中度手法，重点刺激②组反射区10分钟；然后以轻度手法刺激③组反射区各2～3分钟。每日按摩1次，每次按摩30分钟。10次为1个疗程。主治：假性近视。附记：坚持治疗均有较好疗效。按摩后患者应以热水泡足，并喝温开水。

【足部药疗】

明目膏 组成：熟地黄、当归、谷精草、青葙子、白菊花各30克，枸杞子、桑葚、怀山药各15克，玄参50克。用法：上药共研细末，备用。用时每取药末20克，以蜂蜜调和成软膏状，外敷于双足底涌泉穴上。上盖敷料，胶布固定。每日或隔3日换药1次，30天为1个疗程。主治：近视。附记：多年使用，效果甚好。但须久治，其效始著。为了方便，也可晚敷晨去。若加用此方内服（汤散丸剂均可），可缩短疗程，提高疗效。

桑螵蛸汤 组成：桑螵蛸9克，覆盆子、菟丝子各15克，党参、白术各9克，怀山药15克，焦六曲16克。用法：每日1剂。头煎内服，取药汁300毫升，分2次口服；二、三煎泡脚，日2次。主治：青少年假性近视。附记：此方功能健脾益肾固精。临床屡用，疗效显著。今加用泡脚，验之临床，比单一内服疗效为优。

远　视

远视又称老视眼，俗称"老花眼"，是指近视力不好的一种慢性眼疾，尤以中老年人为多见。

【病因】　多因肝肾不足、精血亏损、阴不制阳、浮阳外越所致。

【症状】　近视模糊，将书拿到较远处才能看清。以后逐渐发展到将书拿到远处也不能看清，远视久之亦会出现目胀、头晕、眼花。继则视远、视近均发生困难。

【足部按摩】

配方一　①腹腔神经丛、肾、输尿管、膀胱；②肾上腺、三叉神经、大脑(头部)、颈项、眼、肝。治法：用轻、中度手法刺激①组反射区各3分钟；用轻或中度手法刺激②组反射区各3～5分钟。按摩时以患者有得气感为度。每日按摩1次，每次按摩35分钟，10次为1个疗程。主治：老视眼。附记：此法对保持中老年人的视力有良效。但须持之以恒，方能收到良效。按摩后患者应以热水浸足，并喝温开水，若同时配合熨眼疗效更好。

配方二　眼、肝、肾、膀胱、输尿管反射区及足趾根部。若头痛、肩痛等症加大脑(头部)、颈项、颈椎、肩、生殖腺(睾丸或卵巢)。治法：揉搓各个足趾根部15分钟，按压两足、眼、肝、肾、膀胱、输尿管反射区各3～5分钟。若有头痛、肩痛等症加按两足大脑、颈项、颈椎、肩、生殖腺(睾丸或卵巢)反射区各3～8分钟。按摩时以患者有得气感为度。每日按摩1次，每次按摩50分钟，10次为1个疗程。主治：老花眼。附记：此法对该病有一定的疗效。按摩后患者应以热水浸足，并喝温开水。同时还可辅以下列疗法：①揉搓厉兑穴，每次10～15分钟，每日2次，或以发夹刺激厉兑穴5分钟，每日2次。②早晚用力下拉两耳，拉一下后放松一下，各施行20～

30次。

【足部药疗】

参杞山苓散 组成：人参、怀山药、茯苓各60克，枸杞根、铁扫帚各35克，石菖蒲、远志各30克。用法：上药共研细末，备用。用时每取药末30克，以好食醋调匀成软膏状，外敷于双足心涌泉穴和肚脐上。上盖敷料，胶布固定。每日或隔日换药1次，10次为1个疗程。主治：远视眼。附记：此方有益气健脾、滋阴活血、开窍安神之功，故用之多效。但须久用，其效始著。

枸杞根汤 组成：枸杞根100克，女贞子、杭菊花（干）各30克，石决明50克，玄参、川牛膝各15克。用法：上药加清水1500毫升，煎沸15分钟后，将药液倒入足盆内，先趁热熏眼，待温浸泡双足。每日浸泡1次，每次25分钟。10次为1个疗程。每剂可用3次。主治：远视，老人目矇。附记：此方有滋阴潜阳，清肝明目，导热下行之功，故用之多效。但须久治。

弱　　视

弱视是指眼球无器质性病变，且经验光后矫正不能达到0.9者。根据发病机制的不同，弱视一般分为屈光不正性、屈光参差性、斜视性、形觉剥夺性和先天性弱视五类。儿童发病率较高。

【病因】 多因劳伤脏腑、肝阳不足所致。与肝心肾有关。

【症状】 弱视。患儿无良好的双眼单视，更无完善的立体视觉。

【足部按摩】

配方 眼、心、肝、胃、肾上腺、胸部淋巴结、上身淋巴结、下身淋巴结、肾、输尿管、膀胱。治法：用轻度手法按摩以上反射区。弱视患儿的按摩时间应依患儿年龄而定。每日按摩1次，10次为1个疗程。主治：弱视。附记：坚持足部按摩，定能收到一定的疗效。年龄较小的患儿，用本法治疗效果较好；反之收效甚微。按摩后应以温水给患儿浴足，并喝温开水。同时注意孩子的视力，随时去医院检查，以便早期发现、早期诊断、早期治疗，从而得到较好的疗效。

【足部药疗】

温肝汤　组成：党参、黄芪各30克，白术、茯苓、炙甘草、肉苁蓉、菟丝子各15克，制附子、炒白芍、山茱萸各9克，枳实、炮干姜各5克。用法：每日1剂。头煎内服，取药汁300毫升，分3次服。二、三煎（每次加水500毫升）泡脚。每日2次，每次15～20分钟。每剂可用4次，10次为1个疗程。主治：弱视。附记：此方15岁以上用1个剂量，5岁以上减半，5岁以下为1/3剂量。3岁以下患儿仅为外用。本人试治多例，连用1～2个月，均收到一定效果。此方原为内治之汤剂，今增外用泡脚。一方两用，收效尤捷。

斜　　视

斜视属中医学“目偏视”“神珠转反”等病范畴，是眼球转动受限的一种眼病。

【病因】　多因脾胃虚弱、中气不足、外受风邪侵袭所致。或因长时间侧卧看书、看电视等因所引起。

【症状】　目斜视。

【足部按摩】

配方　腹腔神经丛、肾、输尿管、膀胱、肾上腺、眼、肝、心、大脑（头部）。治法：用中度手法刺激以上反射区。按摩时间应依患儿年龄而定。每日按摩1次，10次为1个疗程。主治：共同性斜视。附记：此法对矫正斜视有辅助治疗作用，可巩固双眼视觉。按摩后应以温水给患儿浴足，并喝温开水。同时可配戴眼镜矫正。

【足部药疗】

加味四君子汤　组成：党参、黄芪各15克，茯苓、怀山药、白术各20克，炙甘草9克，荆芥、防风、蔓荆子各10克。用法：上药加清水1000毫升，煎数沸后，将药液倒入脚盆内，待温浸泡双足。每日浸1～2次，每次15～30分钟。10次为1个疗程。主治：斜视。

附记:此方有益气健脾、祛风明目之功,故用之多效。

白　内　障

白内障属中医学的“眼内障”“翳内障”“惊震内障”等病范畴,是晶状体或其囊膜失去正常的透明性,发生部分或全部晶状体混浊而影响视力的一种较为常见的慢性眼病。又老年性白内障为后天性白内障中最常见的一种,常见于50岁左右的老年人。

【病因】　一般分为先天性和后天性两种。先天性多因肾精不足、肝肾亏虚;后天性多因脾胃虚弱、失于运化,或年老体衰气弱,或肝肾亏虚,或心肾不交,以致精气不能上荣于目所致。

【症状】　初起视物不清,眼前或见黑点,或素有黑影随眼移动,或如隔轻烟薄雾,或有单眼复视现象,甚则仅能分辨手指或阴暗。

【足部按摩】

配方一　①腹腔神经丛、肾、输尿管、膀胱;②肾上腺、眼、肝、脾、大脑(头部)、颈椎、斜方肌。治法:用轻度手法刺激①组反射区各3分钟;用中度手法刺激②组反射区各3～5分钟。按摩时以患者有得气感为度。每日按摩1次,每次按摩40分钟,10次为1个疗程。主治:老年性白内障。附记:用此法治疗白内障早、中期有效,坚持久行此法,可稳定或延缓晶体进一步混浊,对提高视力有帮助。按摩后患者应以热水浸足,并喝温开水。但对白内障晚期成熟阶段宜行手术治疗。

配方二　①肾、输尿管、膀胱;②大脑(头部)、小脑及脑干、额窦、三叉神经、颈项、颈椎、脑垂体、肾上腺、生殖腺(睾丸或卵巢)、甲状腺、甲状旁腺、胸部淋巴结、上身淋巴结、下身淋巴结;③眼、心、肝、小肠、肺、胆囊、脾、胃、腹腔神经丛。治法:用轻、中度手法刺激①组反射区各5次,约5分钟;用中等力度手法刺激②组反射区各5～10次,约30分钟;用重度手法刺激③组反射区各5～10次,约25分钟。按摩时患者有酸痛麻胀感。每日按摩1次,每次按摩60分钟，10次为1个疗程。主治：白内障。附记：此法对该病有一定的疗效。按摩后患者应以热水浸足，并喝温开水。同时患者应适当参加体育锻炼，坚持做眼保健操是有益的。

【足部药疗】

养目浴足方　组成：蕤仁霜20克，甘菊花、车前草（或车前子）各40克，党参、白术、茯苓、当归、生地黄、龙眼肉、菟丝子、枸杞子、覆盆子各15克。用法：上药共研粗末，和匀，备用。用时每取药末50克，放入脚盆内，冲入开水500毫升，盖盆。待温揭盖，浸泡双足。每日早、晚各1次，每次20～30分钟。主治：白内障（早、中期）。附记：此方为眼白内障保健方。坚持天天浴足，持之以恒，必大有益处。若能配合用眼药点目，效果甚佳。具体方药可详见《百病中医诸窍疗法》。

青　光　眼

青光眼，中医学称为“绿风内障”，是一种较常见的慢性眼病，危害甚大。多见于50岁以上妇女。

【病因】　该病有原发性、继发性和先天性之分。继发性是因其他眼病转化所致；先天性则因房角发育不全所致。原发性青光眼，又分充血性和非充血性两种。充血性多因精神过度受刺激、精神紧张；或思虑过度、肝胆之火上扰，或外感风热，诱发内风等因，而导致气血不和，脉络受阻，终致房水瘀滞、眼压增高、瞳孔散大所致；非充血性多因劳神过度、真阴耗损，而致肝肾亏虚，或七情内伤、肝经郁热、脉络受阻、目失滋养所致。

【症状】　视物模糊不清，看灯光时有虹视现象，或视力急剧下降，甚至仅存光感，伴眼剧烈胀痛，目侧头痛，眼眶、鼻额牵痛；或伴指压眼珠较硬、眼压提高，一般多在清晨或夜间。晚期可见神经乳头凹陷或萎缩、口干或不干。

【足部按摩】

配方一　①腹腔神经丛、肾、输尿管、膀胱；②三叉神经、颈项、眼、肝、胆囊、胰、心、脾、大脑(头部)、上身淋巴结。治法:用中度手法刺激①组反射区各3分钟;用重度手法刺激②组反射区各3～5分钟。按摩时以患者有得气感为度。每日按摩1次,每次按摩50分钟,10次为1个疗程。主治:青光眼。附记:用此法治疗可使眼压有所下降。若眼压过高,应配合药物治疗。按摩后患者应以热水浸足,并喝温开水。同时暗处不宜停留过久。慎用散瞳药,忌用阿托品等。

配方二 ①肾、输尿管、膀胱、肾上腺;②大脑(头部)、脑垂体、眼、肝、胆囊、脾、胃、三叉神经、额窦、颈椎、甲状腺、胸部淋巴结、上身淋巴结、下身淋巴结、腹腔神经丛。治法:用轻、中度手法刺激①组反射区各3分钟;用中、重度手法刺激②组反射区各3～5分钟。按摩时以患者有得气感为度。每日按摩1次,每次按摩50分钟,10次为1个疗程。主治:青光眼。附记:此法仅作为辅助疗法。治疗青光眼应以药物治疗为主。两法并治,可提高疗效。按摩后患者应以热水浸足,并喝温开水。若配合药物点眼,效果尤佳。方药可详见《百病中医诸窍疗法》。

【足部药疗】

六子决明汤 组成:石决明(先煎)15克,杭菊花、茺蔚子、车前子、葶苈子、香附子、楮实子、五味子、吴茱萸各9克,黄芩、防风、桔梗、番泻叶各6克,夏枯草、芦根各30克。用法:上药加清水1000毫升,煎沸10分钟,将药液倒入脚盆内,待温浸泡双足。或先熏目后浴足;或头煎服用,二、三煎熏目浴足。每日1剂,早、晚各1次,每次20～30分钟,10次为1个疗程。主治:慢性充血性青光眼。附记:此方有泻肝解郁、利水通络、平肝明目之功,故用之多效。

电光性眼炎

电光性眼炎是一种职业性眼病。

【病因】 多因电灯光源过强,尤其是电焊光源过度刺激所致。

【症状】 眼充血、双目剧痛、畏光、流泪、视物模糊不清、视力下降、有异物感等。

【足部按摩】

配方　①肾、输尿管、膀胱、肾上腺；②大脑(头部)、脑垂体、眼、肝、额窦、三叉神经。治法：用中度手法刺激①组反射区各3分钟；用重度手法刺激②组反射区各3～5分钟。用泻法。按摩时以患者有得气感为度。每日按摩1～2次，每次按摩50分钟。中病即止。主治：电光性眼炎。附记：用此法治疗有较好疗效。按摩后患者应以热水浸足，并喝温开水。重者应配合药物治疗，效果尤佳。

【足部药疗】

大明汤　组成：①生大黄、玄明粉各15克；②生地黄、黄连各15克。用法：随证选方。上药加水适量。头煎内服，日服2次；二、三煎泡脚，日泡2次。每日1剂。中病即止。主治：电光性眼炎[兼便秘或热毒甚者用方①，充血甚者(血热)用方②]。附记：内外并治，效果颇佳。

眼　疲　劳

眼疲劳多见于老年人，或与职业有关。

【病因】 多因肾阴不足、肝血甚旺，兼挟肝经郁热所致。

【症状】 视物不能持久，久则视物昏花、头痛、眼胀，或前额拘紧，或眼睫无力，或目矇、干涩等。

【足部按摩】

配方　①腹腔神经丛、肾、输尿管、膀胱；②眼、肝、脾、大脑(头部)、颈椎、颈项、肩。治法：用轻度手法刺激①组反射区各3分钟；用轻、中度手法刺激②组反射区各3～5分钟。按摩时以患者有得气感为度。每日按摩1次，每次按摩40分钟。中病即止。主治：眼疲劳症。附记：此法对该病有较好疗效。按摩后患者应以热水浸足，并喝温开水。同时应注意眼的保健，适当休息。特别是电脑工作者，要注意劳逸结合。

【足部药疗】

滋阴养血汤 组成：熟地黄、丹参各30克，枸杞子、密蒙花、千里光、当归、柴胡、杭菊花各9克。用法：上药加清水适量、煎沸。头煎内服，日服2次；二、三煎泡脚，日泡2次。每日1剂。中病即止。主治：视疲劳。附记：一方两用，内外并治，效果甚佳。

中心性视网膜脉络膜炎

中心性视网膜脉络膜炎属中医学"视瞻昏渺""视正反斜""视大为小"或"视小为大"等病范畴，是一种较常见的急性眼底病。该病好发于中青年男性，且易反复发作。

【病因】 多因浊邪上犯、气滞血瘀、肝肾亏损所致。

【症状】 视物模糊，眼前出现黑影或视物如隔纱状，或视物变小或变大，或视色不真、视正反斜。该病虽有反复，但也可自愈。

【足部按摩】

配方 腹腔神经丛、肾、输尿管、膀胱、肾上腺、眼、胸部淋巴结、上身淋巴结、下身淋巴结。治法：用中、重度手法刺激以上反射区各3～5分钟。按摩时以患者有得气感为度。每日按摩1～2次，每次按摩40分钟，10次为1个疗程。主治：中心性视网膜脉络膜炎。附记：此法对该病有一定的疗效。按摩后患者应以热水浸足，并喝温开水。临证应以药物治疗为主，此法为辅，其效始著。同时应注意保持心情舒畅。

【足部药疗】

明目汤 组成：熟地黄、桑葚、黄精、枸杞子各15克，玉竹、女贞子、牡丹皮各10克，川红花、柴胡各6克，鸡血藤、丹参、杭菊花各12克。用法：每日1剂。上药每次加水适量。头煎内服，取药汁300毫升，分早、晚各服1次；二、三煎先熏目后泡足，每日2次，每次20～30分钟，10次为1个疗程。主治：中心性视网膜脉络膜炎。附记：此方为长期临床实践所得，只要随证加减得宜，疗效较为满意。此方为内治之良方，后增“外用”一途，奏效尤捷。

结　膜　炎

结膜炎属中医学“天行赤眼”“暴发火眼”等病范畴。该病好发于夏秋季节，儿童较成人为多。一旦罹患，且能迅速传染，故常引起暴发流行。

【病因】　多因感受天行时令之疫气所致，或由感染（传染）而起。

【症状】　患眼红肿疼痛、白睛赤红，或有点状、片状溢血，刺痒交作，热泪如汤，怕热羞明，眼泪多黏稠，常一眼先发病，或两眼齐发。急性多伴有发热、流涕、咽痛等全身症状。

【足部按摩】

配方一　①肾、输尿管、膀胱、腹腔神经丛；②眼、肝、大脑（头部）、脑垂体、额窦、三叉神经、上身淋巴结。治法：用中等力度手法刺激①组反射区各 3 分钟；用重度手法刺激②组反射区各 3～5 分钟。用泻法。按摩时以患者有得气感为度。每日按摩 1～2 次，每次按摩 40 分钟。中病即止。主治：急、慢性结膜炎。附记：此法对该病有较好疗效。按摩后患者应以热水浸足，并喝温开水。同时戒烟酒，忌辛辣，有利于该病早日康复。笔者临证，常配合刺血疗法治疗，即穴取耳尖或足窍阴穴，用三棱针点刺放血如珠。每日 1 次。疗效更佳。

配方二　①肾、输尿管、膀胱。②眼、头面部各反射区。③肾上腺、上下身淋巴结、肝、脾。治法：用轻、中度手法刺激①组反射区各 3～5 分钟；再以中、重度手法重点刺激②组反射区各 5～7 分钟；然后以中度手法刺激③组反射区各 3 分钟。每日按摩 1 次，每次按摩 30～40 分钟。5 次为 1 个疗程。主治：急性结膜炎。附记：屡用效佳。必要时可配合关冲、商阳、少泽穴用三棱针点刺放血各少许。

【足部药疗】

茱附膏 组成:吴茱萸 3 克,生附子 4.5 克。用法:上药共研细末,备用。同时每取药末 7.5 克,以酒调匀成软膏状,贴敷于双足心涌泉穴上。上盖敷料,胶布固定。每日换药 1 次,5 次为 1 个疗程。主治:急性结膜炎。附记:屡用效佳。又用下列单方:①胡黄连 20 克,茶叶 5 克。②山栀子 30 克。③茶花 15 克。均为煎水熏眼,药渣捣烂敷涌泉穴(双),包扎固定,每日换药 1 次,效果亦佳。

菊花浴足汤 组成:野菊花 30 克,川黄连、桑叶各 10 克。用法:上药加清水 500 毫升,煎数沸后,将药液倒入脚盆内,先熏眼后浴足。每日 1～2 次,每次 30 分钟。中病即止。主治:结膜炎。附记:屡用有效。若加用此方内服,每日 1 剂,水煎服,效果尤佳。又用桑叶、菊花、黄柏、苍术、牛膝各 15 克,如上法用之,效果亦佳。

睑腺炎(麦粒肿)

睑腺炎,中医学称“土疳”“土疡”,俗名“偷针眼”,是一种眼睑边缘或眼睑内腺体的急性化脓性炎症,故又称“睑腺炎”。

【病因】 多因风热毒邪外侵眼睑,或过食辛辣炙煿之物,热毒蕴积脾胃,以致气血凝滞、风邪热毒上攻、壅阻眼睑皮肤经络之间所致。现代医学认为多由葡萄球菌感染而起。

【症状】 眼睑边缘有局限性之硬结,初起形似麦粒,微痒微肿,继之焮红肿痛。轻者数日内可自行消散,重者经过 3～5 天后于眼睑缘的毛根,或睑内出现黄白色的脓点,自破而愈。若发生睑内脓点,久不破溃,遗留肿核者,需按痰核处理。

【足部按摩】

配方一 ①肾、输尿管、膀胱、腹腔神经丛;②眼、肝、脾、胃、肾上腺、额窦、大脑(头部)。治法:用中度手法刺激①组反射区各2～3 分钟;用重度手法刺激②组反射区各 3～5 分钟。用泻法。按摩时以患者有得气感为度。每日按摩 1 次,每次按摩 35 分钟。主治:麦粒肿。附记:屡用效佳。按摩后患者应以热水浸足,并喝温开水。同时应戒烟酒，忌辛辣。

配方二　①肾上腺、肾、输尿管、膀胱。②眼。③大脑、小脑和脑干、三叉神经、额窦、心、肝、胆、肺、头颈部淋巴结。治法：用轻、中度手法刺激①组反射区各3分钟；再以中、重度手法，重点刺激②组反射区10分钟；然后以中度手法刺激③组反射区各3～5分钟。每日按摩1次，每次按摩30～40分钟。主治：麦粒肿。附记：屡用效佳。余同上。

【足部药疗】

二天地黄膏　组成：天花粉、天南星、生地黄、蒲公英、川黄连各等份。用法：上药共研细末，备用。用时每取药末15克，以食醋和液状石蜡各半调和成膏状，经高压消毒后，涂在纱布上(或胶布)敷贴患眼局部，同时或加贴健侧涌泉穴上。每日换药1次。主治：麦粒肿。附记：此方有凉血解毒、化痰散结作用，故屡用效佳。一般敷数日可愈。

祛风解毒汤　组成：苍术、白芷、野菊花、金银花各等份。用法：上药加清水500毫升，煎数沸后，将药液倒入脚盆内，先熏眼后浴足。每日1～2次，每次30分钟。主治：麦粒肿。附记：此方有祛风燥湿、解毒消肿之功，故用之效佳。一般连用5天左右可愈。

七、耳鼻咽喉科疾病

耳鸣、耳聋

耳鸣、耳聋皆是指听觉异常的一种自觉症状。耳鸣是指患者在其环境中并无任何相应的声源却闻耳内或头内有音响的主观感觉；而耳聋是指听觉系统的感音功能异常所致的听觉障碍。耳鸣、耳聋往往是一种疾病的两种不同的表现。耳鸣可单独出现，或与耳聋并而兼见；耳聋多由耳鸣发展而来。耳鸣、耳聋在临床上并不少见。

【病因】 耳鸣、耳聋，起病有新久，证有虚实，大抵暴发多实，渐起多转虚。实证多因痰火，责在肝胆阳明。虚证多因精少、肾虚，故多责之在肾。

【症状】 耳鸣，有低音调和高音调两类。前者如风吹，后者似蝉鸣。耳聋多由耳鸣发展而来，轻者听而不真，重者听而不闻。

【足部按摩】

配方一 ①肾、输尿管、膀胱；②脑垂体、甲状腺、生殖腺（睾丸或卵巢）、小肠、腹腔神经丛、胸部淋巴结、上身淋巴结、下身淋巴结、大脑（头部）、小脑及脑干、额窦、三叉神经；③耳、内耳迷路、脾、胃、心、肝、胆囊。治法：用轻中等力度手法刺激①组反射区各5次，约5分钟；用中、重度手法刺激②组反射区各5～10次，约20分钟；用重度手法刺激③组反射区各10次，约20分钟。按摩时患者以有刺痛麻胀感为度。每日按摩1次，每次按摩45分钟，10次为1个疗程。主治：耳鸣、耳聋。附记：用此法治疗耳鸣、耳聋有较好疗效。按摩后患者应以热水浸足，并喝温开水。同时应戒烟戒酒，忌饮浓茶、咖啡、可可等，避免情绪波动与噪声侵袭。耳鸣、耳聋也可自己用双手按摩双耳，主要按摩耳垂后凹陷处，耳屏前等部位数分钟，以及把耳郭自外侧向内侧压盖，用示指敲压耳根1分钟。常进行局部按摩能刺激耳穴，与足部按摩，上下呼应，可增强疗效。

配方二 ①腹腔神经丛、肾、输尿管、膀胱；②大脑（头部）、额窦、甲状腺、甲状旁腺；③小脑及脑干、三叉神经、内耳迷路、胸部淋巴结、上身淋巴结、下身淋巴结（应加耳反射区）。治法：用中度手法刺激①组反射区各3分钟；用中度手法刺激②组反射区各3～5分钟；用重度手法刺激③组反射区各3～5分钟。用泻法。按摩时以患者有得气感为度。每日按摩1次，每次按摩45分钟，10次为1个疗程。主治：耳鸣、耳聋。附记：此法对神经性耳鸣、耳聋和暴发性耳聋有一定的疗效。按摩后患者应以热水浸足，并喝温开水。若配合针对病因治疗，可提高疗效。

【足部药疗】

石乌散　组成：乌头(烧灰)、石菖蒲各30克，蝉蜕9克。用法：上药共研细末，备用。用时每取药15克；以川牛膝15克煎水调匀成膏状，敷于双足涌泉穴上。上盖敷料，胶布固定。每日换药1次。同时取药末1～2克，用纱布包裹塞入患耳内。每日塞2次，10次为1个疗程。主治：耳鸣，或耳骤然闭塞不能听声。附记：此方有通窍复聪之功，故用之多效。曾验证数例，均收良效。

加味枫果煎　组成：枫果30克，柴胡、川芎各15克，川红花6克，石菖蒲20克，制香附9～15克。用法：每日1剂。水煎3次，每次加水适量。头煎内服，取药汁300毫升，分2次内服之；二、三煎泡脚，每次泡20～30分钟。每日浸泡2次，10次为1个疗程。主治：神经性听觉障碍(耳鸣、耳聋)。附记：此方有舒肝散瘀、通窍复聪之功，故用之多效。

内耳性眩晕

内耳性眩晕又称"耳源性眩晕"或称"梅尼埃综合征""迷路积水"，是一种常见多发病，属中医学"眩晕"范畴。

【病因】　多因脾肾亏虚、肝阳上亢；或脾气虚弱、水湿分布失调、聚湿成痰成饮、痰浊上泛、蒙蔽清窍所致。

【症状】　眩晕(为突发性旋转性眩晕)、胸闷、纳呆、恶心呕吐、口苦咽干、波动型听力减退和耳鸣，或畏寒肢冷、面色苍白、出汗、心悸、血压下降。其特点是眩晕，耳鸣、耳聋并见。

【足部按摩】

配方一　①腹腔神经丛、肾、输尿管、膀胱；②肾上腺、耳、眼、颈椎、内耳迷路。治法：用中度手法刺激①组反射区各3分钟；用中、重度手法刺激②组反射区各3～5分钟。按摩时以患者有得气感为度。每日按摩1次，每次按摩35分钟，10次为1个疗程。主治：梅尼埃综合征。附记：此法对该病有较好的疗效。坚持足部按摩，可防止该病的复发。按摩后患者应以热水浸足，并喝温开水。

同时眩晕发作时少进汤水，宜低盐饮食。

配方二 ①肾、输尿管、膀胱、肾上腺、腹腔神经丛；②耳、脾、胃、肝、大脑(头部)、脑垂体、颈项、额窦、内耳迷路。治法：用轻、中度手法刺激①组反射区各3分钟；用中、重度手法刺激②组反射区各3～5分钟。按摩时以患者有得气感为度。每日按摩1次，每次按摩50分钟，10次为1个疗程。主治：内耳性眩晕。附记：一般用此法治疗即效。重者应配合药物治疗，可提高疗效。按摩后患者应以热水浸足，并喝温开水。同时在治疗期间应忌食辛辣油腻酸味之食物，宜戒烟戒酒。

【足部药疗】

药物贴敷方 组成：杏仁12克，栀子3克，胡椒7粒，糯米14粒。用法：上药共捣烂如泥状，以鸡蛋清调成糊状，分3次外敷。每晚临睡前贴敷涌泉穴，晨起揭去。每日1次，每次贴一足，交替贴敷，6次为1个疗程。主治：内耳性眩晕(肝阳上亢型)。附记：屡用有效。

止眩浴足方 组成：①白术20克，泽泻40克；②枸杞子、山茱萸、珍珠母(先煎)各30克；③黄芪、白术各30克，仙鹤草60克。用法：随证选方。上药加清水500毫升，煎沸5～10分钟，将药液倒入脚盆内，待温浸泡双足。每日浸泡1～2次，每次20～30分钟。中病即止。主治：内耳性眩晕(痰饮上泛型用方①；阴虚阳亢型用方②；脾虚血热型用方③)。附记：民间方。验之临床，确有良效。病情重者也可加用此方水煎服，并可随证加减。

化脓性中耳炎

化脓性中耳炎，古称“脓耳”。临床以耳内反复流脓为特征。该病病程缠绵，且常反复发作。尤以儿童为多见。

【病因】 多因泪水、奶水、呕吐物、洗澡水或游泳，使水殃及中耳，以及上呼吸道感染时酸性分泌物沿耳咽管进入中耳道等因素，以致耳鼓室发炎所致。

【症状】 化脓性中耳炎有急、慢性之分。急性则耳内呈搏动性跳痛、体温升高、听力减退，一旦鼓膜穿破，使脓液从外耳道流出，则疼痛减轻；慢性则多由急性失治、迁延而来，患耳反复流脓、听力减退，每遇外感则耳痛加剧。且或伴有全身性症状。

【足部按摩】

配方一　①腹腔神经丛、肾、输尿管、膀胱；②耳、颈项、肾上腺、小脑及脑干、额窦、三叉神经、甲状旁腺、内耳迷路、胸部淋巴结、上身淋巴结、下身淋巴结。治法：用中度手法刺激①组反射区各3分钟；用中、重度手法刺激②组反射区各3～5分钟。按摩时患者以有得气感为度。每日按摩1次，每次按摩50分钟，10次为1个疗程。主治：急性化脓性中耳炎。附记：此法对该病有一定的疗效。按摩后患者应以热水浸足，并喝温开水。同时，若耳道渗出脓液应配合外洗或吹耳法治疗。忌食辛辣、鱼腥之品，饮食宜清淡。不可用力擤鼻涕。

配方二　①肾、输尿管、膀胱、肾上腺、腹腔神经丛；②耳、内耳迷路、大脑(头部)、小脑及脑干、额窦、脾、胃、三叉神经、扁桃体、颈项、甲状腺、上身淋巴结。治法：用中度手法刺激①组反射区各3分钟；用中、重度手法刺激②组反射区各3～5分钟。用泻法，手法宜重。按摩时患者以有得气感为度。每日按摩1次，每次按摩50分钟。10次为1个疗程。主治：化脓性中耳炎。附记：屡用有效。按摩后患者应以热水浸足，并喝温开水。同时应配合局部(患耳)用药，可缩短疗程，提高疗效。方药可详见《百病中医诸窍疗法》。

【足部药疗】

吴茱萸膏　组成：吴茱萸30克，川牛膝、苍耳子各15克，冰片3克。用法：上药共研细末，备用。用时每取药末15克，以食醋调和成软膏状，外敷于双足心涌泉穴上。上盖敷料，胶布固定。每日换药1次，每次贴敷12～24小时，10次为1个疗程。主治：化脓性中耳炎。附记：此方有消炎通窍、导热下行之功，故用之多效。若配合用吹耳散(自拟方)：川黄连30克，硼砂、枯矾各15克，冰片

3 克，苍耳子 9 克。共研极细末，贮瓶备用，勿漏气。每取本散少许吹入患耳中，1 日吹 3 次，用治化脓性中耳炎，效佳。

二黄双耳汤 组成：川黄连、虎耳草各 15 克，苍耳子、大黄各 9 克。用法：上药加清水 500 毫升，煎数沸后，将药液倒入脚盆内，先趁热熏患耳，后浴足。每日熏浸 1～2 次，每次 30 分钟，10 次为 1 个疗程。主治：急性化脓性中耳炎。附记：屡用皆效。

鼻　渊

鼻渊又名“脑漏”，属现代医学的急、慢性鼻窦炎范畴，是临床常见多发病。

【病因】 多因风邪外袭、郁闭腠理、肺气不和；或阳邪火毒、上客鼻窍；或胆热移于脑；或风寒上扰、郁滞鼻窍所致。

【症状】 鼻中常流浊涕，或清或黄，有腥味或清稀不臭。经年累月不愈，时轻时重，易感冒，伴头痛感冒后鼻塞、流涕、头痛加重。临床所见，鼻涕黄稠而臭多属热；涕清稀不臭，多属虚寒或风寒。

【足部按摩】

配方 ①鼻、额窦、大脑（头部）、甲状旁腺、肺及支气管；②生殖腺（睾丸或卵巢）、上身淋巴结、下身淋巴结。治法：用重度手法（按压）刺激①组反射区各 3～5 分钟；用中度手法（揉压）刺激②组反射区各 3～5 分钟。按摩时患者以有得气感为度。每日坚持做 1～2 次，每次按摩 35 分钟，10 次为 1 个疗程。主治：鼻窦炎。附记：此法对该病有较好疗效，但须坚持。按摩后患者应以热水浸足，并喝温开水。同时还可配合下列辅助疗法：

(1)揉压足大蹞趾、第二趾各 10 分钟，每日 1～2 次。

(2)揉搓足第四趾 5～10 分钟；推擦脚底下不着地的部位 10 分钟。每日 1～2 次。

(3)用热盐水浸泡两脚 10～15 分钟，每日 2 次。

(4)站立，全身放松。若是右鼻孔阻塞，身体就朝左方扭转；如果左鼻孔阻塞，身体就朝右方扭转。一般 5～10 分钟。若是俯卧在地上，随着“一、二、三”口令，将双足举起，轮流敲打尾骨或臀部，反复做2～3分钟。每日早、晚各做1次。

【足部药疗】

大蒜贴敷方　组成：大蒜适量(独头蒜尤佳)。用法：上药去外衣、切片，备用。用时取蒜片，贴敷两足心涌泉穴，并包扎固定。或捣烂贴敷足心。每日或隔3日1次。中病即止。主治：鼻窦炎。附记：民间方。此方有导引拔毒之功，故屡用有效。

白芷黄芩汤　组成：白芷、黄芩各15克，辛夷花、苍耳子、鹅不食草各9克。用法：上药加清水500毫升，煎数沸后，将药液倒入脚盆内，先趁热熏鼻(患侧)，并用鼻吸之，后浸泡双足。每日1～2次，每次20～30分钟，5次为1个疗程。主治：鼻渊。附记：此方有清热燥湿、祛风通窍之功，故用之多效。若配合局部用药，效果尤佳。

鼻　　炎

鼻炎一般分单纯性急慢性鼻炎、肥厚性鼻炎、干燥性鼻炎和萎缩性鼻炎等，属中医学“鼻窒”“鼻塞”等病范畴，是临床常见多发病。

【病因】　多因外邪侵犯、脉络受阻、壅塞鼻窍；或脾肺虚弱，肺气失宣，脾失健运，气血瘀滞，客于鼻窍所致。若迁延失治，又可转成慢性。

【症状】　鼻阻塞、干燥，或分泌物增多，嗅觉障碍等。急性者则伴有发热、疲乏、头痛、头昏、打喷嚏等症。

【足部按摩】

配方一　①肾、输尿管、膀胱；②脑垂体、肾上腺、甲状腺、扁桃体、上身淋巴结、下身淋巴结、胸部淋巴结；③鼻、肺及支气管、喉与气管及食管、胸。治法：用轻度手法刺激①组反射区各5次，约5分钟；用中等力度手法刺激②组反射区各5～10次，约20分钟；用重度手法刺激③组反射区各10次，约25分钟。按摩时患者有刺痛麻胀感。每日按摩1次,每次按摩50分钟,10次为1个疗程。主治:慢性鼻炎。附记:用此法治疗慢性鼻炎效果较好。按摩后患者应以热水浸足,并喝温开水。同时为了巩固疗效,避免复发,应坚持足部按摩。又可学做鼻按摩操,即用两示指的指腹自上而下来回按摩鼻梁。鼻按摩保健操对改善鼻塞效果较好。

配方二 ①腹腔神经丛、肾、输尿管、膀胱;②鼻、小脑及脑干、大脑(头部)、额窦、三叉神经、肺及支气管、甲状旁腺、生殖腺(睾丸或卵巢)、胸部淋巴结、上身淋巴结、下身淋巴结。治法:用中度手法刺激①组反射区各2~3分钟;用中、重度手法刺激②组反射区各3~5分钟。按摩时患者以有得气感为度。每日按摩1次,每次按摩50分钟,10次为1个疗程。主治:慢性鼻炎。附记:此法对该病有一定的疗效。要坚持治疗,若配合揉按针刺迎香穴,疗效更佳。按摩后患者应以热水浸足,并喝温开水。同时要注意保暖,防止感冒。

【足部药疗】

鼻炎膏 组成:①鲜野菊花、鲜石胡荽、鲜金钱草、鲜鹅不食草各适量;②麻黄、细辛、苍耳子、辛夷、白芷各10克,川芎5克,冰片1克。用法:方①共捣烂如泥状,取汁适量,将药渣敷两足涌泉穴上。外用纱布包扎固定。用药汁滴鼻,日滴3次。方②共研细末,备用。用时每取药末15克,以凡士林调匀成膏状,敷于双足心涌泉穴和肚脐上。上盖敷料,胶布固定。均为每日换药1次,5~10次为1个疗程。主治:鼻炎(急性用方①,慢性用方②)。附记:临床屡用,效果均佳。

鼻炎浴足汤 组成:苍耳子、辛夷、白芷、薄荷各15克,细辛5克。急性加金银花15克,桑白皮9克。用法:上药加清水700毫升,煎数沸后,先取药汁150毫升,再浓缩至50毫升,备用。将剩余药液倒入脚盆内,待温浸泡双足,同时取浓缩液滴鼻,日滴3次。每日浸泡1~2次,每次30分钟,10次为1个疗程。主治:急慢性鼻炎。附记:屡用效佳。

过敏性鼻炎

过敏性鼻炎，中医学谓之“鼻鼽”。多反复发作，不易根治。

【病因】 多因外感风寒或风热之邪而致营卫失和、腠理郁闭、上客鼻窍所致。久之凝积鼻窦，则鼻息肉兼作矣。

【症状】 鼻常流清涕、鼻塞，妨碍吸气，喷嚏频作、咳嗽，或伴寒热，类似伤风感冒之症。

【足部按摩】

配方一 ①腹腔神经丛、肾、输尿管、膀胱、肾上腺；②鼻、肺及支气管、肝、甲状旁腺、小肠、上颌、下颌、脾、上身淋巴结、下身淋巴结、胸部淋巴结、喉与气管及食管。治法：用轻度手法刺激①组反射区各2～3分钟；用中度手法刺激②组反射区各3～5分钟。按摩时患者以有得气感为度。每日按摩1次，每次按摩50分钟，10次为1个疗程。主治：过敏性鼻炎。附记：此法对该病有一定的疗效，但须坚持治疗。按摩后患者应以热水浸足，并喝温开水。同时应注意锻炼身体，增强机体免疫力，可减少本病的发作。

配方二 ①肾、输尿管、膀胱、肾上腺；②鼻、肺及支气管、喉与气管及食管、脾、扁桃体、脑垂体、大脑(头部)、上颌、下颌、甲状腺、上身淋巴结、颈项。治法：用轻度手法刺激①组反射区各3分钟。用中度手法刺激②组反射区各3～5分钟。尤其要对肾、肾上腺、肺、脾要轻揉多按。按摩时患者以有得气感为度。每日按摩1次，每次按摩50分钟，10次为1个疗程。主治：过敏性鼻炎。附记：屡用有效。若能持之以恒，其效必著。按摩后患者应以热水浸足，并喝温开水。同时注意保暖，防止感冒；锻炼身体，增强机体免疫力，对巩固疗效、控制复发都是有益的。

【足部药疗】

八味鼻炎膏 组成：辛夷、丝瓜络、黄芪、鹅不食草各30克，川黄柏、明矾各15克，蝉蜕、葶苈子各9克。用法：上药共研细末，备用。用时每取本散30克，以食醋调匀成膏状，外敷于双足心涌泉穴和肚脐上。上盖敷料，胶布固定。每日换药1次，10次为1个疗程。主治：过敏性鼻炎。附记：屡用皆效。

加味桂枝汤 组成：桂枝、白芍各9克，炙甘草4.5克，生姜3片，大枣5枚，黄芪30克，辛夷、蝉蜕、乌梅各6克。用法：每日1剂，每次加水适量。头煎内服，取药汁300毫升，分2次，每日早、晚各服1次，二、三煎泡脚，每日早、晚各泡足1次。10次为1个疗程。主治：过敏性鼻炎。附记：此方是笔者根据《伤寒论》桂枝汤加黄芪、辛夷、蝉蜕、乌梅而成。变内服为内、外并用，验之临床，用治过敏性鼻炎，疗效显著。

鼻出血

鼻出血又称鼻衄。在临床上较为常见。

【病因】 多因肺有伏热，或外感风热，或饮酒过度，多食辛辣之品；或阴虚火动、气逆于肝、肝火偏旺、木火刑金、热灼肺络，血从鼻腔外溢所致。

【症状】 鼻出血，或偶尔出血，或时作时止，反复发作，甚则鼻出血如注不已。

【足部按摩】

配方一 ①腹腔神经丛、肾、输尿管、膀胱；②鼻、甲状旁腺、肺及支气管、肝、脾。治法：用中度手法刺激①组反射区各3分钟；用重度手法刺激②组反射区各3～5分钟。按摩时患者以有得气感为度。每日按摩1～2次，每次按摩35分钟。中病即止。主治：鼻出血。附记：此法对单纯性鼻出血效果好，止血快。按摩后患者应以热水浸足，并喝温开水。同时易鼻出血患者应戒烟酒，忌食辛辣。切忌用手指或异物挖鼻孔。病情危急时应配合各种外治法止血，必要时配中西药对症治疗。

配方二 ①肾、输尿管、膀胱；②鼻、肺及支气管、肝、脾、大脑（头部）、额窦、颈椎。治法：用轻、中度手法刺激①组反射区各3分钟；用重度手法刺激②组反射区各3～5分钟。用泻法，手法宜重。

按摩时患者以有得气感为度。每日按摩1～2次，每次按摩35分钟。中病即止。主治：鼻出血。附记：屡用有效。若配合刺血疗法治疗，则止血快，效果佳。穴取委中、行间。委中穴用结扎放血法，用三棱针点刺放血数滴。行间穴用毫针刺，用泻法。按摩后患者应以热水浸足，并喝温开水。余则同上。

【足部药疗】

涌泉膏　组成：①大蒜30克；②大蒜（去皮）2头，吴茱萸、香附各15克；③大蒜31克，栀子15克，黄柏、牡丹皮、广郁金各10克；④吴茱萸12克，黄酒60～100毫升。用法：方①用法：将大蒜去衣，研如泥状，做成直径约3厘米大的厚饼，敷贴涌泉穴（左鼻孔出血贴右涌泉，右鼻孔出血贴左涌泉；两鼻孔俱出血，则两足涌泉穴俱贴之）。贴药饼后用纱布包扎，俟鼻血止后除去。局部如发赤或有水疱，可按常规处理。方②用法：将3味药共捣烂如泥膏，分作2份，分别贴于两足涌泉穴，外加纱布包扎。贴至鼻出血停止为度。去药后局部发赤或见水疱，敷上敷料，任其自行吸收。方③用法：先将后4味药共研细末，大蒜捣烂，再将药末与蒜泥共捣和成膏，做药饼3个，分别敷贴于双足涌泉穴和神阙穴，外用纱布包扎，勿令脱落。当鼻中有蒜气味时即效。此法亦治倒经，即妇女月经来潮时鼻出血。方④用法：将吴茱萸研为细末，加入黄酒浸泡数小时后，可用纱布或药棉浸渍吴茱萸酒，湿敷涌泉穴。一般敷药后局部有烧灼感时，即及时除掉，避免发疱。此方亦可用食醋代替黄酒，效果相当。此法对孕妇有影响，孕妇禁用。主治：鼻出血。附记：屡用效佳，多1次见效。

浴足汤　组成：吴茱萸、川牛膝、生地黄、黑山栀各30克。用法：上药加清水700毫升，煎沸5～10分钟，将药液倒入脚盆内，待温浸泡双足。每日1～2次，每次30分钟。中病即止。主治：鼻出血。附记：此方有凉血止血，导热下行之功，故用之效佳。一般连用3次左右即止。

咽　　炎

咽炎属中医学“喉痹”范畴，在临床上较为常见。病有急、慢性之分，证有虚实之辨，治当详察。

【病因】 多因嗜食辛热、过度饮酒，热毒蕴积脾胃、上蒸咽喉，且以上攻咽喉为多。若急性失治，迁延日久，或热灼阴津，又可转化成慢性，形成阴虚火旺之证。总之实证多属热毒，实火为患；虚证多由虚火而起。

【症状】 咽喉红肿疼痛、吞咽困难，或微红、微肿、微痛，或痒痛不舒，或有异物梗阻感。

【足部按摩】

配方一 ①肾、输尿管、膀胱；②颈项、颈椎、耳、胸、小肠、腹腔神经丛、肾上腺、甲状腺、上身淋巴结、下身淋巴结；③喉与气管及食管、肺及支气管、上颌、下颌、扁桃体。治法：用轻、中度手法刺激①组反射区各5次，约5分钟；用中、重度手法刺激②组反射区各5～10次，约20分钟；用重度手法刺激③组反射区各10次，约20分钟。按摩时患者有刺痛麻胀感。每日按摩1次，每次按摩45分钟，10次为1个疗程。主治：慢性咽炎。附记：该病需要坚持数个疗程的认真按摩方有疗效。为了巩固疗效，防止复发，仍须继续治疗较长一段时间。按摩后患者应以热水浸足，并喝温开水。同时应保持乐观，适当活动；忌食辛辣与冷饮；戒烟酒，忌长谈。

配方二 ①肾、输尿管、膀胱、肾上腺、腹腔神经丛；②大脑（头部）、喉与气管及食管、肺及支气管、扁桃体、上颌、下颌、颈项、脾、胃、胸、上身淋巴结。治法：用中度手法刺激①组反射区各2～3分钟；用重度手法刺激②组反射区各3～5分钟；用泻法，手法急性宜重，慢性稍轻。按摩时患者以有得气感为度。每日按摩1次，每次按摩45分钟，10次为1个疗程。主治：急、慢性咽炎。附记：屡用有效，但须坚持。若配合药物治疗，可缩短疗程，提高疗效。按摩后患者应以热水浸足，并喝温开水。余则同上。

【足部药疗】

茱附膏　组成：吴茱萸、生附子各等份。用法：上药共研细末，备用。用时每取药末15克，以食醋调匀成糊状，于每晚临睡前外敷于双足心涌泉穴上。上盖敷料，胶布固定。每日换药1次，10次为1个疗程。主治：慢性喉痹(包括咽炎、喉炎、咽喉炎等)。附记：坚持敷用，效果甚佳。若配合用吹喉散(乳香、没药、儿茶各6克，人中白5克，黄连、龙骨、象皮各3克，马勃、硼砂各1克。共研细末，贮瓶备用)，每取少许吹咽喉，1日吹数次。效果尤佳。

板蓝根汤　组成：①板蓝根、金银花各30克，射干9克；②板蓝根、玄参各30克，玉蝴蝶9克。用法：随证选用。上药加清水500毫升，煎数沸后，将药液倒入脚盆内，待温浸泡双足。每日1～2次，每次20～30分钟。也可加用此方内服，即头煎服，日服2次，二、三煎泡脚，日泡2次。主治：咽炎(急性用方①，慢性用方②)。附记：临床屡用，效果均佳。

喉　　喑

喉喑古称“声音嘶哑”“失音”“暴喑”等名。是临床常见多发病。亦可继发于其他疾病中。

【病因】　多因外感六淫之邪，郁闭肺窍；或七情内伤，气机失畅；或五脏功能失调，饮食不节；或用声不当，耗气伤阴；或气火痰生、结聚不散所致。或由宿疾累及所致。病在声带，由肺所主。正如清·叶天士所言：“金和则鸣、金实则无声，金破碎已无声”。

【症状】　声音嘶哑，或完全性失音。

【足部按摩】

配方一　①肾上腺、肾、输尿管、膀胱。②声带、咽喉。③大脑、小脑和脑干、三叉神经、额窦、扁桃体、肺及支气管、气管与食管、头颈部淋巴结、胸部淋巴结、腹腔淋巴结、盆腔淋巴结。治法：用轻、中度手法刺激①组反射区各2～3分钟，再以中、重度手法，重点刺激②组反射区各5～7分钟；然后以中度手法刺激③组反射区各2～3分钟。实证手法宜重，虚证手法稍轻。每日按摩1次，每次按摩30～40分钟。10次为1个疗程。主治：功能性失音。附记：屡用效佳。同时应配合心理治疗和发音训练。预防感冒，保持良好心态。按摩后患者应以热水浴足，并喝温开水1杯。

配方二 胸椎、腰椎、颈椎与颈项、扁桃体、肺、胃、上身淋巴结。治法：以轻、中、重度手法刺激以上反射区各3～5分钟。手法实证宜重，虚证稍轻。每日按摩1次，10次为1个疗程。主治：声音嘶哑、慢性喉炎。附记：屡用有效。按摩后患者应以热水泡足，并喝温开水。禁烟酒，忌食辛辣炙煿等刺激性食物。

【足部药疗】

解郁开闭汤 组成：紫苏、羌活、菊花、薄荷、蝉蜕各15克。用法：每日2剂。一剂水煎服，日服2次。另一剂加水1000毫升，煎沸3～5分钟，将药液倒入盆内，待温浸泡双足和双手20～30分钟。每日早、晚各1次。主治：声音嘶哑。附记：此方具有疏风泄热，解郁开闭之功，故用于治疗风寒或风热闭肺型之喉喑。一方两用，内外并治，效果甚佳。此外，还可参用“声带麻痹”足部药疗方。

扁桃体炎

扁桃体炎属中医学“乳蛾”范畴，是临床常见多发病。

【病因】 多因内有积热、复感风热之邪、风热相搏、上蒸咽喉所致。或因痰郁生热、木火刑金、灼津生痰、痰热相搏、壅滞咽喉所致。慢性多由急性失治，迁延转化而成；或素体虚弱、虚火上炎；或由邻近器官炎症迁延而致；慢性复感外邪又可引起急性发作。

【症状】 喉核（扁桃体）一侧或两侧红肿疼痛，吞咽困难，伴有发热恶寒、头痛、咳嗽、脉浮，多为急性或慢性急性发作。慢性则见喉核微红、微肿、微痛；或仅感咽喉不适、干燥，自觉有灼热感，或吞咽不适。一般无表证或全身症状。

【足部按摩】

配方一　①肾、输尿管、膀胱；②扁桃体、颈项、耳；③上身淋巴结。治法：用中度手法（按揉）刺激①组反射区各5～8分钟；用重度手法（按压）刺激②组反射区各3～5分钟；用重度手法（掐捏）刺激③组反射区1～3分钟。按摩时患者以有得气感为度。每日按摩2次，每次按摩40分钟。中病即止。主治：急性扁桃体炎。附记：用此法治疗该病，收效甚捷，常1～2次即可见效。按摩后患者应以热水浸足，并喝温开水。同时还可加用下列辅助疗法。

（1）揉搓足小趾、第四趾的趾腹各3～5分钟；推擦足拇趾2分钟；按压第二趾趾根处5分钟。每日2次。

（2）取热盐水一盆，将咽喉疼痛一侧相反的脚（即健侧）泡在盆内约5分钟即可。若两侧疼痛，两只脚均浸入盆内。每日泡1～2次。

配方二　①肾、输尿管、膀胱、肾上腺；②大脑（头部）、小脑及脑干、扁桃体、喉与气管及食管、肺及支气管、肝、胃、甲状旁腺、耳、鼻、颈项、上颌、下颌、上身淋巴结。治法：用轻、中度手法刺激①组反射区各2～3分钟；用中、重度手法刺激②组反射区各3～5分钟。急性、实证用泻法，手法宜重。慢性、虚证用平补平泻法，手法宜轻。按摩时患者以有得气感为度。每日按摩1～2次，每次按摩50分钟，10次为1个疗程。主治：急、慢性扁桃体炎。附记：此法对该病有较好疗效，但慢性须多治。按摩后患者应以热水浸足，并喝温开水。同时应注意休息，忌烟酒与咖啡等；饮食宜进流质或软质食物。

【足部药疗】

吴萸膏　组成：吴茱萸30克。用法：上药研细末，备用。用时每取药末12克，以食醋调匀成糊状，贴敷于两足心涌泉穴上，上盖敷料，胶布固定。每日换药1次，5次为1个疗程。主治：咽喉疼痛、急性扁桃体炎。附记：屡用效佳。

消肿汤　组成：①生大黄9克，金银花30克，甘草6克。②玄参30克,山豆根、川牛膝各15克。用法:随证选用。上药加清水500毫升,煎数沸后,将药液倒入脚盆内,待温浸泡双足。每日浸泡2次,每次20分钟。或头煎内服,分2次服;二、三煎泡脚,1日2次。内外并治,效果尤佳。主治:急、慢性扁桃体炎(急性用方①,慢性用方②)。附记:一般连用2~3次即效。

声带麻痹

声带麻痹,为一侧或两侧声带固定麻痹,喉肌运动神经功能紊乱,失去正常的活动功能。属中医学"喉瘤"范畴。一般可分功能性和器质性两类。该病在临床上并不少见。

【病因】 多因炎症刺激神经中枢之一(或神经末梢)发生异常所致。或因喉返神经受损引起。

【症状】 声带麻痹,发音易疲劳、无力,声音嘶哑、减低或失音。若病发双侧,可出现呼吸困难、窒息等感觉。

【足部按摩】

配方 ①肾、输尿管、膀胱、腹腔神经丛;②大脑(头部)、脑垂体、喉与气管及食管、肺及支气管、扁桃体、三叉神经、额窦、甲状旁腺、肝、脾、上身淋巴结、颈项。治法:用中度手法刺激①组反射区各2~3分钟;用重度手法刺激②组反射区各3~5分钟。按摩时患者以有得气感为度。每日按摩1次,每次按摩50分钟,5次为1个疗程。主治:声带麻痹。附记:此法对于精神因素、喉部发炎、喉返神经轻度损伤引起的声带麻痹,有较好疗效。按摩后患者应以热水浸足,并喝温开水。同时应注意减少发声,忌食辛辣炙煿肥腻之品,忌烟酒刺激。

【足部药疗】

宣肺膏 组成:诃子15克,桔梗30克,甘草5克,制香附15克。用法:上药共研细末,备用。用时每取药15克,以食醋调匀成糊状,外敷于两足心涌泉穴上。上盖敷料,胶布固定。每日换药1次,10次为1个疗程。主治:声带麻痹。附记:此方适用于肝气不舒、肺气郁闭所致之声带麻痹。验之临床，确有良效。

桔梗三拗汤　组成：麻黄 9 克，桔梗、杏仁各 15 克，甘草 6 克。用法：上药加清水 500 毫升，煎数沸后，将药液倒入脚盆内，待温浸泡双足。每日 1～2 次，每次 20 分钟。主治：失音（风寒闭肺型）。附记：此方系笔者根据古方三拗汤加桔梗而成。用于治疗风寒闭肺引起的声音嘶哑或失音症，效果甚佳。若配合本方水煎内服，方中桔梗可减半。

口　腔　炎

口腔炎，中医学称“口疮”或“口疳”，是指口腔黏膜上发生表浅如豆大的溃疡点，故又称“口腔溃疡”。

【病因】　一般分虚证和实证两大类。实证多因过食辛辣厚味，或嗜饮醇酒，以致心脾积热、复感风火、燥邪，内外之热邪相搏，循经上行于口腔所致；或因口腔不洁，又被损伤，毒邪乘机侵袭，使肌膜腐败而致病。虚证多因素体阴虚，加上病后，或劳伤过度、亏耗真阴、虚火上炎于口腔而发病。或阴虚、津液停滞、寒湿客于口腔、肌膜溃烂所致。

【症状】　唇、颊、牙龈、舌面等处出现黄豆大或豌豆大小，呈圆形或椭圆形的黄白色溃疡点，中央凹陷，周边潮红，兼有发热、口渴、口臭，多为实证；虚证此愈彼起、缠绵不断，口不渴饮，不发热。

【足部按摩】

配方一　①腹腔神经丛、肾、输尿管、膀胱、肾上腺；②额窦、胃、脾、胆囊、肝、十二指肠、小肠。治法：用中度手法刺激①组反射区各 2～3 分钟；用中、重度手法刺激②组反射区各 3～5 分钟。按摩时患者以有得气感为度。每日按摩 1 次，每次按摩 40 分钟，5 次为 1 个疗程。主治：复发性口疮。附记：此法对该病有一定的效果。按摩后患者应以热水浸足，并喝温开水。同时应注意口腔卫生，注意劳逸结合，睡眠要充足，要保持心情舒畅。治疗期间，忌食辛辣、腥发之品，少饮咖啡与浓茶，戒酒戒烟。

配方二 ①肾、输尿管、膀胱、肾上腺；②大脑(头部)、三叉神经、额窦、上颌、下颌、扁桃体、颈项、下身淋巴结；③脾、胃、心。治法：用轻、中度手法刺激①组反射区各2～3分钟；用中、重度手法刺激②组反射区各3～5分钟；若心脾胃积热者，加用重度手法刺激③组反射区各3～5分钟。按摩时患者以有得气感为度。每日按摩1次，每次按摩45分钟，10次为1个疗程。主治：口腔炎(口疮)。附记：屡用有效。若配合药物治疗，可提高疗效。按摩后患者应以热水浸足，并喝温开水。余则同上。

【足部药疗】

贴足方 组成：①吴茱萸、紫花地丁各12克；②吴茱萸、附子各9克，川楝子5个；③附子、吴茱萸、肉桂各12克。用法：任选一方。共研细末，备用。用时每取药末12克，以醋调匀成膏状，贴敷于两足心涌泉穴上。外用纱布包扎固定。每日换药1次。去药后隔3日敷1次。至愈为止。敷药后局部发赤，有烧灼感，务须忍耐。主治：虚火口疮。附记：屡用效佳。又用吴茱萸25克，研细末，用醋调匀，每晚临睡前敷于足心涌泉穴(双)，用纱布包扎，次晨取下。或敷神阙穴，效果相当。或用生附子12克，研细末，以醋调匀如膏，敷于双足涌泉穴。每日换药1次，5～7天为1个疗程。或用莱菔子、白芥子、地肤子各10克。上药先用砂锅文火炒至微黄，共研为细末。将米醋煮沸后，冷却至温热，与药末共调成膏状，取药膏涂于2厘米×2厘米的纱布或白布上，膏厚2毫米，面积1厘米×1厘米。贴于双侧涌泉穴，用胶布固定，每日1换。验之临床，效果均佳。

虚实浴足汤 组成：①川黄连、黄芩、生大黄各15克，牛膝9克。②玄参、女贞嫩叶各30克，番泻叶5克。用法：随证选方。上药加清水700毫升，煎数沸后，将药汁倒入脚盆内，待温浸泡双足。每日浸1～2次，每次20～30分钟，10次为1个疗程。主治：口腔炎(实证用方①，虚证用方②)。附记：屡用皆效。

牙　痛

牙痛，无论男女老幼皆可发病，是临床常见多发病。无论牙齿、牙周或牙龈的疾病都可引起牙痛。痛甚者可影响饮食、工作和休息。

【病因】　多因口腔不洁、不刷牙；或过食辛热之物，胃热炽盛；或肝火上冲；或肝肾阴虚、虚火上炎；或风热、火毒上攻；或肾阳亏虚、浮阳上越所致。

【症状】　牙痛，或伴牙龈红肿、大便秘结。根据临床表现及伴随症状不同，又分风热（火）牙痛、胃火牙痛、虚火牙痛、肾虚牙痛和虫牙痛、牙过敏。

【足部按摩】

配方一　①肾、输尿管、膀胱；②胃、肠、肝、甲状旁腺、肾上腺；③上颌、下颌、三叉神经、上身淋巴结、下身淋巴结、额窦、小脑及脑干。治法：用轻度手法刺激①组反射区各5次，约5分钟；用中、重度手法刺激②组反射区及③组反射区各5次，约15分钟。上颌、下颌是全口牙齿反射区的总称，又额窦位于足趾部，并合属全口牙齿。两者均应重点按摩。按摩时患者以有得气感为度。每日按摩1～2次，每次按摩20分钟。中病即止。主治：牙痛。附记：用此法治疗牙痛有较好的止痛效果。按摩后患者应以热水浸足，并喝温开水。同时要注意口腔卫生，坚持早、晚刷牙。又治牙痛小方法：①用生姜置于牙痛处使上下牙吻合，并稍加压力，对牙龈炎所致的牙痛，也有一定的止痛效果；②如牙痛剧烈，夜间尤甚，可用棉球蘸酒精放在牙部疼痛处数分钟，然后再换一酒精棉球压在痛处部位上，也可消炎止痛。

配方二　①腹腔神经丛、肾、输尿管、膀胱、肾上腺；②胃、十二指肠、小肠、上颌、下颌、三叉神经、颈项、上身淋巴结、大脑（头部）。治法：用轻、中度手法刺激①组反射区各3分钟；用中、重度手法刺激②组反射区各3～5分钟；按摩时患者以有得气感为度。每日按摩 1～2 次，每次按摩 40 分钟。中病即止。主治：牙痛。附记：此法对该病止痛效果好。按摩后患者应以热水浸足，并喝温开水。同时应注意口腔卫生，坚持刷牙，避免热、冷、酸、甜等刺激。

【足部药疗】

附茛膏 组成：生附子、生毛茛根各 15 克。用法：先将生附子研为细末，与生毛茛根共捣烂如泥膏状，备用。同时每取药膏 9 克，制成两个药饼，如铜钱大，分别敷贴双足涌泉穴，外用纱布包扎，俟局部发疱牙痛即消失。水疱可按常规处理。主治：牙痛。附记：此方有大毒，不可内服，仅供外用。毛茛如无鲜品可用干品研末代之。屡用效佳，多用药 1 次痛止。

二黄牛膝汤 组成：大黄、黄芩、牡丹皮、牛膝各 15 克。加减：胃火牙痛加生石膏 50 克；风热牙痛加薄荷(后入)30 克；风寒牙痛加细辛 6 克，白芷 9 克；虚火牙痛加玄参 30 克；肾虚牙痛加骨碎补、熟地黄各 30 克；虫牙痛加百部 30 克；牙过敏加蝉蜕、乌梅各 15 克。用法：上药加清水 700 毫升，煎沸 5～10 分钟，将药液倒入脚盆内，待温浸泡双足 30 分钟，每日浸泡 1～2 次。中病即止。或头煎内服，日服 2 次；二、三煎泡脚，1 日 2 次。内外并治，效果尤佳。主治：各种牙痛。附记：屡用效佳。

下篇　足底保健按摩法

一、概　　述

足底疗法，又称足部反射区保健法。通过足底按摩，既可用来诊查疾病、治疗疾病，又可用来自我保健。《内经》云："不治已病，治未病"。说明无病先防，防重于治的重要性。

我国一贯重视群众保健，全民健身运动正在蓬勃兴起。各种保健方法与设备日益增多，并逐步丰富起来。人们为了健康，都在探索自我保健的最佳方式。实践证明，足底按摩不仅能防病治病，还是一种很好的自我保健方法。它的最大特点是人人可做、人人能做、人人会做，是众多自我保健疗法中最理想、最简便、最有效的一种。此疗法可以不受条件限制，完全可依靠自己的力量，对自己的机体进行迅速而有效的调节，调动自己机体内的内在潜力去战胜病邪、调和阴阳、增强体质，不断增强机体免疫力，以达到健康的目的。健康是事业的保证。只有健康的体魄，才能不断地去奋斗，去争取胜利，并享受美好人生。

健康长寿并没有秘诀，只有靠自我保健才能实现。也就是说，战胜疾病、增进健康，第一要素是靠自己。而足底按摩，又是实现自我保健的最佳选择。因为足底按摩简便易学，容易掌握，容易操作，不受条件和时间限制，仅凭自己的手和足，随时随地都可以进行，因而很容易坚持。操作简便，老少皆宜。此疗法既可以自己给自己做，也可在家庭亲友中互做，又因"简、便、廉、验"，因而深受广大群众欢迎。

大家知道，人们在社会生活中，难以避免会出现一些不适，因此可通过足底按摩来进行自我调节，使其恢复正常。无其不适者也可以强身健体；对于一些中老年人常见病症，或病后康复也有较好的疗效。

足底按摩，是一种无副作用的自然物理疗法，并在很大程度上可以代替针刺和药物的作用。而且是一种标本兼治的全身治疗方法，尤其是对某些慢性疾病的治疗能显示出独特的疗效，见效快，疗效高。又是一种最佳的自我保健方法。若能持之以恒，坚持按摩，日久必见其功，受益良多。

二、自我全身足底保健按摩法

人犹如一台“精密机器”，要时时爱护它、保养它，才能延长使用寿命。足底保健按摩法，就是自我保健的最佳方法。此疗法适合于各个年龄层次的人，尤其是中老年人。为了健康长寿，就要从我做起，自己给自己做，给家庭亲友做，也可以请医生给自己做，并持之以恒，坚持按摩，可以起到调节神经功能、调节脏腑功能、改善血液循环、促进新陈代谢、调整人体阴阳，并使之达到相对平衡、增强机体免疫力，以实现增强体质、延缓衰老、益寿延年的目的。

配方 ①肾、输尿管、膀胱、肾上腺、腹腔神经丛；②脾、胃、胰、肝、小肠、大脑、脑垂体、胸部淋巴结、上身淋巴结、下身淋巴结；③两足中心线与内侧线(各脊椎)和经穴涌泉、足三里。治法：先用轻柔而快速地轻度手法(按摩)刺激全足反射区(先左足、后右足)1～3遍，约5分钟；又用轻度手法(持续)刺激①组反射区各3分钟；再用轻度手法(揉按)重点刺激②组反射区各3～5分钟，约20分钟；用轻中度手法、用手掌侧，从远端至近端按擦刺激③组反射区各50～80下，按揉经穴、涌泉穴(双)和足三里穴(双)各3分钟，共约15分钟。按摩时以有得气感为度。每日按摩1次，每次按摩

40 分钟。并持之以恒，坚持按摩，日久必见其功。正所谓“一年四季不间断，阎王老子奈我何”。

三、自我分部位足底保健按摩法

一台精密机器，在长期运转过程中，总避免不了会出现一些“零部件”运转不良的情况，因此既要全面维修保养，又要分零件部位重点维护。所以人的机体中有时某些部位也同样会出现不适情况，因此分别对某些部位有针对性地进行重点自我保健是很有必要的。

（一）头部保健法

头为诸阳之会，与足部一样，是人体中的两个终端，相距最远。而头部又为人的“司令部（脑）”所居之地，与五官为邻；而大脑又是信息处理中心或监控中心，与人体生命活动至关重要，所以进行头部保健尤其重要。

头部保健，尤其是脑力劳动者，可用足部反射区保健按摩法，防治各种职业病与脑病有较好的疗效。久行能改善头部血液循环、增进大脑功能、提高工作效率，并令人精力充沛，思维敏捷。

配方　①肾、输尿管、膀胱、肾上腺；②大脑（头部）、小脑及脑干、额窦、脑垂体、三叉神经、心、肝、脾、肺及支气管；③胸部淋巴结、上身淋巴结、眼、鼻、耳、脊椎各段（足内侧线）。治法：用轻度手法（按揉）刺激①组反射区各1～3 分钟，约 5 分钟；用轻、中度手法（按揉）刺激②组反射区各 3～5 分钟，约 20 分钟；用轻度手法（揉按擦）刺激③组反射区各 1～3 分钟，约 10 分钟。并重点按揉大脑、肾、脾、肝反射区。按摩时以有得气感为度。每日按摩 1 次，每次按摩 35 分钟。并持之以恒，坚持按摩，日久必见其功，对头部具有良好的保健作用。

（二）眼部保健法

眼是人体中的光明使者，位居头前，贴近大脑，又“肝开窍于目”,与五脏相关,故与人体功能活动至关重要,所以进行眼部保健尤其重要。

眼部保健,可用足部反射区保健按摩法防治眼病有较好的疗效。久行并能增进眼部血液循环、增强眼部肌肉的弹性、改善视神经的营养、预防眼病,提高视力。

配方 ①肾、输尿管、膀胱;②眼、肝、胆囊、脾、胃、大脑(头部)、脑垂体;③鼻、耳、颈椎、额窦、三叉神经。治法:用轻度手法(按揉)刺激①组反射区各1～3 分钟,约 5 分钟;用轻、中度手法(按揉)刺激②组反射区各 3～5 分钟,约 20 分钟;用轻度手法(按揉)刺激③组反射区各1～3 分钟,约 10 分钟。并重点按摩肾、肝、脾、眼反射区。按摩时以有得气感为度。每日按摩 1 次,每次按摩35 分钟。并持之以恒,坚持按摩,日久必见其功,对眼部具有良好的保健作用。

(三)耳部保健法

古谓:“千里眼,顺风耳”“眼观六路、耳听八方”。可见耳在人体中的重要性。耳居头侧,贴近大脑。“肾开窍于耳”。耳能洞察事物,辨别善恶,与人体功能活动至关重要,所以进行耳部保健尤其重要。

耳部保健,可用足部反射区保健按摩法防治耳病有较好的疗效。久行可促进耳部血液循环、刺激听神经、调节中枢神经、能聪耳、令人不聋,增加听力。

配方 ①肾、输尿管、膀胱、肾上腺;②耳、肝、脾、肺、大脑(头部)、脑垂体、内耳迷路、三叉神经、颈椎;③眼、鼻、额窦、颈项。治法:用轻度手法(按揉)刺激①组反射区各1～3 分钟,约 5 分钟;用轻、中度手法(按揉)刺激②组反射区各 3～5 分钟,约 20 分钟;用轻度手法(揉按)刺激③组反射区各 1～3 分钟,约 10 分钟。并重点按摩肾、肝、脾、耳反射区。按摩时以有得气感为度。每日按摩1 次,每次按摩 35 分钟。并持之以恒,坚持按摩,对耳部具有良好的保健作用。

(四)鼻部保健法

“肺开窍于鼻”。鼻为呼吸气息出入之门户,又为外邪入侵之关隘。鼻气畅通则健。鼻气窒息(或闭塞)则病,甚则死。故与人体生命活动至关重要。所以进行鼻部保健尤其重要。

鼻部保健,可用足部反射区保健按摩法防治鼻病有较好的疗效。久行能改善鼻部的血液循环、增强上呼吸道抗病能力、保持嗅觉灵敏和鼻部健康。

配方　①肾、输尿管、膀胱;②鼻、肺及支气管;喉与气管及食管、肝、脾、大脑(头部)、脑垂体、扁桃体;③额窦、颈项、上颌、下颌、眼、耳。治法:用轻度手法(按摩)刺激①组反射区各1～3分钟,约5分钟;用轻、中度手法(按揉)刺激②组反射区各2～5分钟,约20分钟;用轻度手法(揉按)刺激③组反射区各1～3分钟,约10分钟。并重点按摩鼻、肺、咽喉、额窦反射区。按摩时以有得气感为度。每日按摩1次,每次按摩35分钟。并持之以恒,坚持按摩,日久必见其功,对鼻部具有良好的保健作用。

(五)咽喉部保健法

《中医喉科精义》云:“咽喉,古谓:‘人之一身,惟此最为关要。’所以人们保护咽喉像保护自己的眼睛一样,尤为重视。咽喉位居方寸之地,是生命运动中的一个要冲。既是饮食气息出入之门户,又是多事之区,贼邪入内之关。”说明咽喉与人体生命活动至关重要。所以进行咽喉部保健尤其重要。

咽喉部保健,可用足部反射区保健按摩法防治咽喉病有较好的疗效。久行能改善咽喉部血液循环、增强上呼吸道抗病能力、保持饮食畅通,又可令声音洪亮。

配方　①肾、输尿管、膀胱;②肺及支气管、喉与气管及食管、扁桃体、鼻、胃、十二指肠、颈项;③脑垂体、额窦、上颌、下颌、三叉神经、颈椎。治法:用轻度手法(按揉)刺激①组反射区各1～3分钟,约5分钟;用轻、中度手法(按揉)刺激②组反射区各2～5分钟,约20分钟;用轻度手法(揉按)刺激③组反射区各1～3分钟,约10分钟。并重点按摩咽喉、肺、胃、肾反射区。按摩时以有得气感为度。每日按摩1次,每次按摩35分钟。并持之以恒,坚持按摩,必日见其功,对咽喉部具有良好的保健作用。

(六)齿部保健法

"肾主骨,齿为骨之余"。齿居口腔,肩负饮食加工进食重任,是后天供给系统的重要组成部分。与人体功能活动息息相关,所以进行齿部保健非常重要。

齿部保健,可用足部反射区保健按摩法防治牙病有较好的疗效。久行能改善口腔内血液循环、增强咀嚼肌的韧性,可令牙齿坚固、颞颌关节强健有力。

配方 ①肾、输尿管、膀胱、肾上腺;②上颌、下颌、大脑(头部)、扁桃体、三叉神经、额窦、颈项;③肝、脾、胃、肺及支气管、鼻、喉与气管及食管。治法:用轻度手法(按揉)刺激①组反射区各1~3分钟,约5分钟;用轻、中度手法(按揉)刺激②组反射区各2~5分钟,约20分钟;用轻度手法(揉按)刺激③组反射区各1~3分钟,约10分钟。并重点按摩上下颌、额窦、肾、肾上腺、肺、胃反射区。按摩时以有得气感为度。每日按摩1次,每次按摩35分钟。同时,每次加叩齿100下。并持之以恒,坚持按摩,必日见其功,对齿部具有良好的保健作用。

(七)颈部保健法

颈,是头部与躯体的连接部,又是头部转动的轴心,是咽(食管)喉(气管)通入内脏(肺、胃)的通道,与人体生命活动息息相关,所以进行颈部保健非常重要。

颈部保健,可用足部反射区保健按摩法防治颈部病有较好的疗效。久行能改善颈部血液循环、增加颈部肌肉的力量,并可令颈部活动灵活,强健有力。

配方 ①肾、输尿管、膀胱;②颈项、颈椎、肺及支气管、喉与气管及食管、扁桃体、胃、十二指肠、甲状腺、斜方肌;③肩、肩胛骨、上颌、下颌、额窦。治法:用轻度手法(按揉)刺激①组反射区各1~3

分钟，约 5 分钟；用轻、中度手法（按揉）刺激②组反射区各 2～5 分钟，约 20 分钟；用轻度手法（揉按）刺激③组反射区各 1～3 分钟，约 10 分钟。并重点按摩喉与气管及食管、甲状腺、颈项、斜方肌反射区。按摩时以有得气感为度。每日按摩 1 次，每次按摩 35 分钟。并持之以恒，坚持按摩，日久必见其功，对颈部具有良好的保健作用。

（八）胸部保健法

胸部，是躯体的重要组成部分，内脏居其内，好比是“机芯”的外壳之一，与人体生命活动息息相关，所以进行胸部保健非常重要。

胸部保健，可用足部反射区保健按摩法防治胸部疾病有较好的疗效，久行可宽胸理气、宣通肺气、和胃消积，并令人百脉通、五脏安、胸襟坦荡，心情舒畅。

配方　①肾、输尿管、膀胱、肾上腺、腹腔神经丛；②胸、心、肺及支气管、肝、胆囊、脾、胰、肋骨、膈（横膈膜）、颈椎、胸椎、胸部淋巴结；③胃、十二指肠、腰椎、大脑（头部）、脑垂体、上身淋巴结。治法：用轻度手法（按揉）刺激①组反射区各 1～3 分钟，约 7 分钟；用轻、中度手法（按揉）刺激②组反射区各 2～5 分钟，约 20 分钟；用轻度手法（按揉）刺激③组反射区各1～3 分钟，约 13 分钟。并重点按摩胸、肋骨、心、肺反射区。按摩时以有得气感为度。每日按摩 1 次，每次按摩 40 分钟。并持之以恒，坚持按摩，日久必见其功，对胸部具有良好的保健作用。

（九）腹部保健法

腹部，同样是躯体的重要组成部分。分上、下腹部，为消化系统所居之地，是后天供给与废料储存、排泄的仓库重地，后天之本。同样好比是“机芯”的外壳之一，与人体生命活动息息相关，所以进行腹部保健非常重要。

腹部保健，可用足部反射区保健按摩法防治腹部肠胃病、脾胃病有较好的疗效。久行能补脾肾、健肠胃、消食滞、益中气、通二便、止痛楚。又可调整内脏功能，尤其对改善脾胃与肠胃功能最为明显。对培后天、健肠胃尤为重要。

配方 ①肾、输尿管、膀胱、肾上腺、腹腔神经丛；②脾、胰、胃、十二指肠、小肠、结肠、直肠及肛门、下腹部、上身淋巴结、下身淋巴结；③肝、胆、膈（横膈膜）、腹股沟、大脑（头部）、脑垂体。治法：用轻度手法（按揉）刺激①组反射区各1～3分钟，约7分钟；用轻、中度手法（按摩）刺激②组反射区各2～5分钟，约20分钟，用轻度手法（揉按）刺激③组反射区各1～3分钟，约13分钟。并重点按摩肾、脾、胃、肝反射区。按摩时以有得气感为度。每日按摩1次，每次按摩40分钟。并持之以恒，坚持按摩，日久必见其功，对腹部具有良好的保健作用。

（十）背腰部保健法

“肾主骨，腰为肾之府”。背腰为躯体之支撑柱，而前屈后仰、左右转扭之灵活与否，都与腰部有关。腰部功能正常则活动自如，失常则活动不良。背腰部是躯体的重要组成部分，与人体功能活动息息相关，所以进行背腰部保健非常重要。

背腰部保健，可用足部反射区保健按摩法防治腰背部疾病有较好的疗效。久行能改善腰背部血液循环、消除腰肌疲劳及痉挛。又可调整内脏功能、壮腰益肾、强筋健骨、滑利关节，尤其对改善脊柱关节活动功能最为明显。

配方 ①肾上腺、肾、输尿管、膀胱、腹腔神经丛；②脊椎各段、肋骨、肝、膈（横膈膜）、大脑（头部）、脑垂体、甲状腺、上身淋巴结、下身淋巴结；③脾、胃、十二指肠、下腹部、生殖腺（睾丸或卵巢）、前列腺、髋关节、坐骨神经。治法：用轻度手法（按揉）刺激①组反射区各1～3分钟，约7分钟；用轻、中度手法（按揉）刺激②组反射区各2～5分钟，约20分钟；用轻度手法（揉按）刺激③组反射区各1～3分钟，约13分钟。并重点按摩胸椎、腰椎、骶骨、肝、肾反射区。按摩时以有得气感为度。每日按摩1次，每次按摩40分钟。并持之以恒，坚持按摩，日久必见其功，对背腰部具有良好的保健作用。

(十一)上肢部保健法

上肢(包括手部),是人进行一切活动的主体,人们工作、学习与生活,都离不开上肢。上肢功能灵活、强健有力,才是身强体壮的标志之一。上肢一废则成废人,与人体功能活动息息相关,所以进行上肢部保健非常重要。

上肢部保健,可用足部反射区保健按摩法防治上肢部疾病有较好的疗效。久行可促进上肢血液循环、改善上肢肌肉、韧带血液供应,增强上肢肌肉的活力,能令上肢健壮有力,肩、肘、腕、指关节活动灵活,动作自如,敏捷。

配方　①肾、输尿管、膀胱;②肩、肘、肩胛骨、颈椎、大脑(头部)、三叉神经、额窦、肝、脾;③胃、十二指肠、上身淋巴结、甲状腺。治法:用轻度手法(按揉)刺激①组反射区各1～3分钟,约5分钟;用轻、中度手法(按揉)刺激②组反射区各2～5分钟,约20分钟;用轻度手法(揉按)刺激③组反射区各1～3分钟,约10分钟。并重点按摩肝、肾、肩、肘、颈椎反射区。按摩时以有得气感为度。每日按摩1次,每次按摩35分钟。并持之以恒,坚持按摩,日久必见其功,对上肢部具有良好的保健作用。

(十二)下肢部保健法

下肢(包括足部),是人进行一切活动的主体,上下并行,手足齐动,才能如虎添翼。人们一切行与动皆取决于下肢。下肢灵活,强健有力,才能行走如飞。下肢功能不良则举步艰难;一废则使人成为半个废人,能做不能行。故与人体功能活动息息相关,所以进行下肢部保健非常重要。

下肢部保健,可用足部反射区保健按摩法防治下肢部疾病有较好的疗效。久行能促进下肢的血液循环,可令髋、膝、踝、趾关节活动灵活,下肢强健有力。

配方　①肾、输尿管、膀胱、肾上腺、腹腔神经丛;②髋关节、膝、坐骨神经、腰椎、骶骨、尾骨、肝、下身淋巴结;③大脑(头部)、脑垂体、脾、下腹部、腹股沟、生殖腺(睾丸或卵巢)、前列腺。治法:用轻度手法(按揉)刺激①组反射区各1～3分钟,约8分钟;用轻、中度手法(按揉)刺激②组反射区各2～5分钟,约20分钟;用轻度手法(揉按)刺激③组反射区各1～3分钟,约12分钟。并重点按摩腰骶椎、髋关节、膝、肾、肝、脾反射区。按摩时以有得气感为度。每日按摩1次,每次按摩40分钟。并持之以恒,坚持按摩,必日见其功,对下肢部具有良好的保健作用。

总之,以上所介绍的全身与各部位足底保健按摩法,可根据每人具体情况选用。一般可用全身保健法,若发现机体某部位出现异常或不适,或病后(术后)康复,或一般性常见慢性病症,可用分部位保健法,即选择与之相对应部位进行保健按摩法按摩。一般用平补平泻法,手法宜轻柔。或由轻到重,略加力度。忌用泻法、重手法、强刺激。只要能持之以恒,坚持按摩,都可收到令人信服的保健效果。每次按摩后,都要以热水浸足20～30分钟,并在半小时内喝完200～500毫升温开水。其可加速体内废料代谢,改善血液循环。行而久之则可达到强身健体、益寿延年之功。

四、足底保健按摩法举例

(一)弱智

弱智是以大脑功能、适应性行为、语言功能缺陷为主要特征的生理、心理疾病。多发生在婴幼儿时期。多因患儿智力发育不良所造成。弱智治疗尚无良策,而足部反射区按摩法,可以促进儿童智力、体力的发育,如经常按摩大脑、脑垂体、胃肠、甲状腺、肺与支气管、鼻、肾上腺、输尿管、膀胱等足部反射区,可促进儿童的正常发育,也可帮助弱智儿童恢复正常。

配方 肾、输尿管、膀胱、大脑(头部)、小脑及脑干、额窦、三叉神经、肾上腺、脑垂体、甲状腺、生殖腺(睾丸或卵巢)、颈椎、胸椎、腰椎、骶骨、心、胃、胰、小肠、肝、胆囊、胸部淋巴结、上身淋巴结、下身淋巴结。治法:采用轻度手法对全足反射区按摩后,再重复加强按摩以上反射区。经常按摩则能增强神经系统的功能,加强脑组织的新陈代谢。附记:中医认为,人的智力与心肾有关,故足部按摩可加强对心、肾、大脑反射区的刺激以补肾养心、健脑益智。按摩后可用温水给患儿浴足,并让患儿喝适量温开水。每日对患儿按摩1次,10次为1个疗程。

(二)缺钙

钙是构成人体的常量元素,是人体内重要的阳离子。钙,在人体中很重要,具有举足轻重的作用。钙是细胞生命活动的启动和调节剂。由于缺钙,人体处于钙失平衡状态,造成血钙水平下降。可造成骨骼发育不良,而引起种种临床表现。因此补充钙摄入量,维持钙平衡很重要,不容忽视。

足部按摩能调节人体功能,调动各脏腑的潜力,加强人体自我修复、防卫能力,维持钙平衡,预防因缺钙而引发的种种病症。

配方　①肾、输尿管、膀胱;②胃、十二指肠、小肠、腹腔神经丛;③甲状腺、甲状旁腺、肾上腺、肝、肾。治法:用轻度手法刺激①组反射区各5～10次,约5分钟;用中等力度手法刺激②组反射区各10～15次,约15分钟;以重度手法刺激③组反射区各15～20次,约15分钟。按摩时患者有酸痛麻胀感为度。附记:按摩后应以热水浸足,并喝温开水。每日按摩1次,10次为1个疗程。患者足浴后,仍应按摩双足涌泉穴(即肾反射区),以加强足部按摩的疗效。在补钙的同时,应加强适当的体育锻炼,如做操、跑步、保持一定的日晒,不吸烟、不偏食等,以防止钙失衡,强身健骨。

(三)疲劳

疲劳是一种主观不适感觉。疲劳一般分病理性和生理性两种。病理性疲劳是因病而致,故一般只要疾病痊愈,疲劳也随之消失;生理性疲劳,往往是过度运动后,或过度劳累后所产生的。一般轻度疲劳,只要注意劳逸结合,多可不药自愈;甚则,尤其连续疲劳之积累,可能导致"积劳成疾"之病。

当今世界是一个开放的竞争世界，竞争与风险并存，为了求得发展，夺取胜利，人们都在集中精力去拼搏、去奋斗。此时工作、思想（精神）、生活压力较大；事业与家庭压力交替一起，由此而致多种疲劳，若不及时消除疲劳，将可成“万病之源”。

足部按摩能在短时间内帮助机体消除疲劳。足部按摩不仅能迅速使肌肉关节消除疲劳，还能使肌体神经系统兴奋抑制过程平衡，加强血液循环，解除心身疲劳。

配方 ①肾、输尿管、膀胱；②胃、胰、十二指肠、小肠、颈椎、腰椎、骶骨、尾骨、膝、肘、肩胛骨、肋骨；③大脑（头部）、小脑及脑干、三叉神经、脑垂体、生殖腺（睾丸或卵巢）、肾上腺、甲状腺。治法：用中等力度手法刺激①组反射区各 5 次，约 5 分钟；用中、重度手法刺激②组反射区各 5～10 次，约 30 分钟；用重度手法刺激③组反射区各 10 次，约 20 分钟。按摩时以患者有寒凉痛感为度。附记：按摩后以热水浸足，并喝盐开水。每日按摩 1 次，10 次为 1 个疗程。同时要注意合理安排饮食，多食含高蛋白、高营养食物；注意起居有节、劳逸结合；适当参加体育活动和劳动，不要过累，即所谓“常饱小劳”，“但莫大疲及强所不能堪耳”，有益于身体。

（四）抗衰老

衰老是人进入老年期的先兆，或因长期操劳过度、事压心头、忧心忡忡，而致龄未到老人先衰，即所谓“未老早衰”。因此延缓衰老，是强身健体、益寿延年的重要一环。经常按摩足部反射区，有助于抗衰老、强体魄，使人青春常在，益寿延年。

配方 ①腹腔神经丛、肾、肾上腺、输尿管、膀胱；②脑垂体、脾、肺、胃、小肠、前列腺、生殖腺（睾丸或卵巢）、胸部淋巴结、上身淋巴结、下身淋巴结。治法：用中等力度手法刺激①组反射区各 1～3 分钟，约 10 分钟；用中、重度手法刺激②组反射区各 2～5 分钟，约 25 分钟。按摩时患者以有得气感为度。附记：按摩后患者应以热水浸足，并喝温开水。每日按摩 1 次，10 次为 1 个疗程。同时要注意心胸豁达、心情舒畅、遇事想得开、看得远。要注意劳逸结合，起居有节，增加营养，适当活动，也有助于抗衰老。

（五）提神

“神”是人体生命活动的体现；也是脏腑功能活动的外在表现，也就是人的精神状态。当人们处于强大的工作与生活压力、解不开、干不好、恨回天乏术时，人就处于一筹莫展、精神萎靡不振，长此以往，对人的健康是非常有害的。经常按摩足部，有助于改善血液循环，调节内脏功能，激活神经系统活力，而达到提神之效。

配方　①腹腔神经丛、肾、输尿管、膀胱；②肾上腺、甲状腺、脑垂体、小脑及脑干、胃、小肠、前列腺、生殖腺[注：可加大脑（头部）、心、肝反射区]。治法：用中度手法刺激①组反射区各 2～3 分钟，约 10 分钟；用中、重度手法刺激②组反射区各 3～5 分钟，约 25 分钟。按摩时患者以有得气感为度。附记：按摩后应以热水浸足，并喝温开水。每日按摩 1 次，10 次为 1 个疗程。同时应配合心理治疗，移情易性，善于疏通开导。

（六）打鼾

“打鼾”是人处于似睡非睡或睡中状态，不自觉地从鼻腔发出一种很响的声音。这种现象，虽无大碍，但影响他人睡眠与休息。此多因鼻腔通气性不良，或双手压胸所致。经常按摩足部，有助于改善鼻腔通气性能，能解除“打鼾”。

配方　腹腔神经丛、肾、输尿管、膀胱、鼻、心、上颌、下颌、肺及支气管、喉与气管及食管、胸。治法：用中重度手法刺激以上反射区各 2～5 分钟，约 40 分钟。按摩时以有得气感为度。附记：按摩后应以热水浸足，并喝温开水。每日按摩 1 次，10 次为 1 个疗程。同时应注意睡眠姿势，一般以侧睡为宜，避免双手压胸。

（七）术后康复

“术后”多因出血过多、体质虚弱，或身体迟迟难复正常。经常按摩足部，有助于术后尽快康复。

配方　①腹腔神经丛、肾、输尿管、膀胱；②肾上腺、甲状腺、甲状旁腺、上身淋巴结、下身淋巴结、手术部位相对应的反射区。治法:用轻度手法刺激①组反射区各 2～3 分钟,约 10 分钟;用轻、中度手法刺激②组反射区各 3～5 分钟,约 25 分钟。按摩时患者以有得气感为度。附记:按摩后应以热水浸足,并喝温开水。每日按摩 1 次,10 次为 1 个疗程。同时要注意配合药物与饮食调养,使之早日康复。

(八)健忘

古谓:“过目不忘”,只看过、听到的都记得。就是事过多年,仍记忆犹新,这是记忆力好的表现。相反,过后则忘,就是记忆力差,叫做“健忘症”。此多因脏腑功能低下、大脑供血不足所致,或与情绪紧张有关。经常按摩足部,能调节脏腑功能、改善脑血液循环,激发神经中枢活力与体液调节功能,改善智力、记忆力、克服健忘症,增强记忆力。

配方 ①肾、输尿管、膀胱、腹腔神经丛;②肾上腺、甲状腺、甲状旁腺、心、肝、脾、胰、生殖腺(睾丸或卵巢);③大脑(头部)、小脑及脑干、脑垂体、三叉神经、颈项、足内侧线(各脊椎反射区)。治法:用轻度手法刺激①组反射区各 1～3 分钟,约 5 分钟;用中、重度手法刺激②组反射区各 2～5 分钟,约 20 分钟;用中、重度手法刺激③组反射区各 2～5 分钟,约 15 分钟。按摩时以有得气感为度。附记:按摩后应以热水浸足,并喝温开水。每日按摩 1 次,10 次为 1 个疗程。

(九)大脑疲劳

大脑疲劳是因脑负荷过重,超过正常承受能力所致,多在经过较长时间的紧张思考,学习和工作之后发生,出现头昏脑涨、反应迟钝、记忆力下降、频繁出错等症状。同时可伴有精神萎靡、肢体困乏,呵欠连连等疲劳综合征。坚持足部按摩,有利于脑疲劳的恢复。

配方 ①肾上腺、肾、输尿管、膀胱。②大脑、小脑和脑干、脑垂体、三叉神经、额窦。③心、肝、脾、胸部淋巴结,上、下身淋巴结。治法:用轻度手法刺激①组反射区各 2～3 分钟,约 10 分钟;再以轻、中度手法，重点刺激②组反射区各3～5分钟，约20分钟；然后以轻、中度手法刺激③组反射区各2～3分钟，约15分钟。每日按摩1次，每次按摩35～45分钟。按摩时患者以有得气感为度。附记：按摩后应以热水泡足，并喝温开水1杯。同时注意劳逸结合，避免过度用脑，切忌强行提神，保证充足的睡眠。

（十）情绪紧张

人们在某些不适应的场合，如考试、同上司谈话、出门远行、手术及与自己命运有重大关键的事件出现时易产生紧张。此时会心慌、气急、面赤、出汗、手足无措、便意频频、措辞失当等。从而会影响才能的正常发挥和人际交往，有碍身心健康。若能坚持足部按摩，可以逐渐消除情绪紧张状态，恢复正常理性，使之遇事不惊不慌，应对自如。

配方　①肾上腺、肾、输尿管、膀胱。②心、肝。③大脑、小脑和脑干、脑垂体、肺、甲状腺、甲状旁腺。治法：用轻度手法刺激①组反射区各2～3分钟，约10分钟；再以中度手法，重点刺激②组反射区各5～7分钟，约13分钟；然后以轻、中度手法刺激③组反射区各2～3分钟，约15分钟。按摩时以有得气感为度。每日按摩1次，每次按摩35～40分钟。10次为1个疗程。附记：按摩后应以热水泡足，并嘱喝温开水1杯。若遇到情绪紧张时，可先将双目闭上，意念集中于小腹部丹田处，做8～10次深呼吸。呼气时间长于吸气时间，两者之比为1:3，此法也有一定的放松紧张情绪的作用。同时要正确看待名利成败，不要事事追求至善至美。

（十一）易怒

发怒，是机体对外界刺激的一种生理反应，但不宜超出正常范围。对于不论事情大小、不分场合、不加节制的发怒，有失常态的发怒，可视为病态。通过坚持足部按摩，可平怒而复常态。

配方　①肾上腺、肾、输尿管、膀胱。②肝、心。③大脑、小脑和脑干、脑垂体、甲状腺、甲状旁腺。治法：用轻、中度手法刺激①组反射区各2～3分钟，约10分钟；再以中、重度手法（由轻到重），重点刺激②组反射区各3～5分钟，约9分钟；然后以中度手法刺激③组反射区各2～3分钟，约13分钟。按摩时以有得气感为度。每日按摩1次，每次按摩30分钟。10次为1个疗程。附记：按摩后应以热水泡足，并喝温开水1杯。同时应戒烟酒，少喝浓茶、咖啡，忌食辛辣之物。平时要加强自我修养，培养高尚情操，提高忍耐克制能力，豁达而超脱，不为琐事所忧。

（十二）消瘦

人体，既不能太胖，也不能太瘦，否则都会影响形体美。身体太瘦，一是营养不良，就会变得羸瘦；二是节食的人（或因要减肥而节食），也易导致消瘦。消瘦的人，又易变生他病，不可不慎。因此，坚持足部按摩，可改善肠胃功能，有利于增进食物的吸收利用，恢复标准体态。

配方 ①肾上腺、肾、输尿管、膀胱。②脾、胃、大肠、小肠。③肝、甲状腺。治法：用轻度手法刺激①组反射区各2～3分钟，约10分钟；再以中、重度手法，重点刺激②组反射区各3～5分钟，约15分钟；然后以中度手法刺激③组反射区各2～3分钟，约5分钟。按摩时以有得气感为度。每日按摩1次，每次按摩30分钟，10次为1个疗程。附记：按摩后应以热水泡足，并喝温开水1杯。

（十三）皮肤粗糙

皮肤粗糙，既是衰老的表现，又不利于肌肤美。通过坚持足部按摩，能刺激激素的分泌使皮肤细嫩柔滑不再有粗糙龟裂现象的发生。

配方 ①肾、输尿管、膀胱。②肾上腺、胃、十二指肠、大肠。③肝、胆、脾、甲状腺、腹腔神经丛。治法：用轻度手法刺激①组反射区各2～3分钟，约10分钟；再以中、重度手法，重点刺激②组反射区各3～5分钟，约15分钟；然后以中度手法刺激③组反射区各3分钟，约15分钟。按摩时以有得气感为度。每日按摩1次，每次按摩40分钟，10次为1个疗程。附记：按摩后应以热水浴足，并喝温开水。美肤的关键在于调整内脏器官的功能，促进皮肤的血液循环，因此，按摩足部可以达到美肤之目的，但不是几次就能起作用的。而要长期坚持，持之以恒，才能有好的效果。

（十四）体质虚弱

体质虚弱的人，容易疲劳、慵懒、畏冷，易感冒、乏力，但并无器质性的病变存在。经常按摩足部反射区，可以改善胃肠功能，增加吸收利用，增强体质。

配方　①肾、输尿管、膀胱、腹腔神经丛。②脾、胃、大小肠、上下身淋巴结。治法：用轻度手法刺激①组反射区各2～3分钟，约10分钟；再以中度手法刺激②组反射区各3分钟，重点刺激胃肠反射区，约20分钟。按摩时以有得气感为度。每日按摩1次，每次按摩30分钟，10次为1个疗程。附记：按摩后应以热水泡足，并喝温开水。坚持经常按摩，才能收到良效。同时对踇趾、小趾经常进行拨法、捻法刺激，有利于提高治疗效果。

（十五）神疲乏力

神疲乏力是脏腑虚弱的反应，而乏力往往又是疾病的一种征兆，应积极治疗原发病。对于因工作劳累引起的非经常性的神疲乏力，按摩足部有很好的消除作用。

配方　①肾上腺、肾、输尿管、膀胱。②大脑（头部）、甲状旁腺、肝、胆。治法：用轻度手法刺激①组反射区各2～3分钟，约10分钟；再以中度手法刺激②组反射区各5分钟，约20分钟。按摩时以有得气感为度。每日按摩1次，每次按摩30分钟。10次为1个疗程。附记：按摩后应以热水泡足，并喝温开水。

五、足部保健操

足部与人体的健康关系密切。有人说“足是第二心脏”“脚是人的根中之根”，的确有一定道理。局部也包含整体的全部信息，在足根部，生物全息理论可将人体缩小、投影反射出来，足部存在着与人体各组织器官相对应的反射区，足部的每一个反射区都与其同名的器官有相似的生物学特性，器官有病变，在反射区可有所表现，根据反射区变化可以判断相应器官的病痛。此外，推拿相应器官的反射区，也可起到治疗作用。可见反射区既为诊断点，同时又是推拿的施术部位。

1. 揉搓足底部　双手扳住足部，用一只手的大拇指揉按涌泉穴 3 分钟，然后用一只手掌快速搓擦足底，至发热时，并将手掌劳宫穴对足涌泉穴，停留半分钟，以使热量深透足内，反复操作 3～5 次。这样可以调节肾脏功能，平衡身体阴阳，防止心血管疾病，提高身体的免疫力(图 97)。

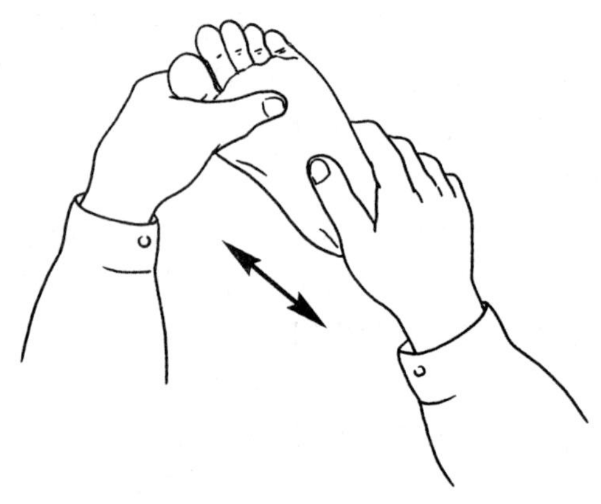

图 97　揉搓足底部

2. 捻揉五趾　一手握足部，另一手拇示指逐个捻揉五趾，轻度牵拉并旋转足趾 3～5 次，用示指弹击足趾腹面 3～5 次(图 98)。足趾是头部的反射区，疏通足趾对预防高血压、眩晕等头部症状和脑血管疾病有效。还可以清脑提神，增强记忆力。

3. 旋转足前部　一手握拿足中部，另一手握拿足五趾做顺时针和逆时针的旋转，并向脚背方向牵伸五趾 3～5 次。活动足第 1 节趾骨关节，可以改善足底血液循环，提高呼吸系统、循环系统和消化系统的功能(图 99)。

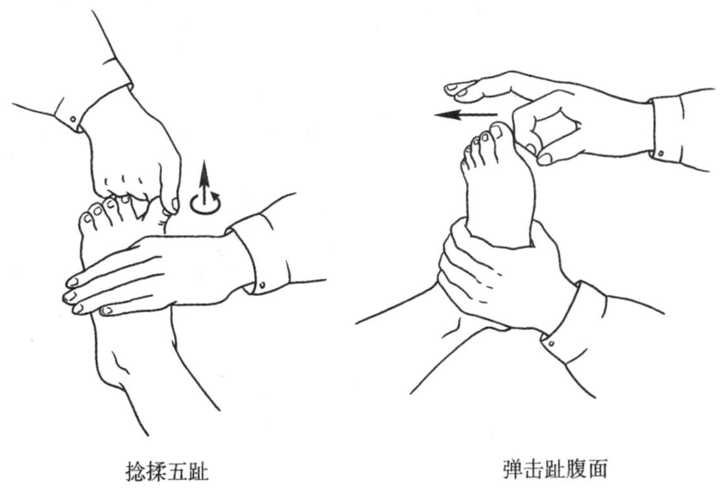

图 98 捻揉五趾

4. 揉按足底 5 条线 一只手抓住 5 个足趾,另一只手从 5 个足趾的趾根向后压按至足后跟,先从大足趾按起,顺序按压 3～5 遍,这样有利于疏通经络,防止疾病,提高自身的抗病能力(图 100)。

5. 揉挤足内、外侧 足内侧是脊椎反应区,足外侧是淋巴反应区,揉挤足内、外侧可预防脊柱和淋巴系统疾病,提高免疫力。一手握住足趾,用另一只手的大鱼际从足内侧和足外侧的足趾部向足跟部推按,先从足外侧开始;再推按足内侧,分别推 5～7 遍(图 101A);用拇指揉按足内外侧 3～5 次;然后用双手掌分别放置足内外侧用力压挤 3～5 次(图 101B);双掌相对上下擦搓足内外侧 5～7 遍(图 101C)。

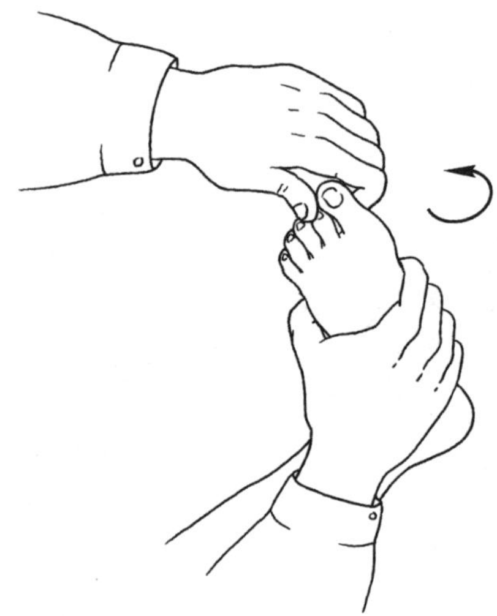

图 99　旋转足前部

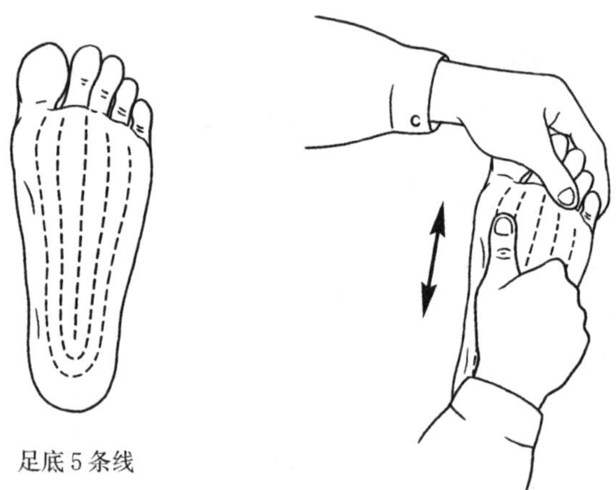

图 100　揉按足底 5 条线

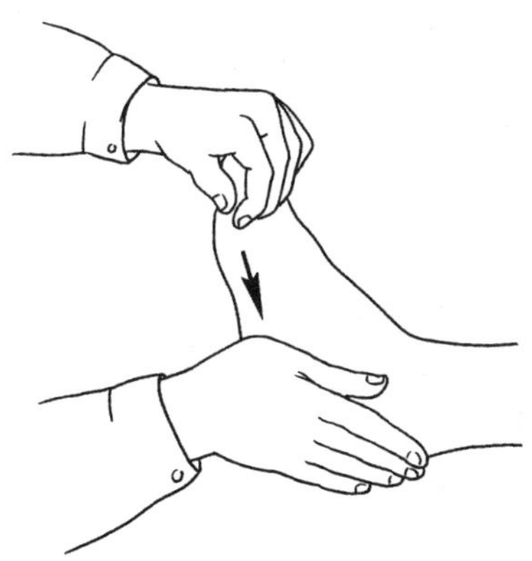

A. 大鱼际推足侧

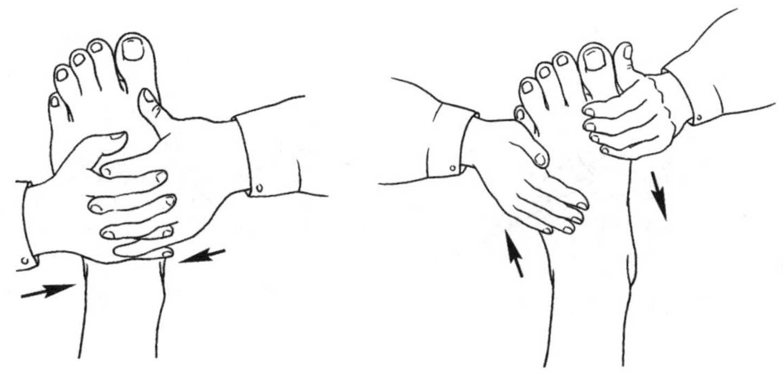

B. 双掌对挤足内、外侧

C.双掌双搓足内、外侧

图 101　揉挤足内、外侧

6. 捏提趾缝　一手握住五趾，另一手示指第 2 关节压趾缝 1 遍，用大拇指和示指捏住趾缝并向足趾外牵拉，如此捏提每个趾缝 3 次。足背趾缝是八风穴所在，对此穴施术治疗脚气、脚肿痛、头痛、牙痛均有效。足底趾缝为眼耳的反射区，对预防和治疗眼疾、耳疾均有较好效果(图 102)。

7. 推擦足背　一只手抓住足跟,另一只手以足趾向后推擦足背,以温热感为度,胸部和胆、横膈的反射区均在足背,推擦足背有利于肝胆的保健(图 103)。

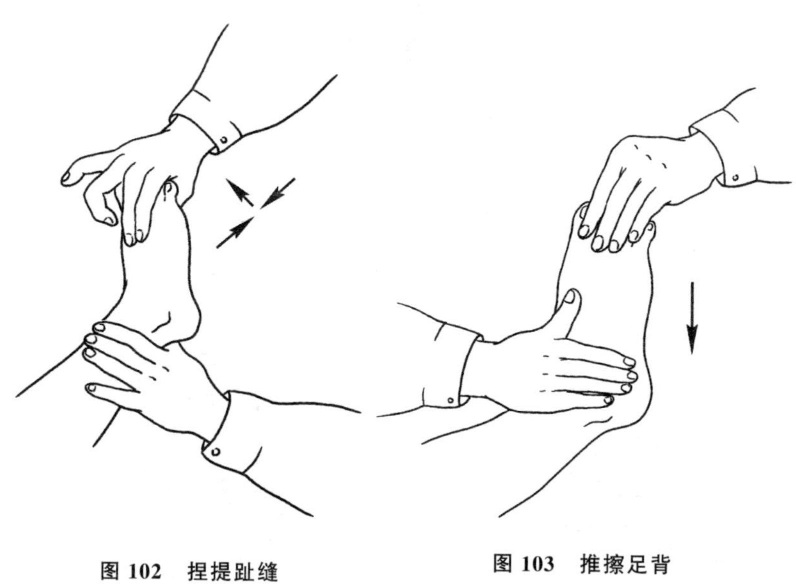

图 102　捏提趾缝　　　　图 103　推擦足背

8. 捏足跟　用大拇指与示指侧面对捏、揉按足后跟两侧,用力可大些,并对捏昆仑穴、太溪(在足后跟、踝骨后两侧凹陷处)两个穴位捏揉约 3 分钟,然后用拳头叩打足后跟数次。足后跟是生殖系统反射区,经常按摩有利于性保健(图 104)。

9. 按压踝前穴　解溪是胃经经穴,中封是肝经经穴,丘墟是胆经经穴,按摩此 3 穴,可疏通脉络,防治肝胆疾病。拇指按压解溪穴 1 分钟,双拇指对按中封、丘墟穴 1 分钟(图 105)。一手握住自己的脚腕,一手握住足前掌,做顺时针和逆时针方向各转动数

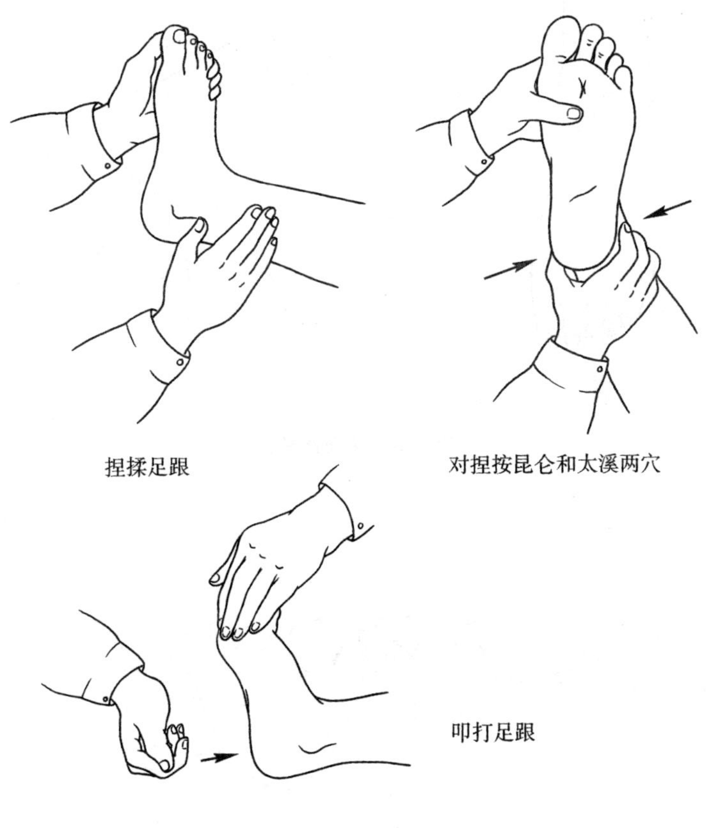

图 104　捏足跟

次，前后活动踝关节；最后用大拇指推压足底涌泉穴 3 次结束。活动踝关节和增加脚部血液循环，具有改善内脏器官的功能。

10. 旋动踝关节　术者一手轻轻握住踝关节上方，另一手握拿足掌，做顺时针和逆时针旋转踝关节数次（图 106），屈伸踝关节，拇指推揉足涌泉穴结束。

按　足部保健，一般是在家中休息时进行的。经常进行足部按摩保健须要注意足部的卫生、修剪趾甲、洗脚，并放鞋垫。按摩

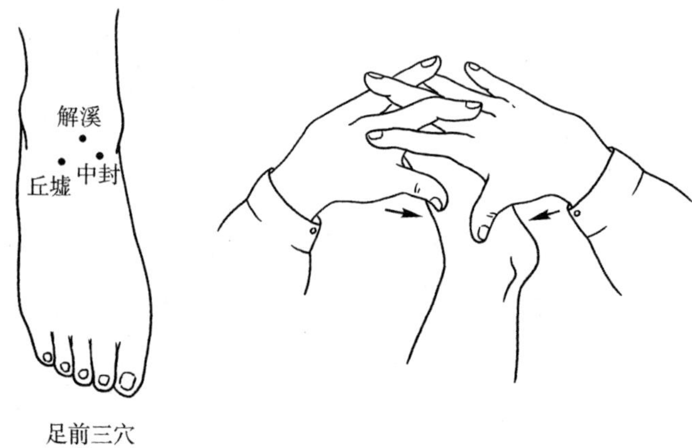

图 105 按压踝前穴

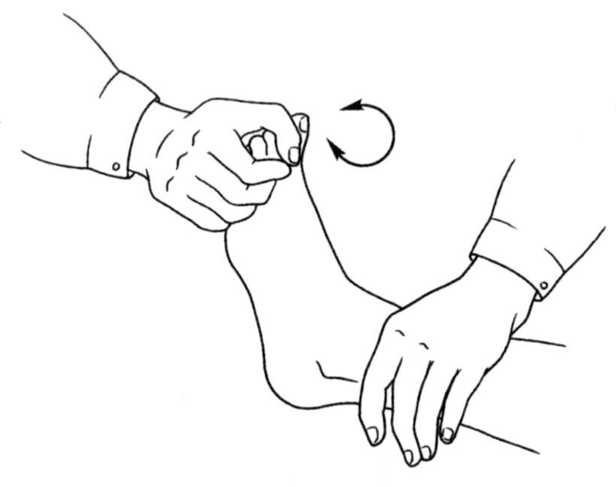

图 106 旋动踝关节

时要全身放松,重手法刺激可借助于器械,如按摩棒、健身球等,有利于提高按摩效果。

(引自《手足按摩治百病》)